编　　者 （按姓氏笔画排序）

王　勇　华中科技大学同济医学院附属协和医院
吕雪雪　中国人民解放军总医院第七医学中心
朱炜玮　中国人民解放军总医院第七医学中心
向　波　四川大学华西医院
刘　潜　赣南医科大学第一附属医院
刘海金　赣南医科大学第一附属医院
汤绍涛　华中科技大学同济医学院附属协和医院
李　帅　华中科技大学同济医学院附属协和医院
李　庚　武汉大学中南医院
李　品　中国人民解放军总医院第七医学中心
应力阳　浙江大学医学院附属儿童医院
张　大　郑州大学第一附属医院
张　文　武汉大学中南医院
张梦欣　华中科技大学同济医学院附属协和医院
陈向东　华中科技大学同济医学院附属协和医院
陈诚豪　首都医科大学附属北京儿童医院
周辉霞　中国人民解放军总医院第七医学中心

赵　扬　中国人民解放军总医院第七医学中心
徐　哲　中山大学附属第一医院
高兴莲　华中科技大学同济医学院附属协和医院
高志刚　浙江大学医学院附属儿童医院
郭　涛　中国人民解放军总医院第七医学中心
唐耘熳　四川省人民医院
陶　畅　浙江大学医学院附属儿童医院
曹华林　广西医科大学第一附属医院
曹国庆　华中科技大学同济医学院附属协和医院
章跃滨　浙江大学医学院附属儿童医院
覃道锐　四川省人民医院
舒　强　浙江大学医学院附属儿童医院
童强松　华中科技大学同济医学院附属协和医院
曾　骐　首都医科大学附属北京儿童医院
谢小龙　四川大学华西医院
谭　征　浙江大学医学院附属儿童医院

编写秘书　　周　莹　华中科技大学同济医学院附属协和医院

湖北省公益学术著作出版专项资金资助项目

医学机器人手术学丛书

总顾问 陈孝平

小儿外科机器人手术学

XIAO'ER WAIKE JIQIREN SHOUSHUXUE

主　编 ◆ 汤绍涛　　向　波　周辉霞

副主编 ◆ 高志刚　李　帅　张　文

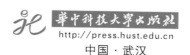

华中科技大学出版社

http://press.hust.edu.cn

中国·武汉

内 容 简 介

本书是"医学机器人手术学丛书"之一。

本书共分为八章,内容包括小儿外科机器人手术的发展历史,机器人手术设备、器械和人员配置,小儿外科机器人手术的发展趋势,小儿外科机器人手术麻醉,小儿外科机器人手术的手术室管理,小儿外科机器人胸部疾病手术等,部分章节还配备手术视频。

本书力求为各单位开展小儿外科机器人手术提供一站式全方位指导,是一部兼具系统性、理论性及实用性的著作,可给临床一线医生提供借鉴与帮助。

图书在版编目(CIP)数据

小儿外科机器人手术学 / 汤绍涛,向波,周辉霞主编. -- 武汉 : 华中科技大学出版社,2024. 6.
(医学机器人手术学丛书). -- ISBN 978-7-5772-0891-6

Ⅰ. R726.1-39

中国国家版本馆 CIP 数据核字第 2024B4C187 号

小儿外科机器人手术学　　　　　　　汤绍涛　向　波　周辉霞　主　编
Xiao'er Waike Jiqiren Shoushuxue

总 策 划:车　巍
策划编辑:居　颖
责任编辑:马梦雪
封面设计:原色设计
责任校对:王亚钦
责任监印:周治超
出版发行:华中科技大学出版社(中国·武汉)　　　电话:(027)81321913
　　　　　武汉市东湖新技术开发区华工科技园　　　邮编:430223
录　　排:华中科技大学惠友文印中心
印　　刷:湖北新华印务有限公司
开　　本:787mm×1092mm　1/16
印　　张:20.25
字　　数:515 千字
版　　次:2024 年 6 月第 1 版第 1 次印刷
定　　价:268.00 元

丛书序

    21世纪初,人工控制机械臂手术辅助系统(又称机器人手术系统)开始逐步进入临床实践,标志着微创外科正式进入机器人时代。机器人手术系统以其独特的优势,突破了传统手术和腹腔镜手术的局限,将手术精度提升到了前所未有的高度。目前,该系统已广泛应用于泌尿外科、心血管外科、胸外科、胃肠外科、妇产科等多个学科领域。与传统手术相比,机器人手术在手术精度和细致度方面表现出显著优势,同时在缩短手术时间、住院时间,减少手术失血量,降低并发症发生率以及促进术后恢复等方面也具有明显优势。

    机器人手术系统的革新,将传统手术由定性操作提升至标准化定量的层面,为手术领域的数字化与智能化革新奠定了基础。尽管我国引入机器人手术系统的时间相对较晚,但其发展势头迅猛,不仅在手术数量与难度突破上取得了显著进步,更在临床研究方面展现出卓越成就。特别是在泌尿外科、肝脏外科、胃肠外科、胸外科、妇产科及心血管外科等领域,我国机器人手术已跻身国际先进行列,充分展现了机器人手术系统的巨大潜力和广阔前景。

    "医学机器人手术学丛书"是国内首套全面阐述医学外科机器人手术技术的学术著作。该丛书的各分册均由国内各外科机器人手术领域的开创者和领军人物倾力编写,他们丰富的临床实践经验与深刻的见解贯穿全书,展现了国内外相关领域的研究精粹与前瞻性思考。该丛书具有高度的原创性,为我国机器人外科的学科建设和人才培养指明了方向,既有理论指导,也有经验分享。因此,我非常乐意向全国外科同仁推荐该丛书。最后,热烈祝贺"医学机器人手术学丛书"的出版!

中国科学院院士

华中科技大学同济医学院附属同济医院外科学系主任

陈孝平

2024 年 5 月

.

前　言

20 世纪 70 年代，美国《小儿外科杂志》主编 Stephen Gans 教授来我国访问，向我国小儿外科医生介绍了腹腔镜。20 世纪 90 年代，国内小儿外科开始开展腔镜手术，从最初的探查、简单手术到所有体腔内手术，从最初的被质疑到现在的主流技术，从中我们可以看到科技的进步带来了医疗技术的发展。

小儿外科机器人手术是小儿微创手术的最新进展，我国虽起步晚但发展迅速，虽有后发优势，但过程质量控制仍存在问题，亟待出版相关权威专著。本书邀请国内较早开展小儿外科机器人手术和临床实践病例较多的临床一线专家撰写，凝聚了国内相关专家阵容的权威经验。

本书力求为各单位开展小儿外科机器人手术提供一站式全方位指导，涵盖手术设备、手术器械、手术人员配置、麻醉管理、手术室管理及常见疾病的概述、术前准备、手术步骤、注意事项、并发症处理等重要内容，部分章节还配备手术视频，是一部兼具系统性、理论性及实用性的著作。

本书力求全面呈现小儿外科常见疾病的机器人手术策略，希望能为临床一线医生提供借鉴与帮助。因时间有限，书中疏漏和错误之处在所难免，敬请广大读者不吝赐教。另外小儿外科机器人手术作为一个全新领域，诸多问题需要探讨，亦欢迎同侪讨论与交流，以互相学习，共同提高。

目　录

第一章 小儿外科机器人手术的发展历史

第一节 引 言

  1987 年法国医生 Philippe Mouret 报道了世界上第一例腹腔镜辅助下胆囊切除术,宣告了腹腔镜时代的来临,掀起了外科手术的第一次革命。从 20 世纪 90 年代开始,腹腔镜手术逐渐风靡全球并成为大多数体腔内手术的经典术式。然而,腹腔镜技术的快速发展很快就遇到了技术瓶颈。由于传统腹腔镜器械并不能完全灵活地完成外科医生所需要的手术动作,操作维度有限,并且外科医生只能通过屏幕上的 2D 画面进行观察,缺乏立体感,画面不稳定,对于一些复杂的体腔内操作显得力不从心。虽然人们尝试引入诸如腔内打结器、腔内吻合器等器械来加以辅助,但并未从根本上突破这一技术瓶颈。一些外科医生开始与工业界合作,试图研发更为精密、灵巧的手术器械并通过 3D 图像呈现来突破这一困境,让腹腔镜技术能够在更为复杂的微创手术中得到延伸。在此背景下,机器人手术系统应运而生。手术机器人的诞生,极大地拓展了微创手术的种类,翻开了微创手术的新篇章,被认为是外科手术的第二次革命。展望未来,机器人相关智能医疗技术将成为手术技术发展的必然趋势。

  2000 年,美国 FDA 正式批准两个机器人手术系统投入临床使用:da Vinci(达芬奇)机器人手术系统(Intuitive Surgical)(图 1-1-1)和 Zeus(宙斯)机器人手术系统(Computer Motion)(图 1-1-2)。2003 年两家公司合并,Zeus 机器人手术系统逐步被功能更加完善的 da Vinci 机器人手术系统替代。目前应用最为广泛的仍是 da Vinci 机器人手术系统。2006 年,da Vinci 机器人 S 手术系统(第二代)发布,其包括 4 个机械臂;2009 年,da Vinci 机器人 Si 手术系统(第三代)发布,其具有双控制台,设备整体更加小巧和高效;2014 年,da Vinci 机器人 Xi 手术系统(第四代)发布,其应用悬吊式安装与移动平台,手术器械可到达各个方向的手术区域,机械臂较前几代更小、更薄;2018 年,da Vinci 机器人 SP 手术系统(单臂手术机器人)发布,其采用 8.5 mm 的预弯型器械,仍存在"筷子效应",手术适应证相对窄(图 1-1-3)。da Vinci 机器人手术系统的技术优势如下:①清晰:分辨率高,可提供放大 10~15 倍的高清立体图像。②自控:不需助手医生扶持镜臂,而是根据术者意愿自动调节镜头的方向。③灵活:机器人手术器械有 7 个自由度(人手是 5 个),每个自由度可弯曲 90°(图 1-1-4)。④手眼协调性好:3D 立体视野,能很好地配合术者手部的精细动作。⑤精准:过滤人手的生理性震颤,可进行精细操作。⑥轻松:术者无须清洁洗手,可以舒适的坐姿进行手术操作。因此 da Vinci 机器人手术系统比常规腹腔镜手术系统看得更清楚——可见性高,操作更灵活——灵活性高,医生更舒服——人体工程学满意度高。然而 da Vinci 机器人手术系统也存在技术上的不足,第一也是最明显的是缺少触觉反馈,医生初始打结易断线、抓持组织时易损伤组织等,需要不断学习,通过手感经验和视觉反馈逐步弥补。第二是机器准备和连接时间长,开始时需 30~45 min,反复磨合后可降至 20 min 内。第三是费用高,包括维护费用、一次性耗材使用费用等。

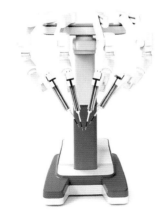

图 1-1-1　da Vinci 机器人手术系统

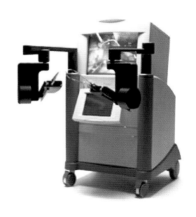

图 1-1-2　Zeus 机器人手术系统

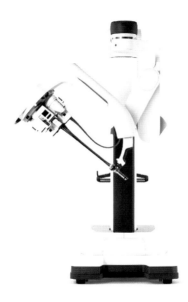

图 1-1-3　da Vinci 机器人 SP 手术系统

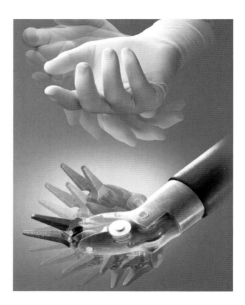

图 1-1-4　有 7 个自由度的 EndoWrist 机械手

2000 年 6 月,德国法兰克福大学医院泌尿外科医生首次利用 da Vinci 机器人手术系统完成了世界上首例前列腺切除根治术,自此以后,da Vinci 机器人手术系统被广泛应用于成人泌尿外科、普通外科、妇科和心脏外科手术中。2000 年 7 月,德国医生 Meininger 等给一位 10 岁的女孩进行了世界上首例 da Vinci 机器人小儿胃底折叠术并于 2001 年 4 月首次报道,开创了机器人手术在小儿外科应用的先河。其后机器人手术逐渐发展并广泛应用于小儿普通外科、泌尿外科及心胸外科,其中胃底折叠术、肾盂成形术及肺叶切除术为应用较为广泛的术式。2002 年,Gettman 等首次报道了 4 例机器人小儿肾盂成形术;2003 年,Heller等报道了机器人小儿胸腔镜手术;2004 年,Peters 等报道了机器人小儿输尿管膀胱再植术;2006 年,Woo 等报道了机器人小儿胆总管囊肿手术。此后每隔 1 年或 2 年都有 1 种或多种不同的小儿疾病应用 da Vinci 机器人手术系统进行手术治疗的报道。2013 年,Cundy 教授等在 *Journal of Pediatric Surgery* 上回顾了小儿外科机器人手术在第一个 10 年的应用情况,从 2001 年 4 月至 2012 年 12 月,共发表文献 137 篇,完成手术 2393 例;其中,79% 来自美国,14％来自欧洲,4％来自中东,3％来自亚洲;涉及泌尿外科手术1434例,胃肠外科手术882例,胸外科手术77例;排行前四的手术是肾盂成形术(672例)、输尿管再植术(479例)、胃底折叠术(424例)、肺叶切除术(18例)。近10年机器人手术在小儿外科中发展明显提速,正向婴幼儿、新生儿外科疾病迈进。美国过去20年的发展趋势表明,肾盂成形术是小儿外科机器人手术应用最多的重建泌尿外科手术,并且机器人手术已超过开放手术成为首选方法。

中国的小儿da Vinci机器人手术起步较晚,香港大学玛丽医院于2007年开始探索da Vinci机器人S手术系统在小儿外科中的应用。黄格元等分别于2007年和2008年完成了中国首例小儿da Vinci机器人胃底折叠术和肾盂成形术。大型部队医院和综合性三甲医院较早拥有da Vinci机器人手术系统,2020年5月、11月和12月,浙江大学医学院附属儿童医院、华中科技大学同济医学院附属武汉儿童医院和首都医科大学附属北京儿童医院等专科医院才先后装机。2015年笔者所在团队完成中国首例机器人先天性巨结肠和胆总管囊肿手术,次年完成机器人先天性肛门闭锁修补术。2017年和2018年北京的周辉霞等完成中国首例机器人小儿膀胱阑尾输出道重建术和小儿肾母细胞瘤手术,其间也完成了数百例小儿肾盂成形术,最小患儿年龄仅8天。这段时期上海的谢华、广州的徐哲、郑州的王家祥和张大、成都的向波和唐耘熳、南宁的董淳强、赣州的刘潜和刘海金、武汉的张文和段栩飞等相继开展了小儿机器人手术。2020年浙江的舒强等完成中国首例机器人小儿动脉导管未闭(patent ductus arteriosus,PDA)手术,同年笔者所在团队将da Vinci机器人手术引入新生儿外科,成功完成了出生16天患儿的食管闭锁手术和出生30天患儿的胆道闭锁Kasai手术,术后效果良好。

截至2020年10月,全球共安装da Vinci机器人手术系统5764台,北美地区最多,已成功完成从前列腺切除到心脏外科等各种手术700余万例。中国已装机近180台,共有1700余名医生具有da Vinci机器人手术系统操作资格。小儿机器人手术起步并不晚,但受到诸多因素影响,发展落后于成人外科。在小儿中实施机器人手术的主要阻碍是器械直径大小、学习曲线、穿刺套管放置方法以及机器成本。da Vinci机器人手术系统的制造商建议每个套管之间的距离为8 cm,这在新生儿病例中是不可能实现的。尽管如此,小儿外科专家们突破了这一技术难点,在每个套管之间使用5 cm甚至更短的间隔,已经在婴儿甚至新生儿中进行了各种手术,并且没有遇到明显的问题。

第二节　da Vinci机器人手术系统在小儿消化道畸形中的应用

一、da Vinci机器人手术系统在胃食管反流病中的应用

相比于开放手术,腹腔镜下胃底折叠术可以明显缩短住院时间,减轻术后疼痛,并且术后恢复快,已成为治疗小儿胃食管反流病(gastroesophageal reflux disease,GERD)的金标准。胃底折叠术是机器人手术应用较早,也是较为广泛的手术之一,最先由Meininger等报道。他们认为机器人手术与传统腹腔镜手术相比虽然优势并不明显,但术者能够在这一过程中掌握重要的机器人手术操控技能,利用手术机器人掌握胃底折叠术后很快便能拓展到其他手术。香港大学玛丽医院黄格元等认为对于初次开展机器人手术的小儿外科医生,可将胃底折叠术作为首选术式。一系列报道证实了机器人手术在小儿胃食管反流病中应用的可行性、有效性和安全性。

2010 年 Margaron 等报道了 15 例接受机器人胃底折叠术的患儿,这些患儿均有神经发育不良及胃造瘘史。其中 6 例为再次手术,5 例有肝左动脉异位。所有患儿经过了平均 32 个月的随访,未出现并发症。Margaron 等认为在再次手术存在明显粘连以及血管异位的情况下,更能凸显机器人手术的技术优势。在手术时间、住院时间、中转率以及术后并发症发生率等方面,有文献表明机器人手术与传统腹腔镜手术并无明显差异。进一步分析发现,虽然总的手术时间相当,但是机器人手术缝合时间较传统腹腔镜手术是缩短的,而机器人设备准备、对接过程耗费了较长时间。Anderberg 的研究显示,尽管其机器人手术平均时间较传统腹腔镜手术以及开放手术有所延长,但其最后 4 例手术的手术时间及手术效果已与传统腹腔镜手术相当,陡峭的学习曲线表明外科医生能够很快熟练掌握这一操作。此外,在术后镇痛药的使用以及术后住院时间方面,机器人手术也表现出了优势。研究者同时指出,虽然机器人手术系统缺乏触觉反馈,但更为优秀的视频系统以及灵敏的操作性能很好地弥补了这一缺陷。迷走神经损伤以及胃、食管穿孔是胃底折叠术较主要的并发症。机器人手术系统以其高清的 3D 立体视野、符合人体工程学的灵敏的机械手让手术过程更为精准,大大降低了并发症发生率。

二、da Vinci 机器人手术系统在食管闭锁中的应用

对于机器人手术系统在食管闭锁(esophageal atresia,EA)中应用的安全性和可行性,有研究者首先在动物实验中进行了论证。他们采用的是 Zeus 机器人手术系统,实验对象为小猪,在吻合口瘘发生率、吻合口狭窄发生率、手术时间等方面,机器人手术与传统胸腔镜手术效果相当。然而机器人手术系统体积庞大,要求套管之间必须有足够距离(8 cm),以保证机械臂具备足够的操作空间,而且穿刺孔径为 8~12 mm。如何将 da Vinci 机器人手术系统应用于新生儿外科,成为世界性难题。2009 年 Meehan 等报道了首例 da Vinci 机器人Ⅲ型食管闭锁手术,但 2 周后患者复发食管气管瘘,行开放手术修补成功。2015 年 Ballouhey 等分享了 da Vinci 机器人手术系统治疗食管闭锁的初步经验,结果并不满意。接受手术的 3 例患儿均为新生儿(体重 3.0~3.4 kg),其中 2 例因操作困难而转为开放手术,另外 1 例顺利完成手术,未出现围手术期并发症。中转开放手术的主要原因是机器人机械臂之间的拥挤、碰撞,使操作无法顺利进行。由于小儿肋间隙狭窄,要将直径 8 mm 或者更大的套管置入肋间并不容易。更重要的是,新生儿一侧胸廓最大径一般只有 8 cm,而套管之间的距离至少应有 5 cm 才能保证机器人机械臂自由移动。因此,患儿的胸腔限制了机器人手术的施展。对此,黄格元等也认为应用 da Vinci 机器人手术系统治疗食管闭锁患儿的难度极大。

从 2015 年开始,笔者所在团队积累了 200 多例小儿机器人腹腔镜和胸腔镜手术经验。由于新生儿肋间隙过窄,采用序贯扩张法置入套管(从 3 mm 到 5 mm,再到 8 mm);针对机器人机械臂间距离不够的问题,采用非对称套管布局,第 3 肋间套管距离镜头 3 cm,第 7 肋间套管距离镜头 5 cm,突破了肋间隙和胸腔空间极限,巧妙地避免了机械臂在胸腔内、外的碰撞。2020 年 5 月,笔者所在团队成功完成了 1 例 da Vinci 机器人Ⅰ型食管闭锁手术,总手术时间 165 min(其中放置套管时间 30 min,机器人对接时间 25 min,胸腔内操作时间 100 min,拔出套管放置引流管和缝合伤口时间 10 min)。术后 3 个月复查,患儿进食通畅,未见吻合口狭窄。接着,笔者所在团队又完成了 25 例Ⅲ型食管闭锁手术,灵活的机械手吻合优势明显,患儿术后恢复良好,4 例发现吻合口瘘,行保守治疗;8 例出现吻合口狭窄,行扩张治疗。当然,笔者所在团队也指出,da Vinci 机器人 Si 手术系统对食管闭锁的治疗,客观上存在机械大胸腔小的矛盾,术后皮肤孔径也大于胸腔镜手术,患儿家庭承担的手术费用也更高。

三、da Vinci 机器人手术系统在胆道畸形中的应用

一些学者报道了利用机器人手术系统行胆囊切除术，然而这一应用受到质疑。反对者认为在这一常规手术中采用机器人手术系统时患儿并不能得到更多的益处，相反额外的费用增加了家庭经济负担。人们更多地将目光投向了先天性胆总管囊肿（congenital choledochus cyst）以及胆道闭锁（biliary atresia）等复杂的胆道畸形。Farello 等于 1995 年报道了腹腔镜下先天性胆总管囊肿切除术和 Roux-en-Y 胆肠吻合术；2002 年 Esteves 等最早报道了腹腔镜下 Kasai 手术治疗胆道闭锁。尽管应用传统腹腔镜手术治疗这些复杂的胆道疾病已成为可能，但即使是高年资的外科医生，在操作技术上仍然存在挑战。

（一）先天性胆总管囊肿手术

Woo 等最早成功应用 da Vinci 机器人手术系统为 1 例 5 岁的儿童进行了 Ⅰ 型胆总管囊肿切除术和 Roux-en-Y 胆肠吻合术。在这例手术中，机器人调试时间为 40 min，总手术时间为 440 min，其中机器人手术系统操作时间为 390 min，没有术中并发症及技术故障发生。在 Meehan 等的报道中，2 例胆总管囊肿患儿接受了机器人手术，其中机器人手术系统平均操作时间为 360 min，较之前的报道有所进步。术者认为，机器人手术系统在小儿复杂胆道疾病中的应用是安全有效的，手术的顺利完成得益于 da Vinci 机器人手术系统优越的手术视野及灵巧的操作性能。日本学者 Koga 认为，机器人胆肠吻合术更稳定、更快，相较于腹腔镜手术优势明显。Dawrant 认为即使对于 10 kg 以下患儿，机器人手术同样安全，且具有人体工程学优势。

2013 年香港大学玛丽医院黄格元等报道了 2 例先天性胆总管囊肿的 da Vinci 机器人手术，1 例中转开腹，1 例获得了成功。他们认为由于胆总管囊肿手术复杂，操作机械移动范围大，即使有放大手术视野的优势，机器人手术也并不适用于这类小儿手术。2015 年 12 月，华中科技大学同济医学院附属协和医院完成了 1 例 4 岁女童的 da Vinci Si 机器人胆总管囊肿手术，手术时间为 458 min，其中机器人手术系统操作时间为 304 min。2020 年笔者所在团队在 *Surgical Endoscopy* 上报道了单中心最大的小儿胆总管囊肿病例系列机器人手术（70例），发现机器人手术总手术时间比腹腔镜手术长，但囊肿切除和胆肠吻合时间短，且机器人手术术中出血量更少，术后高热患儿比例低；术中左、右胆管开口和胰腺内胆管显露率明显高于腹腔镜手术组；术后近期并发症发生率与胆肠吻合时间明显相关。进一步的临床实践发现，1 岁以下行机器人手术的胆总管囊肿患儿在中转率、术中及术后并发症发生率方面与 1 岁以上患儿是相似的。向波等认为，对于 4 岁以上的患儿，采用全 da Vinci Si 机器人腹腔镜手术（包括囊肿切除和胆肠吻合），安全可行，平均手术时间为 218.7 min；术者在完成 14 例手术后，手术时间会明显缩短。

（二）胆道闭锁手术

2002 年 Esteves 等报道了第一例腹腔镜胆道闭锁 Kasai 手术，但其疗效和安全性存在一定争议。2007 年 Dutta 等报道了 3 例 da Vinci 机器人 Kasai 手术，因机器人手术具有可见性高和灵活性高的优势，3 例手术均顺利完成，且无围手术期并发症发生。Meehan 等也于 2007 年报道了 2 例 da Vinci 机器人 Kasai 手术，手术时间长于 6 h，无围手术期并发症发生，2 例患儿在术后 1 个月退黄，但其中 1 例因术后 1 年反复胆管炎行肝移植手术，术中发现机器人手术后粘连程度较轻，再次手术分离组织也变得更为容易。2020 年 9 月，华中科技大学同济医学院附属协和医院完成了 1 例 52 天女性患儿的囊肿型胆道闭锁机器人手术，无术

中及术后并发症发生,随访 2 个月,黄疸指标下降至正常水平,肝功能较术前明显改善。da Vinci 机器人手术系统在纤维块精细切除和吻合方面存在优势。华中科技大学同济医学院附属协和医院对行机器人 Kasai 手术的 25 例Ⅲ型胆道闭锁患儿进行了 2 年随访,发现机器人手术在 6 个月黄疸清除率、1 年和 2 年自体肝存活率方面等于或优于腹腔镜手术。总体远期疗效需要多中心和更多的病例进一步验证。

四、da Vinci 机器人手术系统在先天性肛肠疾病中的应用

(一)先天性巨结肠拖出术

机器人手术系统应用于先天性巨结肠,又称希尔施普龙病(Hirschsprung disease,HD)治疗的报道相对较少。2006 年,Hebra 等率先报道了机器人辅助 HD 根治术(Swenson 手术)。该研究共有 12 例患儿,平均年龄 16 周(6～32 周),平均体重 5.5 kg,其中 75% 为男性。平均手术时间为 230 min,其中 1 例患儿术中出现了阴道后壁损伤,经修补后未留下后遗症。2020 年,Prato 等详细介绍了机器人治疗 11 例 HD 患儿的手术技术,他们得出的结论是,机器人 Soave 拖出术适用于手术时间较长且需要更苛刻的直肠内解剖的大龄患儿。笔者所在团队于 2015 年完成了 3 例 HD 的 da Vinci 机器人手术,最小患儿为 10 月龄,套管之间的距离为 5 cm,在盆腔内完成浆膜下全直肠的解剖,操作孔靠近镜头孔更有利于器械进入盆底深处。平均手术时间为 198 min(其中 1 例结肠次全切除术用时 280 min),未出现术中并发症。随着对机器人装机、对接操作逐渐熟练,助手医生和器械护士的配合更加默契,以及术者经验的积累,手术时间会进一步缩短,从而缩短患儿麻醉的暴露时间。2023 年,笔者所在团队报道了一项多中心前瞻性研究,156 例直肠乙状结肠型 HD 机器人手术采用盆腔内浆膜层下解剖直肠,操作安全可行。88 例患者术后 4 年排便功能优良率达到 90.91%,3 月龄以下患儿接受手术后排便功能并不比年长患儿差。

(二)先天性肛门直肠畸形矫正术

目前肛门直肠畸形(anorectal malformation,ARM)机器人辅助肛门成形术的病例报道有 4 篇。2011 年沙特阿拉伯 Albassam 等首次报道 5 例中高位 ARM(2 例尿道球部瘘,3 例前列腺部尿道瘘)机器人手术,治疗原则与腹腔镜手术一致,平均手术时间为 3.56 h,无术中并发症发生,术后随访 6～36 个月,并发症包括 1 例尿道憩室、1 例污便和 1 例直肠黏膜脱垂,均经保守治疗好转。2016 年西班牙 Ruiz 等报道 1 例直肠尿道瘘机器人手术。2018 年美国 Phillips 等报道 1 例 20 月龄患有 McKusick-Kaufman 综合征合并尿生殖窦和 ARM 的患儿,应用机器人手术获得了成功。以上 3 篇报道均提到机器人手术具有优越的手眼协调性、精准性和灵巧性,若能降低在狭小空间内操作的难度,其在 ARM 手术操作中能够发挥更重要的作用。2018 年笔者所在团队报道了 9 例 ARM 机器人手术,是中国第一篇关于机器人辅助肛门成形术的报道,结果显示机器人手术能够完整保留盆底神经和外括约肌系统。

第三节　da Vinci 机器人手术系统在小儿泌尿外科疾病中的应用

一、肾切除术和肾部分切除术

小儿肾切除术采用传统的腹腔镜手术很容易完成。机器人肾切除术或肾输尿管切除术

应用于小儿显然是可行的,对于存在多个泌尿系统畸形的患儿,尤其是需要同时进行多个手术时,机器人手术是非常有帮助的。2010 年,Lee 等报道了 4 例患儿成功实施了机器人肾切除术,同时行对侧膀胱外输尿管再植术,手术采用经腹腔入路,术中只需改变患儿的体位而无须移动机器人手术系统,也不需要增加额外的通道。腹腔镜肾部分切除术过程中最令人担心的是肾脏两极血管的暴露,一旦健康肾的部分血管损伤,便会导致该部分的功能丧失而需要做全肾切除术,而机器人手术系统的精细解剖对此则有较大帮助。2004 年,Pedraza 等报道了首例小儿机器人双侧肾部分切除术。随后 Lee 等在 2009 年报道了一系列小儿机器人肾部分切除术,成功率与传统的腹腔镜肾部分切除术相近。Mason 回顾性分析了 21 例小儿机器人肾部分切除术,术后超声显示 29%(6/21)的患儿发生无症状性局限性积液,均经保守治疗好转,推测可能与肾脏创面未缝合关闭有关,而机器人手术系统在这种创面重建方面可以发挥关键作用。2018 年,周辉霞等报道了 12 例小儿机器人肾切除术,患儿术后均快速康复。

二、肾盂成形术

自从 Peters 等在 1995 年首次报道了腹腔镜肾盂成形术在小儿中的成功应用,腹腔镜手术迅速被证实是一种安全有效的治疗肾盂输尿管连接部梗阻(ureteropelvic junction obstruction,UPJO)的微创手术方式。但是,传统的腹腔镜手术学习曲线较长,要掌握体腔内精细的缝合技术需要丰富的腹腔镜操作经验,这对大多数小儿泌尿外科医生来说存在技术挑战。机器人辅助技术具有让这种微创手术得到更广泛应用的潜力,其高分辨率的 3D 立体视野以及器械的易操作性使得更多外科医生能够更快地掌握体腔内精细的缝合技术,极大地缩短了学习曲线。甚至有人认为,外科医生可以从传统开放手术直接过渡到机器人手术,无须具有丰富的腹腔镜手术经验。自 2002 年首次报道以来,机器人辅助腹腔镜肾盂成形术(robot-assisted laparoscopic pyeloplasty,RALP)开始在世界范围内广泛应用,多项临床研究证实 RALP 具有良好的手术结果。2011 年,Minnillo 等回顾性分析了 155 例行 RALP 的患儿,结果显示其成功率为 96%,中位随访时间为 31.7 个月,但该组患儿的平均年龄较大(10.5 岁)。2010 年,Chan 等报道了 8 例 RALP,同年王翔和阮双岁报道了中国首例机器人肾盂积水成形术。2017 年,徐哲等的研究数据显示,RALP 可有效、安全地应用于 1 岁以上的 UPJO 患儿,手术成功率为 93.75%。Avery 等于 2015 年报道在 60 例婴儿(年龄小于 6 月龄)中实施 RALP 的成功率为 91%,并发症发生率为 11%,这个结果与既往开放手术或者腹腔镜手术的结果相当,但是该报道的样本量仍然较少。一些文献指出,与开放手术相比,RALP 具有相似的成功率、更短的住院时间和更低的麻醉药使用率。机器人手术和腹腔镜手术都是治疗 UPJO 安全有效的微创手术,但是有文献指出,与腹腔镜手术相比,RALP 手术时间更短,可能是因为体腔内缝合变得更容易。此外,RALP 的学习曲线可能比腹腔镜手术的学习曲线更短。腹膜后途径 RALP 适用于成人或者年龄较大儿童,但对于年龄较小儿童甚至婴幼儿,由于操作空间小,腹膜后空间有限,巨大的机械臂常常会阻碍经腹膜后入路。Olsen 等报道了 65 例采用腹膜后途径行 RALP 的患儿,术后并发症发生率为 17.9%,1 例患儿甚至因为没有足够的操作空间和镜头臂无法移动而中转为开放手术。RALP 的标准式是 Anderson-Hynes 离断式肾盂成形术,这也是开放手术和腹腔镜手术的标准式。RALP 在腹腔内的操作步骤本质上与传统腹腔镜手术相同,但是每一个步骤在机器人手术系统的辅助下会变得更容易,特别是肾盂输尿管连接部的游离、输尿管的裁剪、双 J 管的放置以及体腔内精细缝合。同时,机器人手术具备良好的人体工程学优势,有利于提高外科医生手术舒适度。

随着机器人手术的发展,已有多项报道使用机器人手术系统行再次肾盂成形术治疗 UPJO 术后再梗阻。Lindgren 等对 16 例复发性或持续性 UPJO 患儿(包括 12 例开放手术后、4 例机器人手术后)实施再次机器人手术,除 1 例患儿因出血中转为开放手术外,其余患儿均成功完成机器人手术,术后随访示所有患儿症状缓解,14 例(88%)患儿随访有影像学改善。来自国内的徐哲手术组也报道了 4 例肾盂输尿管成形术后再狭窄患儿成功实施再次机器人手术。与开放手术相比,机器人手术允许对再次手术的纤维区进行精细解剖以及精确缝合,而且避免了巨大瘢痕,具有微创手术的优势,是治疗 UPJO 术后再梗阻的安全、有效的方式之一。机器人手术还可以运用于更复杂的病例,Ahn 等报道了 3 例 UPJO 术后长段输尿管狭窄的患儿成功运用颊黏膜完成再次机器人肾盂成形术,成功率为 100%。

三、输尿管膀胱再植术

目前,开放式输尿管膀胱再植术是膀胱输尿管反流(vesicoureteral reflux,VUR)手术干预的金标准,其成功率为 95%～98%。随着微创手术的日益普及,腹腔镜输尿管膀胱再植术也被证实是治疗 VUR 的可行方法之一,可通过膀胱内途径或者膀胱外途径实施,但其成功率为 47%～100% 不等。该手术对小儿泌尿外科医生而言是极具挑战性的手术之一,而机器人手术系统有助于腹腔镜手术的精细解剖和重建过程。由于儿童膀胱容量小,难以维持稳定的气膀胱,膀胱内途径相对困难,机器人辅助腹腔镜输尿管再植术(robot-assisted laparoscopic ureteral reimplantation,RALUR)通常采用经腹腔膀胱外途径和 Lich-Gregoir 术式。自从 2004 年 Peters 等首次报道小儿 RALUR 以来,一系列研究证实 RALUR 对于小儿是安全且可行的。

目前报道的 RALUR 术后 VUR 缓解率为 77%～100%,并发症发生程度也从轻度到重度不等。RALUR 的主要并发症是尿潴留和输尿管损伤(输尿管梗阻或漏尿),前者是最常见的术后并发症。一些研究者认为盆腔神经损伤可能是引起术后尿潴留的原因。Casale 等报道了 41 例机器人双侧膀胱再植术,在机器人手术系统增强可视化下保留输尿管裂孔侧面的神经血管束,其成功率高达 97.6%,无尿潴留或其他并发症发生。2013 年,黄格元等报道了国内首例 da Vinci 机器人输尿管再植术。2019 年,周辉霞等率先报道了国内 21 例机器人输尿管再植术,患儿中位年龄为 9 月龄,最小为 2 月龄,平均手术时间为 117.6 min,手术成功率为 95.7%。

四、其他机器人手术

随着机器人手术在小儿中的应用被证明是安全和有效的,小儿泌尿外科医生逐渐尝试更复杂的机器人重建手术。2004 年,Pedraza 等首次报道了对 1 例 7 岁的后尿道瓣膜患儿成功实施机器人辅助腹腔镜 Mitrofanoff 阑尾膀胱造瘘术(robot-assisted laparoscopic Mitrofanoff appendicovesicostomy,RALMA),手术时间为 6 h,术中出血量为 10 mL,无术中并发症发生。Famakinwa 等回顾性分析了 18 例小儿 RALMA,包括 10 例膀胱内途径和 8 例膀胱外途径,术后平均随访时间为 24.2 个月,94.4% 的患儿术后排尿通道可控性良好。随后,Gundeti 等发表了一篇多中心回顾性研究,包括 88 例小儿 RALMA,其中 15 例(17%)患儿同时行膀胱扩大术,34 例(39%)患儿同时行膀胱颈手术。90 天随访期间,26 例(30%)患儿发生术后并发症,其中 11 例(13%)需要通过手术修复。约 85%(75/88)的患儿达到初期尿流可控,经过手术修复后,92%(81/88)的患儿尿流可控。郑伟教授报道了国内首例RALMA,认为该手术安全、可行,使一个较困难的手术操作起来更加精准,有助于减少并发症发生。

膀胱扩大术(bladder enlargement procedure)常用于治疗继发于神经源性膀胱的膀胱功能障碍,或者其他非神经源性排尿功能障碍、后尿道瓣膜、Prune-Belly 综合征和膀胱外翻等。2008 年初,Gundeti 等报道了他们首例成功的机器人辅助腹腔镜回肠膀胱扩大术(robot-assisted laparoscopic ileocystoplasty,RALI)和 RALMA。而 Murthy 等在 2015 年报道的病例系列中对 RALI 与传统的开放式回肠膀胱扩大术(OAI)进行了比较,RALI 组患儿手术时间明显延长、住院时间缩短,两组的平均术中出血量、膀胱容量增加率和麻醉药使用率没有显著差异。在随访过程中,RALI 组和 OAI 组的膀胱结石形成率和并发症发生率类似。2020 年,周辉霞等报道了 4 例男性患儿机器人辅助腹腔镜膀胱横纹肌肉瘤切除术,患儿平均年龄为 68 月龄(11~122 月龄),平均手术时间为 189 min(104~316 min),平均出血量为 32.5 mL(20~50 mL),平均随访时间为 14.7 个月(7~21 个月),均无肿瘤复发。该报道证实了机器人手术系统在儿童膀胱横纹肌肉瘤外科治疗中的应用是安全、可行的。

第四节　da Vinci 机器人手术系统在新生儿外科中的应用

由于手术空间狭小、器械直径大、操作需要频繁变换体位等因素,机器人手术在新生儿外科中的应用范围仍较成人有很大的限制。而且,机器人手术同样需要建立气腹,即使使用的二氧化碳压力较低,仍有可能引发相应并发症。除了新生儿生理的特殊性,手术器械也是机器人手术在新生儿外科发展的障碍(图 1-4-1)。标准化的机器人手术器械大部分依据成人特点进行开发,并不适用于新生儿手术,因此,机器人手术在新生儿外科领域尚处于探索阶段。

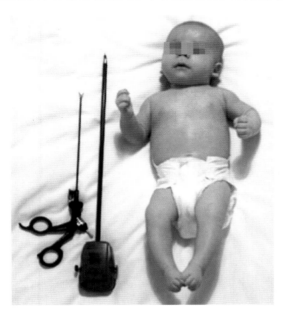

图 1-4-1　手术器械与新生儿

除了前面提到的食管闭锁和胆道闭锁 Kasai 手术,其他新生儿疾病的机器人手术也有少量报道。十二指肠闭锁和狭窄是新生儿中较为罕见的先天性肠道畸形,发生率为1/10000～1/4000,虽然可以通过腹腔镜手术得到纠正,但是手术难度大,操作极具挑战性。2007年,Meehan 等报道了世界上首例新生儿十二指肠闭锁的机器人手术,机器人手术能够克服腹腔镜手术的相关障碍,术中缩短腹腔内套管的插入深度以使操作钳有更高的自由度,手术时间为 172 min,几乎无出血,无术中及术后并发症发生,术后 1 年半随访结果良好。同年,Meehan 等报道了 1 例仅有 2.2 kg 的先天性胸腹裂孔疝患儿进行 da Vinci 机器人手术。该病例采用经腹腔途径、三孔套管的方法,同样缩短套管的插入深度进行手术,耗时 179 min,术后 7 天拔除气管导管,术后 19 天患儿出院,随访未出现复发。新生儿期机器人肾盂输尿管成形术在相关文献中有报道,我国的周辉霞等进行了最小年龄仅 8 天、体重 3.5 kg 患儿的机器人肾盂输尿管成形术,取得了较为满意的手术效果。

总之,新生儿体腔容积小,对麻醉耐受力较差,使用机器人手术系统辅助进行相关手术仍极具挑战性,患儿的选择很重要,需要严格控制适应证,同时需要麻醉医生、护士的密切配合,才有可能成功进行手术。

第五节　da Vinci 机器人手术系统在小儿胸外科疾病中的应用

一、纵隔肿瘤切除术

纵隔肿瘤或肿物是较早推崇行机器人手术的小儿外科疾病,多为尝试小儿机器人普通胸外科手术的首选。2008 年,Meehan 等报道了小儿机器人纵隔肿物切除术,并认为机器人的转弯器械特别适合纵隔实性肿瘤的切除。2015 年,法国 Ballouhey 等报道了 11 例小儿机器人普通胸外科手术,实践表明,不像既往报道的机器人手术套管之间距离至少 8 cm,对于 da Vinci 机器人 Si 手术系统,5～6 cm 也是可以完成手术的。通过与开放手术、传统胸腔镜手术对比手术时间、中转率及住院时间,他们认为机器人手术对于体重在 20 kg 以上患儿的纵隔囊性肿物切除具有优势。2015 年年底,华中科技大学同济医学院附属协和医院小儿外科完成了 1 例小儿机器人后纵隔神经源性肿瘤切除术,并于 2017 年进行了报道。

二、肺叶切除术

2008 年,作为小儿外科机器人手术的先驱,Meehan 教授最先报道了小儿机器人肺叶切除术,但其第一例手术因解剖结构不确定导致中转;紧接着他报道了 4 例小儿机器人肺叶切除术,其中 1 例中转、2 例肺段切除,术中机器人的 Gyrus PK 及非机器人的 LigaSure 被用于解剖和止血,支气管残端采用缝合闭合。2013 年,Cundy 等的小儿机器人手术 10 年综述中包含了 18 例肺叶切除术和 3 例肺段切除术。2018 年,华中科技大学同济医学院附属协和医院李帅、汤绍涛团队成功开展了 1 例小儿机器人肺叶切除术,并于 2020 年将初步经验发表于《临床小儿外科杂志》。该团队认为,机器人清晰稳定的视野有利于精细解剖,器械的灵活性可明显减少牵拉损伤,但是因缺乏触觉反馈,初期病例应缓慢操作,以避免组织渗血影响视野。

三、膈疝修补术

2005 年，密歇根大学儿童医院的 Knight 医生报道了 2 例先天性胸骨后膈疝（Morgagni 疝）机器人手术。2007 年，Meehan 教授报道了小儿机器人胸腹膜裂孔疝（Bochdalek 疝）修补术，因空间限制，最后改为经腹腔入路完成。2016 年，华中科技大学同济医学院附属协和医院成功开展了机器人辅助胸腔镜新生儿胸腹膜裂孔疝（Bochdalek 疝）修补术。缝合操作中机器人手术系统的多自由度器械优势明显，但对于新生儿，da Vinci 机器人 Si 及 da Vinci 机器人 Xi 手术系统的镜头及操作器械明显偏大。术中采用序贯扩张法，很好地解决了 8 mm 和 12 mm 套管置入新生儿胸腔的难题。

第六节 总 结

2019 年 1 月 12 日，中国武汉首届小儿外科机器人手术高峰论坛举办，来自国内 16 个单位的小儿机器人手术专家介绍了各自擅长领域的国内外机器人手术的开展现状，对机器人手术的优势进行了探讨并分享了技术经验。本届论坛首次采用微信网络直播的方式向未能参会的全国同行同步直播，使很多既往对机器人手术存在偏见的小儿外科医生的观念发生了改变，为机器人手术的进一步普及奠定了坚实的基础。机器人手术有诸多优势，如画面真实稳定，手腕动作灵活，可在较小空间内完成高难度动作以及精细的解剖。小儿特别是婴幼儿、新生儿，体内操作空间小，器官组织处于发育阶段，抗损伤能力弱，需要更精细的解剖分离。因此，小儿外科特别适合并且需要机器人手术。外科技术的创新与变革通常分为 5 个阶段：①创新；②发展；③探索改进；④评价；⑤长期评估。国内小儿外科机器人手术尚处于第 3 个阶段，重点应该关注手术安全性及有效性，研究报道提供的证据都处于 4 级甚至更低。小儿外科机器人手术，特别是新生儿机器人手术仍存在争议，急需多中心前瞻性随机对照研究提供更有说服力的证据，以评价患儿的真正获益及手术操作的优劣，继而通过持续改进，使机器人手术更顺应小儿外科的发展。鉴于目前机器人手术存在的劣势，未来机器人手术系统的改进必定包括操作器械微型化、单臂多操作器械、柔性器械等方向。随着人工智能、5G 技术及大数据的综合使用，未来的机器人手术系统还将增加人机交互功能、学习功能，使其优势得到进一步发挥，使广大患儿受益。

参 考 文 献

［1］ 张乔冶.达芬奇手术机器人系统及其应用［J］.医疗装备，2016，29（9）：197-198.

［2］ GUTT C N，MARKUS B，KIM Z G，et al. Early experiences of robotic surgery in children［J］. Surg Endosc，2002，16（7）：1083-1086.

［3］ NAJARIAN S，FALLAHNEZHAD M，AFSHARI E. Advances in medical robotic systems with specific applications in surgery—a review［J］. J Med Eng Technol，2011，35（1）：19-33.

［4］ RUURDA J P，BROEDERS I A，PULLES B，et al. Manual robot assisted endoscopic suturing：time-action analysis in an experimental model［J］. Surg Endosc，2004，18（8）：1249-1252.

［5］ MEININGER D D，BYHAHN C，HELLER K，et al. Totally endoscopic Nissen fundoplication with a robotic system in a child[J]. Surg Endosc,2001,15(11)：1360.

[6]　GETTMAN M T,NEURURER R,BARTSCH G,et al. Anderson-Hynes dismembered pyeloplasty performed using the da Vinci robotic system[J]. Urology, 2002,60(3)：509-513.

[7]　LE BRET E,PAPADATOS S,FOLLIGUET T,et al. Interruption of patent ductus arteriosus in children：robotically assisted versus videothoracoscopic surgery[J]. J Thorac Cardiovasc Surg,2002,123(5)：973-976.

[8]　PETERS C A. Pediatric robotic-assisted surgery：too early an assessment？[J]. Pediatrics,2009,124(6):1680-1681.

[9]　WOO R,LE D,ALBANESE C T,et al. Robot-assisted laparoscopic resection of a type Ⅰ choledochal cyst in a child[J]. J Laparoendosc Adv Surg Tech A,2006,16(2):179-183.

[10]　CUNDY T P,SHETTY K,CLARK J,et al. The first decade of robotic surgery in children[J]. J Pediatr Surg,2013,48(4):858-865.

[11]　黄格元,蓝传亮,刘雪来,等. 达芬奇机器人在小儿外科手术中的应用(附 20 例报告) [J]. 中国微创外科杂志,2013,13(1):4-8.

[12]　杨明,高长青. 机器人微创心脏手术的应用现状[J]. 国际外科学杂志,2011,38(12)： 825-828.

[13]　张茜,汤绍涛,曹国庆,等. da Vinci 机器人辅助腹腔镜 Soave 拖出术治疗先天性巨结肠症[J]. 中国微创外科杂志,2016,16(2):165-167,184.

[14]　张茜,曹国庆,汤绍涛,等. da Vinci 机器人腹腔镜治疗小儿先天性胆总管囊肿[J]. 临床小儿外科杂志,2016,15(2):137-139.

[15]　常晓盼,汤绍涛,曹国庆,等. 机器人辅助肛门成形术治疗先天性肛门闭锁 9 例[J]. 中国微创外科杂志,2018,18(6):549-553.

[16]　周辉霞,曹华林. 机器人辅助腹腔镜手术在小儿泌尿外科的应用与现状[J]. 中华腔镜外科杂志(电子版),2018,11(2):72-76.

[17]　AVERY D I,HERBST K W,LENDVAY T S,et al. Robot-assisted laparoscopic pyeloplasty：multi-institutional experience in infants[J]. J Pediatr Urol,2015,11(3)： 139. e1-139. e5.

[18]　KHODER W Y,WAIDELICH R,GHAMDI A M A,et al. A prospective randomised comparison between the transperitoneal and retroperitoneoscopic approaches for robotic-assisted pyeloplasty in a single surgeon,single centre study[J]. J Robot Surg,2018,12(1):131-137.

[19]　GRIMSBY G M,DWYER M E,JACOBS M A,et al. Multi-institutional review of outcomes of robot-assisted laparoscopic extravesical ureteral reimplantation[J]. J Urol,2015,193(5 Suppl):1791-1795.

[20]　HERZ D,FUCHS M,TODD A,et al. Robot-assisted laparoscopic extravesical ureteral reimplant：a critical look at surgical outcomes[J]. J Pediatr Urol,2016,12 (6):402. e1-402. e9.

[21]　PEDRAZA R,WEISER A,FRANCO I. Laparoscopic appendicovesicostomy

(Mitrofanoff procedure) in a child using the da Vinci robotic system[J]. J Urol，2004，171(4)：1652-1653.

［22］ GUNDETI M S，ENG M K，REYNOLDS W S，et al. Pediatric robotic-assisted laparoscopic augmentation ileocystoplasty and Mitrofanoff appendicovesicostomy：complete intracorporeal—initial case report[J]. Urology，2008，72(5)：1144-1147.

［23］ MURTHY P，COHN J A，SELIG R B，et al. Robot-assisted laparoscopic augmentation ileocystoplasty and Mitrofanoff appendicovesicostomy in children：updated interim results[J]. Eur Urol，2015，68(6)：1069-1075.

［24］ CUNDY T P，HARLING L，HUGHES-HALLETT A，et al. Meta-analysis of robot-assisted vs conventional laparoscopic and open pyeloplasty in children[J]. BJU Int，2014，114(4)：582-594.

［25］ SUBRAMANIAM R. Current use of and indications for robot-assisted surgery in paediatric urology[J]. Eur Urol Focus，2018，4(5)：662-664.

［26］ XIE X L，LI K W，WANG J X，et al. Comparison of pediatric choledochal cyst excisions with open procedures，laparoscopic procedures and robot-assisted procedures：a retrospective study[J]. Surg Endosc，2020，34(7)：3223-3231.

［27］ CHI S Q，CAO G Q，LI S，et al. Outcomes in robotic versus laparoscopic-assisted choledochal cyst excision and hepaticojejunostomy in children[J]. Surg Endosc，2021，35(9)：5009-5014.

［28］ ESTEVES E，CLEMENTE N E，OTTAIANO N M，et al. Laparoscopic Kasai portoenterostomy for biliary atresia[J]. Pediatr Surg Int，2002，18(8)：737-740.

［29］ HEBRA A，SMITH V A，LESHER A P. Robotic Swenson pull-through for Hirschsprung's disease in infants[J]. Am Surg，2011，77(7)：937-941.

［30］ PINI PRATO A，ARNOLDI R，DUSIO M P，et al. Totally robotic soave pull-through procedure for Hirschsprung's disease：lessons learned from 11 consecutive pediatric patients[J]. Pediatr Surg Int，2020，36(2)：209-218.

［31］ ALBASSAM A，GADO A，MALLICK M S，et al. Robotic-assisted anorectal pull-through for anorectal malformations[J]. J Pediatr Surg，2011，46(9)：1794-1797.

［32］ RUIZ M R，KALFA N，ALLAL H. Advantages of robot-assisted surgery in anorectal malformations：report of a case[J]. J Minim Access Surg，2016，12(2)：176-178.

［33］ BALLOUHEY Q，VILLEMAGNE T，CROS J，et al. Assessment of paediatric thoracic robotic surgery[J]. Interact Cardiovasc Thorac Surg，2015，20(3)：300-303.

［34］ MEEHAN J J，SANDLER A. Pediatric robotic surgery：a single-institutional review of the first 100 consecutive cases[J]. Surg Endosc，2008，22(1)：177-182.

［35］ MOLINARO F，ANGOTTI R，BINDI E，et al. Low weight child：can it be considered a limit of robotic surgery? Experience of two centers[J]. J Laparoendosc Adv Surg Tech A，2019，29(5)：698-702.

［36］ ESPOSITO C，MASIERI L，CASTAGNETTI M，et al. Current status of pediatric robot-assisted surgery in Italy：epidemiologic national survey and future directions

〔J〕. J Laparoendosc Adv Surg Tech A,2023,33(6):610-614.

[37] BLATNIK J A,PONSKY T A. Advances in minimally invasive surgery in pediatrics 〔J〕. Curr Gastroenterol Rep,2010,12(3):211-214.

[38] MOLINARO F,KRASNIQI P,SCOLLETTA S,et al. Considerations regarding pain management and anesthesiological aspects in pediatric patients undergoing minimally invasive surgery:robotic vs laparoscopic-thoracoscopic approach〔J〕. J Robot Surg, 2020,14(3):423-430.

[39] VILLANUEVA J,KILLIAN M,CHAUDHRY R. Robotic urologic surgery in the infant:a review〔J〕. Curr Urol Rep,2019,20(7):35.

[40] MARIANO E R,FURUKAWA L,WOO R K,et al. Anesthetic concerns for robot-assisted laparoscopy in an infant〔J〕. Anesth Analg,2004,99(6):1665-1667.

[41] KANT A J,KLEIN M D,LANGENBURG S E. Robotics in pediatric surgery: perspectives for imaging〔J〕. Pediatr Radiol,2004,34(6):454-461.

[42] BALLOUHEY Q,VILLEMAGNE T,CROS J,et al. A comparison of robotic surgery in children weighing above and below 15.0 kg:size does not affect surgery success〔J〕. Surg Endosc,2015,29(9):2643-2650.

(汤绍涛)

第二章 机器人手术设备、器械和人员配置

第一节 机器人手术设备

达芬奇(da Vinci)机器人手术系统以麻省理工学院研发的机器人手术技术为基础,由 Intuitive Surgical 公司与 IBM、麻省理工学院和 Heartport 公司联手进行开发。美国 FDA 已经批准将达芬奇机器人手术系统用于成人和儿童的普通外科、胸外科、泌尿外科、妇产科、头颈外科以及心脏手术。达芬奇机器人手术系统是一种高级机器人平台,其设计理念是通过使用微创的方法,实施复杂的外科手术。

达芬奇机器人手术系统由三部分组成:外科医生控制台、床旁机械臂系统和成像系统。

一、外科医生控制台

主刀医生坐在控制台中,位于手术室无菌区之外,使用双手(操作两个主控制器)及脚(控制脚踏板)来控制器械和一个 3D 高清内镜。正如在立体目镜中看到的那样,手术器械尖端与主刀医生的双手同步运动。

二、床旁机械臂系统

床旁机械臂系统是达芬奇机器人手术系统的操作部件,其主要功能是为器械臂和镜头臂提供支撑(图 2-1-1)。助手医生在无菌区内的床旁机械臂系统旁边工作,负责更换器械和内镜,协助主刀医生完成手术。为了确保患者安全,对于床旁机械臂系统的运动,助手医生比主刀医生具有更高级别的优先控制权。

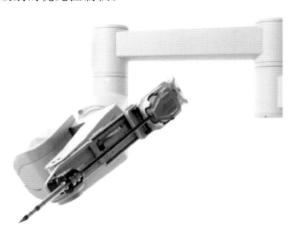

图 2-1-1　连接完毕的机械臂

三、成像系统

成像系统内装有达芬奇机器人手术系统的核心处理器以及图像处理设备,在手术过程中位于无菌区外,可由巡回护士操作,并可放置各类辅助手术设备。达芬奇机器人手术系统的内镜为高分辨率 3D 镜头,对手术视野具有 10～15 倍的放大倍数,能为主刀医生显示患者体腔内 3D 立体高清影像,使主刀医生更能把握操作距离,更能清楚辨认解剖结构,从而提升手术精确度。

第二节　机器人手术器械

达芬奇机器人手术系统的手术器械主要包括三个方面,即成像器械、通道器械以及操作器械。主刀医生只有充分了解各器械的作用,才能快速、精准地进行手术操作。

一、成像器械

成像器械的高清 3D 立体视频技术为主刀医生提供了如开放手术直视效果一样的高清 3D 立体视野,且镜下图像可进行数字放大,突破了人眼的局限,成像镜头在其中起到了关键的作用。成像镜头具有两种规格,即 12 mm 镜头和 8.5 mm 镜头(图 2-2-1),每种规格的镜头都具备各自的 3D 校准器(图 2-2-2),在手术前完成 3D 对焦,为手术提供高清的画面。每种规格的镜头又包含两种不同角度镜头,即 0°镜头和 30°镜头,以提供不同的手术视角。荧光镜头近年来在消化系统手术、泌尿系统手术及多种恶性肿瘤的淋巴结清扫手术中得到广泛应用。

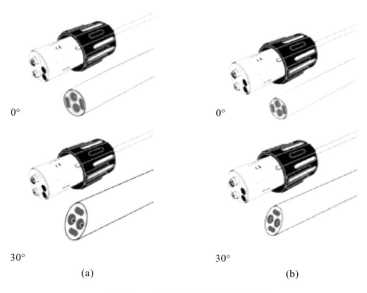

0°　　　　　　　　　　0°

30°　　　　　　　　　30°

(a)　　　　　　　　　(b)

图 2-2-1　不同规格的成像镜头

(a)12 mm 镜头;(b)8.5 mm 镜头

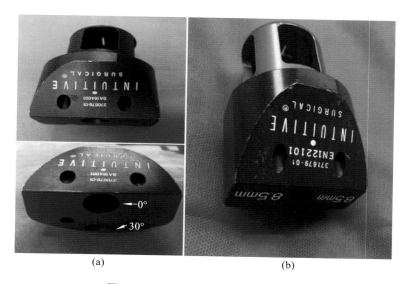

(a)   (b)

图 2-2-2 不同规格镜头的 3D 校准器

(a)12 mm 镜头的 3D 校准器；(b)8.5 mm 镜头的 3D 校准器

二、通道器械

达芬奇机器人手术系统与传统腹腔镜手术系统的工作原理相似，但杠杆力矩有差异。专用的达芬奇机器人手术系统 Trocar 腹腔端标有"两细一粗"的标记线，插入腹壁的深度较传统腹腔镜手术浅，这是由它们的工作原理决定的。小儿外科手术中达芬奇机器人手术系统除了内镜镜头孔使用直径 8.5 mm 的 Trocar 外，其余各操作孔均使用其专用的直径 8 mm 或 5 mm 的 Trocar（图 2-2-3）。而助手医生的辅助孔，可以选择直径 5 mm 或 3 mm 的普通腹腔镜 Trocar，配以相应直径的腹腔镜器械。

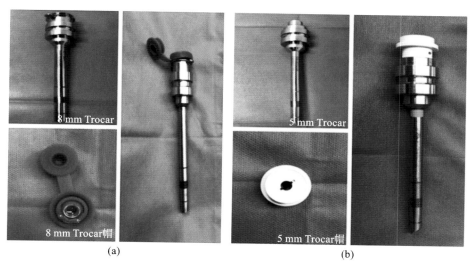

(a)   (b)

图 2-2-3 不同直径的 Trocar

(a)8 mm Trocar；(b)5 mm Trocar

三、操作器械

精致的 EndoWrist 手术器械可以模拟人手腕的灵活操作,同时滤除不必要的震颤,其能完全达到甚至超越人手的灵活度和精确度,非常适合在人手不能触及的狭小空间进行精细的手术操作。EndoWrist 手术器械能够支持在任何外科手术台上实现最快、最精确的缝合、解剖及组织处置。每一把操作器械均由三部分组成:碟盘、轴杆、腕关节(图 2-2-4)。碟盘与无菌机械臂袖套套装上的适配器连接,适配器与机械臂末端腕关节换轮组连接,基于上述两个连接,工作状态下机械臂滑轮的运动转换为操作器械末端腕关节的运动,达到远程操控床旁机械臂系统的目的。达芬奇机器人手术系统操作器械的寿命是 10 次或 20 次,每次开机时机器人软件系统会自动提示操作器械的寿命,过期的操作器械不能再次使用,这一特点是为了保证每一次达芬奇机器人手术操作的精准性。

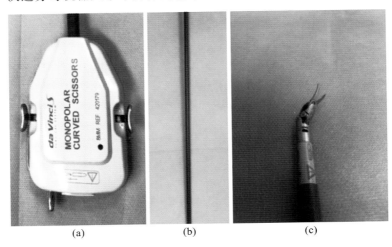

(a)　　　　　　　(b)　　　　　　　(c)

图 2-2-4　操作器械的组成

(a)碟盘;(b)轴杆;(c)腕关节

(一)基本操作器械

1. 抓钳类　无创镊(DeBakey forceps)用于抓持牵引组织(图 2-2-5),有孔双极镊(fenestrated bipolar forceps)用于电凝与钝性解剖(图 2-2-6)。

2. 切割类　单极弯剪(monopolar curved scissors)、手术弯剪(curved shears)用于切割与锐性解剖(图 2-2-7 和图 2-2-8);电极电刀(5 mm)用于切割组织(图 2-2-9)。

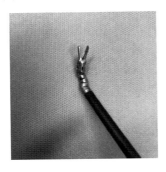

图 2-2-5　无创镊

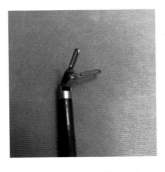

图 2-2-6　有孔双极镊

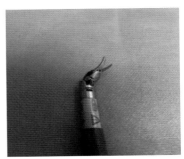

图 2-2-7　单极弯剪

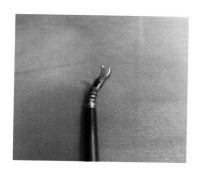

图 2-2-8　手术弯剪

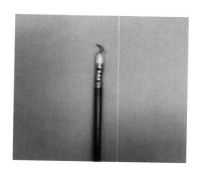

图 2-2-9　电极电刀

3. 持针器类　大号持针器(large needle driver)、普通持针器(needle driver)用于持针、持线、缝合操作(图 2-2-10 和图 2-2-11)。

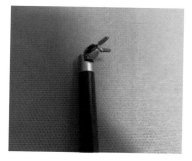

图 2-2-10　大号持针器

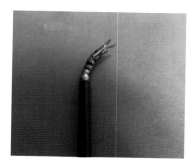

图 2-2-11　普通持针器

（二）专科手术常用操作器械组合

1. 肝胆外科手术常用操作器械组合　如图 2-2-12 所示。

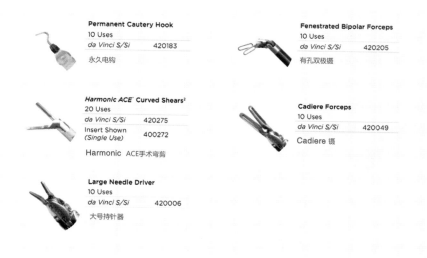

图 2-2-12　肝胆外科手术常用操作器械组合

2. 妇科手术常用操作器械组合　如图 2-2-13 所示。

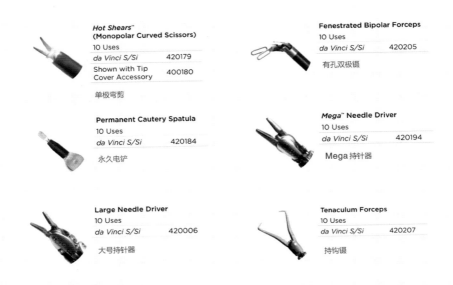

图 2-2-13　妇科手术常用操作器械组合

3. 泌尿外科手术常用操作器械组合　如图 2-2-14 所示。

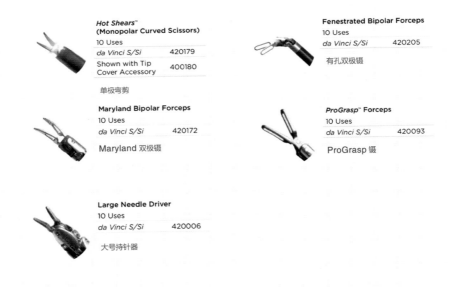

图 2-2-14　泌尿外科手术常用操作器械组合

4. 心脏外科手术常用操作器械组合　如图 2-2-15 所示。

5. 胃肠外科手术常用操作器械组合　如图 2-2-16 所示。

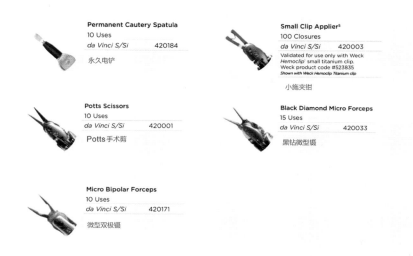

图 2-2-15　心脏外科手术常用操作器械组合

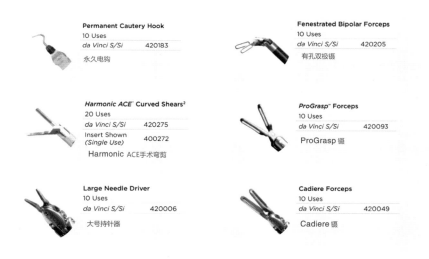

图 2-2-16　胃肠外科手术常用操作器械组合

第三节　机器人手术人员配置

机器人手术通常配置主刀医生 1 名，助手医生 1～2 名，器械护士 1 名，巡回护士 1 名，麻醉医生 1 名（图 2-3-1）。有时也会根据手术的复杂程度，配置 2 名主刀医生在外科医生操控台操作。

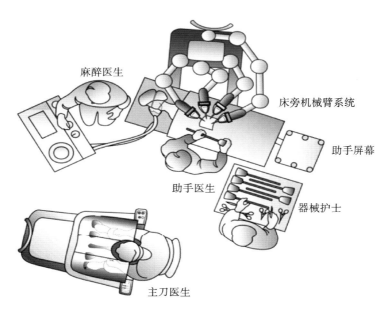

麻醉医生

床旁机械臂系统

助手屏幕

助手医生

器械护士

主刀医生

图 2-3-1 机器人手术人员配置

（周辉霞 李 品 曹华林）

第三章　小儿外科机器人手术的发展趋势

　　20 世纪 80 年代开始,以腔镜技术为代表的微创手术(minimally invasive surgery,MIS)发展迅速。微创手术在小儿外科诸多领域,如小儿普通外科、小儿胸外科、小儿泌尿外科、小儿肿瘤外科、新生儿外科等,不断突破"禁区",开展了大量复杂手术。患儿接受微创手术的年龄不断降低,微创手术甚至开始应用于低体重儿或极低体重儿。随着腔镜技术日益成熟,其在部分领域甚至取代开放手术,成为金标准。但是,目前传统腔镜技术在小儿外科逐渐进入瓶颈状态。首先,现有微创术式逐渐趋于成熟,难以有革命性的创新;其次,局限于现有腔镜设备在灵活性、精准度以及 2D 平面视野的壁垒,腔镜技术在更加复杂的器官重建手术中学习曲线过长,并发症较多,限制了其广泛运用及推广。近年来,机器人手术系统成为微创手术领域当之无愧的革命性创新工具。多项研究表明,相比于开放手术,机器人手术具有微创、精准、失血少、术后镇痛药使用量低等优势;而相比于传统腔镜手术,除同样具备微创、快速康复、术后切口瘢痕美观等优势外,机器人手术在 3D 立体视野的清晰度、操作器械的灵活性和精准度、过滤人手震颤、移动缩减功能、狭小空间手术的适应度等方面优势突出,从根本上减轻了外科医生的手术疲劳感,整体上提高了手术质量,患者预后更有保障。

第一节　机器人手术系统的技术优势

　　Intuitive Surgical 公司于 1999 年开发了达芬奇(da Vinci)机器人手术系统,2000 年经美国 FDA 批准后第一代达芬奇机器人手术系统应用于临床,2006 年 Intuitive Surgical 公司发布达芬奇机器人 S 手术系统(第二代);2009 年发布达芬奇机器人 Si 手术系统(第三代),达芬奇机器人 Si 手术系统具有双控制台,整体设备更加小巧和高效;2014 年发布达芬奇机器人 Xi 手术系统(第四代),其应用悬吊式安装与移动平台,手术器械可到达各个方向的手术区域,机械臂较前几代更小、更薄;2018 年发布达芬奇机器人 SP 手术系统,其采用8.5 mm 的预弯型器械,但尚未在中国注册。

　　达芬奇机器人手术系统运用于临床,体现了科技进步带来手术方式的变革。其主要优势体现在以下几个方面。①3D 立体视野:传统腔镜手术只能提供视觉上的 2D 平面视野,但达芬奇机器人手术系统提供的是裸眼 3D 立体视野,放大倍数可高达 10~15 倍,可呈现更加清晰、准确和高分辨率的图像,更加清晰地显露胸腹腔深部的解剖结构;术者可根据自己的习惯和要求调整镜头深浅和角度,手术流畅性更好。②仿真机械手,重现人手的动作:传统腔镜手术器械不自带关节,操作时不能"转弯"而导致灵活性差,简单地说就是相当于术者伸了"两根筷子"在体腔进行手术,"筷子"可能会"打架";达芬奇机器人手术系统的仿真机械手自带关节而具备高度灵活性,可模拟人手的平移、弯曲、开合及旋转等操作,甚至可旋转达540°,准确实现抓持、游离、切开及缝合操作,且具有过滤人手震颤、动作定标的功能,涉及器官重建的每一针缝合都非常可靠,降低了相关并发症的发生率。③突破人眼的局限:3D 立体视野、10～15 倍放大的腔镜高分辨视野,突破了人眼的局限,且术者根据术中实时反馈整合信息,可避免术中的潜在风险。④舒适:术前术者无须洗手,术中全程于外科医生控制台以舒适的坐位完成手术,无须保持无菌操作。

鉴于达芬奇机器人手术系统的上述优势,其实现了外科手术微创化、精准化及智能化发展的结合,截至 2015 年,世界范围内已报道 8600 余例相关手术,近几年手术量呈爆炸性增长,2019 年已超过 10 万台次。德国 Meininger 等于 2000 年 7 月完成了世界首例达芬奇机器人小儿胃底折叠术,开创了机器人手术在小儿外科应用的先河。法国 Le Bret 等于 2001 年开展了世界首例达芬奇机器人小儿动脉导管闭合术,随后机器人手术逐渐应用于小儿普通外科、泌尿外科及胸外科等。

第二节　小儿外科机器人手术的趋势

目前,机器人手术在新生儿到大龄儿童中均有报道,体重小于 10 kg 也并非手术禁忌证,机器人手术适应证范围仍在迅速扩大,主要涉及泌尿外科手术(如肾盂成形术、输尿管再植术、完全和部分肾切除术、膀胱扩大术、Mitrofanoff 阑尾膀胱造瘘术等)、普通外科手术(如胆总管囊肿切除术、肝切除术、胆囊切除术、先天性巨结肠拖出术、Kasai 手术等)、胸外科手术(如肺叶切除术、纵隔肿瘤切除术、膈疝修补术等)、生殖科手术(如卵巢移位术、卵巢组织冷冻术等)、肿瘤科手术以及耳鼻喉科手术。

相比于传统腔镜手术,现有的一些报道中,机器人手术具有相似或者更高的手术成功率,相似或者更低的并发症发生率。这些表现既得益于机器人手术系统先天的设计优势,又与外科医生使用机器人手术系统更短的学习曲线密不可分。值得注意的是,现有的小儿机器人手术文献还无法证明机器人手术相比于传统腔镜手术更有利于疾病预后,所以今后需要进行更多的研究来验证这一医学设想。同时,我们也不能忽视机器人手术系统故障会对手术造成一定风险的可能性。据报道,机器人手术系统故障发生率为 0.4％～4.6％,包括关节故障、机械臂故障、电源故障、图像丢失、镜头故障、软件故障等,其中较常见的故障为机械臂故障和关节故障。因此,我们应该在手术前充分告知患儿监护人并做好术中的应对措施。

尽管外科机器人手术市场发展迅速,目前仍仅有达芬奇机器人手术系统(Intuitive Surgical)被美国 FDA 批准用于临床,且仅有直径 5 mm 和 8 mm 的通道器械被批准用于小儿外科手术。随着机器人手术系统研发的加速,直径 3 mm 的器械(如 Senhance 和 Flex 机器人手术系统)、触觉反馈(如 Senhance 机器人手术系统)、25 mm 单孔系统(如达芬奇机器人 SP 手术系统)以及更多自由度(如 180°的 Flex 机器人手术系统和多自由度的达芬奇机器人 SP 手术系统)的机器人手术系统将有望被批准用于小儿外科手术。有研究表明,Senhance(TransEnterix,米兰,意大利)机器人手术系统可在约 90 cm³(2.9 cm×6.3 cm×4.9 cm)的空间内完成缝合和打结操作,而且该系统可使用直径 3 mm 的器械,并可直接将器械插入手术空间,而无须配用穿刺鞘,所以器械之间的最短距离可缩短至 2.5 cm,这些为超低体重患儿或新生儿行机器人手术提供了可能性。另外,Senhance 机器人手术系统可以通过红外线瞳孔追踪技术来移动或者调整屏幕大小,更加智能和方便。新一代的达芬奇机器人手术系统整合了术中超声和红外显像技术。将来,其还可以整合磁共振、CT,以及共聚焦成像等技术。这些新技术的运用,有助于实时显示肿瘤边界,为外科手术的决策提供客观依据。除此之外,人们开始尝试将人工智能运用到一些新的机器人手术系统中,并在动物实验中取得了一些突破。有研究报道，一种新型的智能组织自动机器人（smart tissue autonomous robot，STAR）可以在人工监督下，对猪的小肠自动进行体外缝合并取得成功。机器学习（machine learning）还可以整合已有资料和所获得的图像资料，通过特殊算法，对疾病进行自动诊断，减少人为因素导致的误差。除了获取临床资料，IBM 公司还在努力研发可以获取并分析外科医生自然语言或者发音的系统，从而分析出外科医生在术中的疑虑。另外，5G 技术的发展也使得远程机器人手术、远程辅导和远程教学成为可能。

随着更多商业公司投入开发和生产，机器人手术系统将不断更新升级，今后机器人手术系统的购买价格和维护成本有望逐步降低，小儿外科机器人手术也有望成为日常手术而得到广泛开展。

参 考 文 献

[1]　LINSKY P，WEI B. Robotic lobectomy[J]. J Vis Surg，2017，3：132.

[2]　RUURDA J P，BROEDERS I A，PULLES B，et al. Manual robot assisted endoscopic suturing：time-action analysis in an experimental model[J]. Surg Endosc，2004，18（8）：1249-1252.

[3]　LE BRET E，PAPADATOS S，FOLLIGUET T，et al. Interruption of patent ductus arteriosus in children：robotically assisted versus videothoracoscopic surgery[J]. J Thorac Cardiovasc Surg，2002，123（5）：973-976.

[4]　BERGHOLZ R，BOTDEN S，VERWEIJ J，et al. Evaluation of a new robotic-assisted laparoscopic surgical system for procedures in small cavities[J]. J Robot Surg，2020，14（1）：191-197.

[5]　SANGIUOLO R，AMORE F，BACCI M，et al. A new system for assessing visual disability using a digital visor[J]. J Clin Med，2020，9（4）：1086.

[6]　CONNOR M J，DASGUPTA P，AHMED H U，et al. Autonomous surgery in the era of robotic urology：friend or foe of the future surgeon？ [J]. Nat Rev Urol，2020，17（11）：643-649.

[7]　AGGARWAL R，WINTER BEATTY J，KINROSS J，et al. Initial experience with a new robotic surgical system for cholecystectomy[J]. Surg Innov，2020，27（2）：136-142.

[8]　CISU T，CROCEROSSA F，CARBONARA U，et al. New robotic surgical systems in urology：an update[J]. Curr Opin Urol，2021，31（1）：37-42.

[9]　MATTHEIS S，SCHLÜTER A，STÄHR K，et al. First use of a new robotic endoscope guiding system in endoscopic orbital decompression[J]. Ear Nose Throat J，2021，100（5_suppl）：443S-448S.

（向　波）

第四章　小儿外科机器人手术麻醉

微创手术已经成为现代外科手术的主流,机器人手术被越来越多地应用于小儿外科的各个专科。近 20 年的临床数据表明,微创手术瘢痕更小、粘连更少、围手术期疼痛更少和住院时间更短。这项新兴技术使得麻醉及围手术期管理变得更加复杂,熟练掌握患儿在机器人手术时的生理学变化及可能的并发症能让患儿更平稳和安全地度过围手术期。

第一节　小儿外科机器人手术相关的麻醉生理

一、气腹对机体的影响

CO_2 气腹能为微创手术创造操作空间,并使得术野更清晰。但是,气腹建立后腹内压(intra-abdominal pressure,IAP)升高可能导致其他器官系统发生病理生理改变。了解这些变化并及时处理,就能最大限度地降低并发症的发生率。

(一)对呼吸系统的影响

腹内压升高导致膈肌上移、功能残气量下降、肺顺应性下降、气道阻力增大,同时导致通气血流比例失调、生理无效腔增加。腹腔内的 CO_2 能迅速被腹膜吸收,而当腹内压低于 10 mmHg 时,CO_2 吸收速度最快。当腹内压进一步升高至高于静脉压时,CO_2 吸收量下降。如果保证通气参数不发生变化,腹膜对 CO_2 的吸收率将于气腹建立后 40 min 左右达到最大值。对于没有呼吸系统问题的患儿,这些改变对机体的影响几乎可以忽略不计,或者可以通过调整呼吸参数将影响降至最低。年龄过小和肺部有基础疾病的患儿可能无法耐受长时间的腹内压升高,此时主刀医生需要与麻醉医生提前沟通,适当降低术中腹内压。极其罕见情况下,CO_2 气体栓塞可能经静脉破口进入体循环,然后通过肺内分流或未闭的卵圆孔进入左心系统,造成剧烈的血流动力学改变。气腹对呼吸系统的影响见表 4-1-1。

表 4-1-1　气腹对呼吸系统的影响

参　　数	变　　化
吸气峰压	增大
胸廓弹性阻力	增大
肺顺应性	下降
生理无效腔	不变或增加
功能残气量	下降
肺总量	下降
分流	增加
通气血流比例	失调

(二)对心血管系统的影响

气腹通过多方面因素影响心血管系统,如腹内压、体位、CO_2吸收量、手术情况和麻醉药使用情况等,其中较重要的因素是腹内压和体位。当腹内压低于 15 mmHg 时,内脏静脉血管丛受压,回心血量增高从而导致心输出量增高。另外,机械通气和外周血管收缩激活交感神经也会导致心室充盈压增大从而增高心输出量。当腹内压升高至 15 mmHg 以上时,下腔静脉受压导致回流受阻,可能导致心输出量下降和低血压。针对小儿的临床研究结果表明,将腹内压控制在 12 mmHg,能降低腹腔脏器灌注不足的风险。腹内压维持在 12 mmHg 以下时,出现的腹腔脏器灌注不足情况较轻且可逆。

有文献报道在气腹建立过程中可能发生缓慢型心律失常,其中包括严重窦性心动过缓、房室分离和窦性停搏,这可能与气腹牵拉腹膜导致迷走神经兴奋有关。严重的缓慢型心律失常偶尔发生于青少年或年轻成人,学龄前和学龄儿童则很少发生。

心功能正常的患儿多数能耐受建立气腹所带来的心脏前后负荷变化,往往表现为轻度血压升高。对于心功能异常、贫血及低血容量的患儿,需要注意容量状态、体位改变和气腹压力所带来的不良影响。极其罕见情况下,腹膜牵拉造成迷走神经兴奋、反屈氏(Trendelenburg)体位造成回心血量减少、下腔静脉受压、气腹压力过高、低血容量和高碳酸血症都有可能造成正常成年患者在腹腔镜手术中出现循环衰竭,在儿科患者中同样需要考虑这些情况。

(三)对神经系统的影响

随着高碳酸血症、外周循环阻力增加、头低体位和腹内压升高等情况出现,颅内压升高,脑灌注压下降。所以,不建议对颅内顺应性下降的患者实施腹腔镜手术。由于早产儿的颅内压发生快速变化时可能诱发颅内出血,因此对早产儿实施腹腔镜手术仍存在争议。

(四)对肾脏的影响

气腹可直接压迫肾实质和血管导致肾血管阻力增大、静脉回流受阻,并导致抗利尿激素分泌增加,使得肾素-血管紧张素系统激活。腹腔镜手术患儿可能在术中和术后几小时持续少尿,适当补液一般可以逆转这种情况。对于肾功能已经受损的患儿,在需要建立气腹的手术术前和术中应该及时补足血容量。

(五)对免疫系统的影响

气腹是否对免疫系统造成影响存在争议。一般来说,由于单核细胞和巨噬细胞功能受到抑制,腹膜局部免疫功能处于轻度抑制状态。但微创手术相比于开放手术,组织创伤更小,对机体整体免疫功能似乎是有利的。

气腹对各器官系统的生理影响见表 4-1-2。

表 4-1-2　气腹对各器官系统的生理影响

参　数	变　化
心率(HR)	不变或增加
平均动脉压(MAP)	增大
全身血管阻力(SVR)	增大
静脉回流量	增加或减少

参　数	变　化
中心静脉压(CVP)	增大
心输出量(CO)	增高或降低
肾小球滤过率(GFR)	下降
尿量	减少

二、特殊体位对机体的影响

机器人手术的体位多有特殊要求,头低脚高位、侧卧位本身会给呼吸、循环、内分泌等系统的多个组织脏器功能造成不利影响。患儿处于完全平卧状态而非头高脚低位或头低脚高位时建立气腹,血流动力学变化更小。涉及生殖及泌尿系统的机器人手术需要极度头低脚高位(头低 30°～45°,甚至更低),这会抑制并降低心输出量,同时造成中心静脉压增大,不利于血液回流,颅内压增加,脑和颜面部肿胀,肺的血液分流增加,通气血流比例失调。截石位不利于下肢血液回流和灌注,易造成下肢缺血,甚至诱发静脉血栓形成。对于特殊体位的患儿,需做好防护,避免发生术中体位移动和压迫损伤。

第二节　小儿外科机器人手术的麻醉处理

一、监护

对于大多数没有合并症的患儿,行机器人手术时标准的基础监护已经足够,包括心电图、血压、脉搏血氧饱和度、呼气末 CO_2 分压、体温、尿量等。对合并心血管、呼吸或肾脏疾病的患儿,术中可行动脉穿刺置管,以便连续监测有创动脉压,必要时行血气分析。血气分析结果可用于指导电解质输注、呼吸机参数设置及输血。预计复杂或长时间手术、术中有大量失血和液体损失及血流动力学显著变化者,推荐监测中心静脉压(CVP);建立外周静脉通路困难或需要迅速补充血容量而外周静脉通路不能满足补液需求,术后需胃肠外营养治疗、长期输注药物治疗等情况者,可酌情置入中心静脉导管。应将 CVP 测量值与血压、心率、尿量等指标相结合,用于评估循环血量、右心功能和指导液体管理。对严重肾功能不全者,应加强血钾监测, CO_2 气腹引起的呼吸性和代谢性酸中毒可能使血钾进一步升高,可以考虑加用脑电双频指数(BIS)监测,以便准确滴定麻醉药和更精确地指导复苏。

二、麻醉诱导和维持

小儿外科机器人手术的麻醉诱导和维持与腹腔镜手术无明显区别,可根据患儿合并症和麻醉医生的临床经验选择静脉麻醉或吸入麻醉。胸腹腔手术尽量避免使用 N_2O,以降低胸腹腔胀气的风险。由于患儿身长较短,手术铺巾会覆盖整个身体,术中紧急情况下开放静脉通路较为困难。建议根据术前预估情况,开放两条静脉通路,一条通路用于输液给药,另一条通路备用。另外,腹腔镜工作套管置入腹腔后需要安装机械臂,机械臂与机器人吊塔相连,安装前需要将吊塔移至合适位置。吊塔从患儿头端移近手术床时,可能牵拉患儿动静脉管路及与监护仪相连的电线,造成污染和管路滑脱。建议合理固定患儿动静脉及呼吸管路,消毒铺巾前常规检查动静脉通路、胃管及导尿管,术中定时检查动静脉通路是否通畅。

术中操作及体位改变可能使患儿腹内压升高进而影响患儿呼吸,即使是婴幼儿也建议常规使用带套囊的气管导管。肌松药的使用可以减少患儿体位改变和机械通气带来的损伤,特别是建立气腹时需要提供良好的肌松条件。建立气腹可能导致腹膜牵拉兴奋迷走神经,术前需要常规准备阿托品等血管活性药。

三、体位管理

小儿外科机器人手术的定位通常比成人机器人手术容易,因为手术体位相对固定,一般取仰卧位或侧卧位。对于机器人肾盂成形术,需要通过横向倾斜床位达到最佳的术野暴露,必须用胶带小心而牢固地将患儿固定在手术床上以免滑落。机器人手术器械虽然不重,但工作套管取下后通常需要放置在手术铺巾上,此时需要垫泡沫圈或其他软垫,以免器械对患儿皮肤或头部等重要部位造成伤害。术中需要定期检查手术铺巾,避免机械臂在运动时接触到患儿。

四、液体管理

早期扩容对于预防气腹对心血管和肾脏造成的不利影响以及维持尿量非常重要。术前需要计算患儿术前累计损失量,尽可能在术前准备阶段补足。根据小儿外科加速康复外科的理论指导,患儿可于术前 2 h 禁饮,避免长时间禁食禁饮造成血容量不足及术后并发症发生率增高。术前补足损失量后,可根据患儿合并症情况、术中失血量及尿量调整术中维持补液量。充足的血容量可以减少气腹所致低血压和少尿的发生,充足的尿量也将帮助主刀医生判断泌尿外科手术中尿道重建是否成功。患儿术中补液的液体种类包括晶体液和胶体液,应根据患儿需要,并结合液体的电解质、含糖量和渗透浓度进行选择,术中根据动脉血气分析结果调整输注液体种类,具体可参见中华医学会麻醉学分会发布的《小儿围术期液体和输血管理指南(2017 版)》。

五、术中体温管理

患儿由于身长较短,身体往往被厚重的手术铺巾覆盖而不易散热,加之基础代谢率较高,产热相对增加,很容易发生体温升高。但由于机器人手术中长时间的术野暴露以及腹腔内流动气体交换很容易造成低体温(特别是婴幼儿),患儿在接受长时间手术时体温变化难以预测。因此,预计手术时间长、出入量大的手术麻醉后应放置体温探头并对患儿使用双向变温毯。术中需要严密监测体温和积极维持正常体温,根据体温情况调整双向变温毯温度及决定是否需要给输注液体加温。

六、术中通气管理

调节呼吸频率和吸气峰压(PIP)的压力控制通气是最有效的呼吸策略。行小儿外科机器人手术时,建议采用压力控制-容量保证通气模式(PCV-VG),此通气模式可以兼顾通气压力和容量并根据前几次通气实测参数调整送气压力。由于潮气量和气道压力并非恒定,潮气量的突然增加或气道压力的突然降低往往与主刀医生相关,比如提示操作通道周围漏气。建议术中维持潮气量为 6～8 mL/kg,呼气末 CO_2 分压(PetCO$_2$)小于 50 mmHg。婴幼儿胸廓顺应性良好,术中可维持吸气峰压在 20 mmHg 左右。由于婴幼儿新陈代谢旺盛,会产生更多的 CO_2,需要适时调节呼吸机参数,以便有效清除 CO_2。对婴幼儿来说,增加吸气时间通常是最有效的呼吸策略。如果吸气峰压超过基线的 50% 才能达到有效潮气量,建议与主刀医生沟通是否需要调整腹内压。高碳酸血症是通过增加通气量来解决的,目的是补偿 CO_2 的吸收。若患儿术中发生低氧血症,除常规考虑与麻醉相关的因素外,还需考虑气腹和体位因素,后二者可能引起功能残气量下降和肺不张。应首先进行胸部听诊,以排除气管导管过深导致单肺通气或支气管痉挛,然后适当提高吸入氧浓度。在患儿循环稳定的情况下,可同时进行手法肺复张和优化呼气末正压通气(PEEP)设置。

七、围手术期疼痛管理

腹腔镜手术切口较小,手术切口部位疼痛情况比开放手术少。但腹腔镜手术除腹壁小切口疼痛以外,还有一部分患者有弥漫性腹痛和肩痛。据报道,成人腹腔镜手术后肩痛发生率为 35%~63%。引起这种弥漫性疼痛的确切原因尚不清楚,可能与气腹使得腹膜受牵拉刺激有关。一般来说,切口周围局部麻醉药注射、骶管阻滞、腹壁神经阻滞,以及使用酮咯酸等非甾体抗炎药和小剂量阿片类药物能很好地控制切口疼痛,但弥漫性腹痛和肩痛往往难以控制。在腹腔使用雾化的局部麻醉药可能会减少这种类型的疼痛。

八、手术期间常见并发症及其处理

机器人手术并发症的发生率因手术类型和主刀医生的经验不同而不同。麻醉医生应意识到潜在的问题,并做好迅速处理这些问题的准备。在最初向腹腔充入 CO_2 建立气腹过程中,针头错位可能导致 CO_2 进入血管内、皮下、腹膜前间隙、大网膜、肠系膜,甚至盆腹腔器官及腹膜后间隙。气腹针直接插入血管可能导致灾难性的 CO_2 气体栓塞。CO_2 在血管中形成栓塞所需要的气体容积高于空气或 N_2O,因为 CO_2 在血液中的溶解度更高。当患者存在脏腹膜撕裂、食管裂孔周围壁层胸膜撕裂、先天性膈肌薄弱或裂孔时,CO_2 可通过这些裂隙诱发气胸,原有胸腔内肺大疱破裂也可造成气胸。极端情况下,CO_2 也可以通过下腔静脉裂孔或先天性膈肌薄弱或裂孔处进入中纵隔或心包造成心包积气。

气腹针或工作套管误入大血管如大动脉、髂血管、下腔静脉、胆囊动脉或肝动脉,可能导致严重出血,需要中转开腹手术以控制出血。其他涉及腹壁动脉的轻微血管损伤可以在腹腔镜手术中直视下处理。胃肠道、肝、脾和结肠系膜损伤也有报道。放置气腹针前可以行胃肠减压以降低胃肠道损伤风险,也可以通过留置导尿管以减轻膀胱压力,泌尿系统损伤在气腹建立过程中相对少见。

手术期间常见并发症的诊断和处理见表 4-2-1 和表 4-2-2。在日常工作中,也可以通过团队模拟演练的方式提高手术室人员在紧急情况下的应对能力。

表 4-2-1　CO_2 气体栓塞的诊断和处理

症状和体征	处理
$PetCO_2$ 突然升高	告知主刀医生,寻求帮助
血压骤降	腹腔放气
低氧血症	提高吸入氧浓度(FiO_2)
心律失常	取左侧卧位、头低位

续表

症状和体征	处　理
肺水肿	改善心功能
"风车轮"样杂音	中心静脉穿刺、CO_2 抽吸
头颈部发绀	常规处理无效时可考虑体外循环

表 4-2-2　大血管损伤和出血的诊断和处理

症状和体征	处　理
血压骤降	告知主刀医生,寻求帮助
心动过速	给予纯氧通气
心律失常	进行液体复苏
循环衰竭	关闭吸入麻醉,考虑加用咪达唑仑防术中知晓 给予升压药维持平均动脉压(MAP) 进行血气分析及输血 灌注不足时适时启动心肺复苏 出血不易控制时考虑开腹手术

第三节　总　　结

　　微创手术能减少开放手术造成的瘢痕和粘连,减轻术后疼痛并缩短住院时间。随着适合小儿外科机器人手术器械的出现,机器人手术种类不断增加,以往的腹膜后手术都可以应用于婴幼儿。为了给这些接受手术的患儿提供安全有效的麻醉,麻醉医生需要认识到该类型手术对心血管、呼吸、肾脏和中枢神经系统所造成的影响和潜在的并发症。体位、液体管理和通气策略也是小儿外科机器人手术需要重点考虑的因素。微创手术创伤虽小于开放手术,但仍然需要完善术后镇痛以提高患儿舒适度和家属满意度。

参 考 文 献

[1]　MEANS L J,GREEN M C,BILAL R. Anesthesia for minimally invasive surgery[J]. Semin Pediatr Surg,2004,13(3):181-187.

[2]　GERGES F J,KANAZI G E,JABBOUR-KHOURY S I. Anesthesia for laparoscopy:a review[J]. J Clin Anesth,2006,18(1):67-78.

[3]　NEIRA V M,KOVESI T,GUERRA L,et al. The impact of pneumoperitoneum and Trendelenburg positioning on respiratory system mechanics during laparoscopic pelvic surgery in children:a prospective observational study[J]. Can J Anaesth,2015, 62(7):798-806.

[4]　BANNISTER C F,BROSIUS K K,WULKAN M. The effect of insufflation pressure on pulmonary mechanics in infants during laparoscopic surgical procedures[J]. Paediatr Anaesth,2003,13(9):785-789.

［5］　KALFA N，ALLAL H，RAUX O，et al. Tolerance of laparoscopy and thoracoscopy in neonates［J］. Pediatrics，2005，116(6)：e785-e791.

［6］　DE JONG K I F，DE LEEUW P W. Venous carbon dioxide embolism during laparoscopic cholecystectomy a literature review［J］. Eur J Intern Med，2019，60：9-12.

［7］　DE WAAL E E C，KALKMAN C J. Haemodynamic changes during low-pressure carbon dioxide pneumoperitoneum in young children［J］. Paediatr Anaesth，2003，13 (1)：18-25.

［8］　SAKKA S G，HUETTEMANN E，PETRAT G，et al. Transoesophageal echocardiographic assessment of haemodynamic changes during laparoscopic herniorrhaphy in small children［J］. Br J Anaesth，2000，84(3)：330-334.

［9］　SFEZ M，GUÉRARD A，DESRUELLE P. Cardiorespiratory changes during laparoscopic fundoplication in children［J］. Paediatr Anaesth，1995，5(2)：89-95.

［10］　SOLIS-HERRUZO J A，MORENO D，GONZALEZ A，et al. Effect of intrathoracic pressure on plasma arginine vasopressin levels［J］. Gastroenterology，1991，101(3)：607-617.

［11］　ODEBERG S，LJUNGQVIST O，SVENBERG T，et al. Haemodynamic effects of pneumoperitoneum and the influence of posture during anaesthesia for laparoscopic surgery［J］. Acta Anaesthesiol Scand，1994，38(3)：276-283.

［12］　YONG J，HIBBERT P，RUNCIMAN W B，et al. Bradycardia as an early warning sign for cardiac arrest during routine laparoscopic surgery［J］. Int J Qual Health Care，2015，27(6)：473-478.

［13］　DABUSH-ELISHA I，GOREN O，HERSCOVICI A，et al. Bradycardia during laparoscopic surgeries：a retrospective cohort study［J］. World J Surg，2019，43(6)：1490-1496.

［14］　DE WAAL E E，DE VRIES J W，KRUITWAGEN C L，et al. The effects of low-pressure carbon dioxide pneumoperitoneum on cerebral oxygenation and cerebral blood volume in children［J］. Anesth Analg，2002，94(3)：500-505.

［15］　GÓMEZ DAMMEIER B H，KARANIK E，GLÜER S，et al. Anuria during pneumoperitoneum in infants and children：a prospective study［J］. J Pediatr Surg，2005，40(9)：1454-1458.

［16］　JESCHA N K，KUEBLERA J F，NGUYEN H，et al. Laparoscopy vs minilaparotomy and full laparotomy preserves circulatory but not peritoneal and pulmonary immune responses［J］. J Pediatr Surg，2006，41(6)：1085-1092.

［17］　SPINELLI G，VARGAS M，APREA G，et al. Pediatric anesthesia for minimally invasive surgery in pediatric urology［J］. Transl Pediatr，2016，5(4)：214-221.

［18］　BISGAARD T，KLARSKOV B，ROSENBERG J，et al. Characteristics and prediction of early pain after laparoscopic cholecystectomy［J］. Pain，2001，90(3)：261-269.

［19］　FAASSE M A，LINDGREN B W，FRAINEY B T，et al. Perioperative effects of caudal and transversus abdominis plane (TAP) blocks for children undergoing urologic robot assisted laparoscopic surgery［J］. J Pediatr Urol，2015，11(3)：121. e1-

121. e7.

[20] BISGAARD T. Analgesic treatment after laparoscopic cholecystectomy：a critical assessment of the evidence[J]. Anesthesiology,2006,104(4):835-846.

[21] ALKHAMESI N A,PECK D H,LOMAX D,et al. Intraperitoneal aerosolization of bupivacaine reduces postoperative pain in laparoscopic surgery：a randomized prospective controlled double-blinded clinical trial[J]. Surg Endosc,2007,21(4): 602-606.

[22] MUÑOZ C J,NGUYEN H T,HOUCK C S. Robotic surgery and anesthesia for pediatric urologic procedures[J]. Curr Opin Anaesthesiol,2016,29(3):337-344.

（陈向东）

第五章 小儿外科机器人手术的手术室管理

第一节 小儿外科机器人手术物品准备

各类型小儿外科机器人手术所需物品大致相同，现以机器人辅助结肠次全切除术等手术为例，对手术物品进行简单展示。

一、机器人辅助结肠次全切除术

（一）机器人器械

（1）机器人 T 镜头及单极、双极线（图 5-1-1），机器人 Trocar 及校准器（图 5-1-2）。

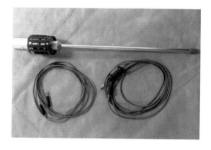

图 5-1-1 机器人 T 镜头及单极、双极线

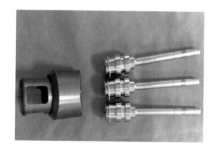

图 5-1-2 机器人 Trocar 及校准器

（2）机器人电钩（图 5-1-3）、机器人马里兰双极钳（图 5-1-4）。

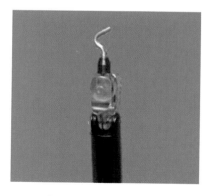

图 5-1-3 机器人电钩

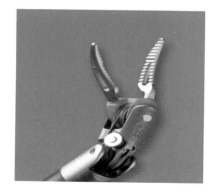

图 5-1-4 机器人马里兰双极钳

（3）机器人保护套（机器人镜头保护套（×1）、机器人镜头臂套（×1）、机器人机械臂保护套（×2））（图 5-1-5）。

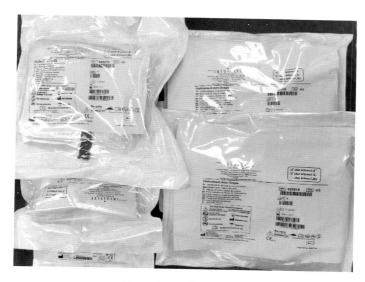

图 5-1-5　机器人保护套

（二）基础器械

（1）小儿外科腔镜器械（图 5-1-6）。

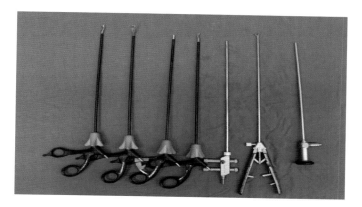

图 5-1-6　小儿外科腔镜器械

（2）小儿外科专科器械：小儿腹部器械包（图 5-1-7）。

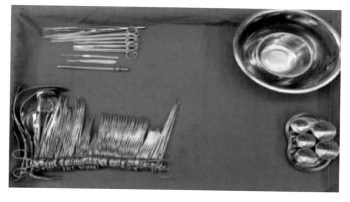

图 5-1-7　小儿腹部器械包

（三）布类

双层大单（双夹大）及截石孔（图5-1-8、图5-1-9）等。

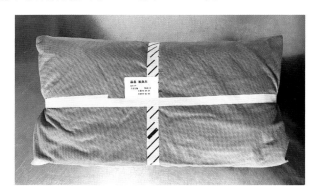

图 5-1-8　双层大单

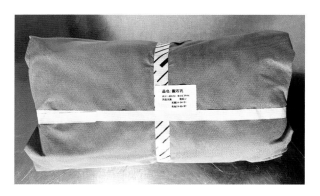

图 5-1-9　截石孔

（四）一次性用物

5×12 圆针或 6×14 圆针，吸引器管（×2）、显影纱布、11 号刀片、慕丝线、无菌绷带（×2），10 mL、50 mL 注射器，手套、液体石蜡、引流袋、导尿管、26 号血浆引流管、电刀、电针（图5-1-10）、消毒棉球（根据患儿年龄大小裁剪）（图5-1-11 和图5-1-12）。

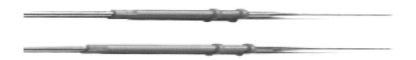

图 5-1-10　电针

（五）高值耗材

常用高值耗材有一次性 Trocar（图 5-1-13）、可吸收线（图 5-1-14）、电动腔镜关节头直线型切割吻合器及钉仓（图 5-1-15）、组织夹（图 5-1-16）、医用几丁糖（图5-1-17）等。

（六）特殊用物

肛门拉钩（图 5-1-18）、橡胶保护套（×4）（根据手术需要裁剪成长度为 2～3 cm）（图 5-1-19）、5 mm Hem-o-lok 施夹钳（图 5-1-20）。

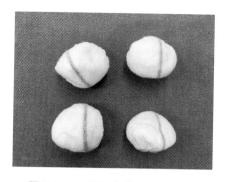

图 5-1-11　普通未裁剪消毒棉球

注:适用于年龄>1 岁的患儿。

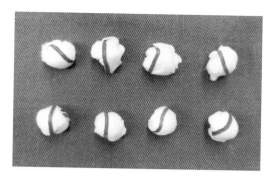

图 5-1-12　裁剪后消毒棉球

注:适用于年龄<1 岁的患儿。

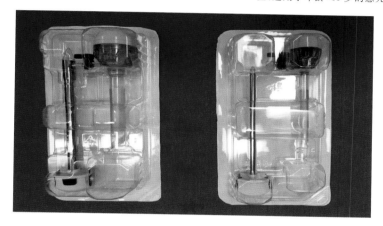

图 5-1-13　一次性 Trocar(5 mm、12 mm)

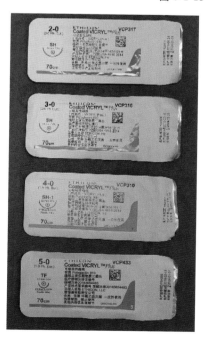

图 5-1-14　可吸收线

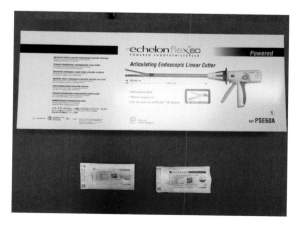

图 5-1-15　电动腔镜关节头直线型切割吻合器及钉仓

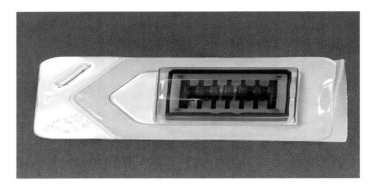

图 5-1-16 组织夹

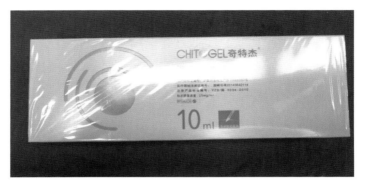

图 5-1-17 医用几丁糖

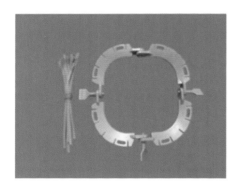

图 5-1-18 肛门拉钩

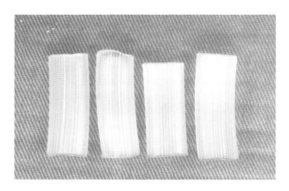

图 5-1-19 裁剪后的橡胶保护套

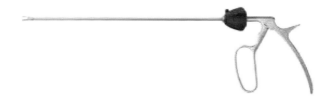

图 5-1-20 5 mm Hem-o-lok 施夹钳

二、机器人辅助巨结肠切除术

（一）机器人器械

（1）机器人 T 镜头及单极、双极线，机器人 Trocar 及校准器。

（2）机器人电钩、机器人马里兰双极钳。

（3）机器人保护套（机器人镜头保护套（×1）、机器人镜头臂套（×1）、机器人机械臂保护套（×2））。

（二）基础器械

（1）小儿外科腔镜器械。

（2）小儿外科专科器械：小儿腹部器械包。

（三）布类

双层大单及截石孔等。

（四）一次性用物

5×12、6×14、11×17 圆针，吸引器管（×2）、消毒棉球（根据患儿年龄大小裁剪）、显影纱布、11 号刀片、慕丝线、无菌绷带（×2）、10 mL、50 mL 注射器，电刀、电针、手套、液体石蜡、引流袋、导尿管、26 号血浆引流管。

（五）高值耗材

一次性 Trocar、组织夹、医用几丁糖、生物止血流体膜（术瑞吉）等。

（六）特殊用物

肛门拉钩、橡胶保护套（×4）、5 mm Hem-o-lok 施夹钳、巨结肠小件（图 5-1-21）。

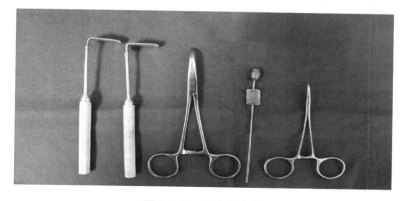

图 5-1-21　巨结肠小件

三、机器人辅助胆总管囊肿切除术

（一）机器人器械

（1）机器人 30°镜头及单极、双极线，机器人 Trocar 及校准器。

（2）机器人电钩、机器人马里兰双极钳、机器人持针器（图 5-1-22）。

（3）机器人保护套（机器人镜头保护套（×1）、机器人镜头臂套（×1）、机器人机械臂保护套（×2））。

（二）基础器械

（1）小儿外科腔镜器械。

（2）小儿外科专科器械：小儿腹部器械包。

（三）布类

双层大单及截石孔等。

（四）一次性用物

阑尾套针、吸引器管（×2）、消毒棉球、显影纱布、11号刀片、慕丝线，10 mL、50 mL注射器，电刀、手套、液体石蜡等。

（五）高值耗材

一次性Trocar、可吸收线、电动腔镜关节头直线型切割吻合器及钉仓、组织夹、医用几丁糖等。

四、机器人辅助肾盂输尿管成形术

（一）机器人器械

（1）机器人T镜头及单极、双极线，机器人Trocar及校准器。

（2）机器人电剪（图5-1-23）、机器人马里兰双极钳、机器人持针器。

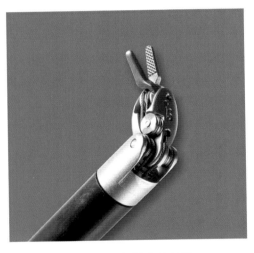

图 5-1-22　机器人持针器

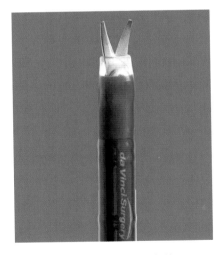

图 5-1-23　机器人电剪

（3）机器人保护套（机器人镜头保护套（×1）、机器人镜头臂套（×1）、机器人机械臂保护套（×2）、机器人电剪保护套）。

（二）基础器械

（1）小儿外科腔镜器械。

（2）小儿外科专科器械：小儿腹部器械包。

（三）布类

双层大单及截石孔等。

（四）一次性用物

吸引器管（×2）、消毒棉球、显影纱布、11 号刀片、慕丝线，10 mL、50 mL 注射器，电刀、手套、液体石蜡等。

（五）高值耗材

2-0、3-0、5-0（贝朗）可吸收线、一次性 Trocar、组织夹、医用几丁糖等。

五、机器人辅助肾切除术

（一）机器人器械

（1）机器人 T 镜头及单极、双极线，机器人 Trocar 及校准器。

（2）机器人电剪、机器人马里兰双极钳。

（3）机器人保护套（机器人镜头保护套（×1）、机器人镜头臂套（×1）、机器人机械臂保护套（×2）、机器人电剪保护套）。

（二）基础器械

（1）小儿外科腔镜器械。

（2）小儿外科专科器械：小儿腹部器械包。

（三）布类

双层大单及截石孔等。

（四）一次性用物

阑尾套针、吸引器管（×2）、消毒棉球、显影纱布、11 号刀片、慕丝线，10 mL、50 mL 注射器，电刀、手套、液体石蜡等。

（五）高值耗材

一次性 Trocar、组织夹、医用几丁糖等。

六、机器人辅助食管裂孔疝（膈疝）修补术

（一）机器人器械

（1）机器人 T 镜头及单极、双极线，机器人 Trocar 及校准器。

（2）机器人电钩、机器人马里兰双极钳、机器人持针器。

（3）机器人保护套（机器人镜头保护套（×1）、机器人镜头臂套（×1）、机器人机械臂保护套（×2））。

（二）基础器械

（1）小儿外科腔镜器械。

（2）小儿外科专科器械：小儿腹部器械包。

（三）布类

双层大单及截石孔等。

（四）一次性用物

吸引器管（×2）、消毒棉球、显影纱布、11 号刀片、慕丝线，10 mL、50 mL 注射器，电刀、

手套、液体石蜡等。

（五）高值耗材

2-0、3-0、4-0、5-0（贝朗）、6-0 可吸收线，一次性 Trocar、组织夹、医用几丁糖等。

七、机器人辅助肺叶（肺段）切除术

（一）机器人器械

（1）机器人 T 镜头及单极、双极线，机器人 Trocar 及校准器。

（2）机器人电钩、机器人马里兰双极钳、机器人电剪。

（3）机器人保护套（机器人镜头保护套（×1）、机器人镜头臂套（×1）、机器人机械臂保护套（×2）、机器人电剪保护套）。

（二）基础器械

（1）小儿外科腔镜器械。

（2）小儿外科专科器械：小儿腹部器械包。

（三）布类

双层大单及截石孔等。

（四）一次性用物

阑尾套针、吸引器管（×2）、消毒棉球、显影纱布、11 号刀片、慕丝线，10 mL、50 mL 注射器，电刀、手套、液体石蜡等。

（五）高值耗材

一次性 Trocar、组织夹、医用几丁糖等。

第二节　小儿外科机器人手术体位管理

一、小儿外科机器人手术的常见体位

小儿外科常见机器人手术包括先天性巨结肠切除术、胆总管囊肿切除术、先天性肛门闭锁成形术、先天性食管闭锁成形术、膈疝修补术、肺叶切除术、肾盂输尿管成形术、肾切除术、输尿管膀胱再植术等各种小儿先天性、继发性疾病的手术。常规手术体位与成人大体一致，平卧位（头低脚高、头高脚低）适用于胃肠道手术，侧卧位适用于肺、食管、肾及输尿管手术等。由于手术部位涉及消化系统、泌尿系统、呼吸系统等，患儿年龄、身长及体重也不尽相同，根据手术部位及患儿自身特点，手术体位多有变化，在实际操作中应根据每例患儿的身长、体重及主刀医生手术需要等做出相应调整，以保证各类手术的正常进行。

二、小儿外科机器人手术体位的特点

（一）根据患儿身长、床旁机械臂系统与手术床的位置关系调整手术床大小

现代手术室配备的手术床是按照成人身形大小进行设计的，手术床的各部位，如头板、腿板、背板等可以根据实际的手术需要进行安装和拆卸。进行机器人手术的患儿，年龄跨度大、身长不尽相同，手术床过大会导致机器人床旁机械臂系统不能以合适距离靠近患儿进行

手术,也不利于麻醉医生术中从手术床头侧观察患儿的口咽插管。因此,术前要充分评估患儿的身长以及对手术体位的需求,提前将手术床头板、腿板等拆卸至合适大小,以便于手术的顺利进行。

例如,先天性巨结肠切除术为腹会阴联合手术,腹部操作取双腿下垂头低脚高位,因此术前需拆卸腿板,患儿平躺于背板上缘,双腿自然下垂,再根据患儿躯干大小合理拆卸头板与背板。新生儿、婴幼儿横放于手术床末端,即患儿身体纵轴与手术床床尾横断面平行,患儿头部在手术床的右侧,取仰卧蛙状位,患儿臀部置于手术床左侧边缘,双腿自然下垂。对于身长较长的患儿,患儿身体纵轴与手术床纵轴平行,患儿头部在手术床的头侧,臀部置于手术床床尾边缘,双腿自然下垂,双手自然放置于身体两侧,妥善固定(图 5-2-1)。行肛门处手术操作时再将患儿身体向下挪动,由助手医生将患儿双下肢抬起,演变成辅助截石位(图 5-2-2),再进行肛门处手术操作。

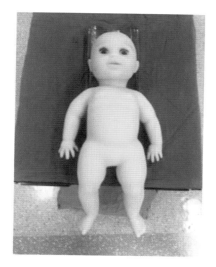

图 5-2-1　平卧位,双腿下垂

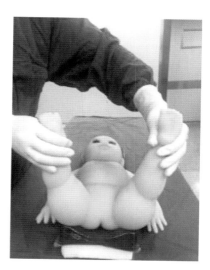

图 5-2-2　辅助截石位

(二)患儿年龄、体重差距大,实际操作时应具体情况具体分析

小儿外科机器人手术患儿年龄范围从几天至十几岁,体位摆放涉及平卧位、侧卧位、辅助截石位等。取平卧位行胆总管囊肿切除术、先天性巨结肠切除术、膈疝修补术等手术时,如果患儿年龄小、体重轻,手术平面紧贴手术床平面,进行机器人手术时,机械臂的活动空间狭窄,术中机械臂容易击打到手术床或者患儿身体,造成不必要的损伤,因而术前进行体位摆放时,需将患儿身体整体垫高(图 5-2-3),升高手术平面,以增加机械臂活动空间。

取侧卧位行食管、肺、肾手术时,应根据患儿的身长和体重,自制合适大小的体位垫。将可裁剪的高规格记忆海绵(图 5-2-4),裁剪成合适大小的胸枕、圆枕,摆放体位时与麻醉医生一起,将患儿抬起,身下垫胸枕,根据手术需要,再将患儿侧至 90°或 60°等角度,身体两侧用圆枕固定,根据患儿头部大小采用啫喱头圈(图 5-2-5)或者将高规格记忆海绵垫裁剪出放置耳朵的凹槽,妥善固定头部,防止眼部及耳廓受压。用约束带或者体位胶布固定患儿肩部及髋部,稳定体位,防止左右移动。对上肢长的患儿可以使用搁手板及侧卧位搁手架(图 5-2-6)妥善固定,身长小的患儿靠下的上肢可以自然放置于手术床上,上下肢之间环抱软枕或软垫,注意上肢不可外展过大,避免臂丛神经受损。

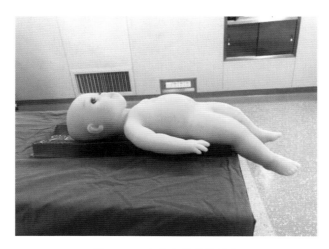

图 5-2-3　患儿身体整体垫高

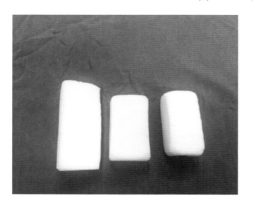

图 5-2-4　高规格记忆海绵

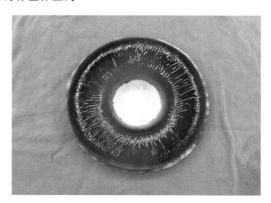

图 5-2-5　啫喱头圈

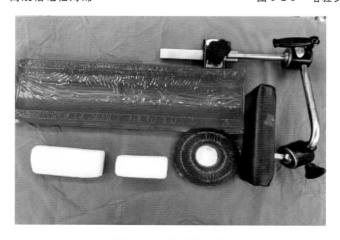

图 5-2-6　侧卧位用具

（三）患儿年龄小，皮肤发育不完善，压疮防护及保温措施很重要

术前应运用压疮评估表对患儿皮肤和全身情况做初步评估，指导手术室护士对患儿皮肤采取相应的保护措施，根据患儿的年龄及体重条件和手术要求，准备相应的肩枕、啫喱垫。其中先天性巨结肠切除术的手术体位特殊，患儿能够粘贴负极板的位置有限，负极板又需粘

贴在距离手术切口近、易于观察、干燥无瘢痕、肌肉丰富且无骨骼突出的部位,15 kg 以下患儿必须选择婴幼儿负极板。患儿负极板的有效导电面积可达到 65 cm²,大多选择患儿背部作为负极板粘贴区。这样不仅可以保证有足够的导电面积,而且可以远离心电监护电极,降低电外科损伤的危险。医生在对患儿皮肤进行消毒,尤其是对骶尾部的皮肤进行消毒时,患儿双下肢被动上抬,活力碘难免会流至负极板区。为避免浸湿负极板,可在皮肤消毒时将纱布块挡在负极板四周,待铺无菌手术巾前将负极板四周擦拭干净后再将纱布块取出,或者对负极板粘贴一次性的手术贴膜,防止浸湿,同时注意在术毕撕开手术贴膜时手法要轻柔,以免损伤患儿皮肤,造成皮肤撕脱伤。

　　患儿体温调节中枢系统还没有发育完善,对外界温度变化适应能力差,皮下脂肪较薄而容易散热,体温调节更加困难,易导致术中低体温的发生。术前要适当调高手术室温度,手术床提前用保温毯预热,患儿进入手术室后注意保暖,消毒铺巾前加盖被子,消毒用活力碘提前加温,输液用液体提前加温,血液提前复温。患儿身体面积小,手术床拆卸后手术台面积减小,术中保温毯使用部位有限,因此可以在患儿进入手术室前将保温毯铺于手术床上,放于患儿身下,术中一直使用保温毯为患儿保温。

(四)体位摆放好后仔细检查身体各关节及各通路

　　为了保证进行机器人手术时机械臂能正常使用,不受到干扰,手术时麻醉屏风架等不能像常规手术一样安装和使用,且患儿身体面积小,手术范围小,为了保持手术的无菌范围,消毒铺巾时可将低龄患儿全身都覆盖无菌手术巾。因而患儿麻醉且摆放好体位后要仔细检查患儿身体各关节是否处于功能位,以免造成神经损伤等不必要的风险;仔细检查输液通路、气管导管等是否固定妥当,预留好观察位置,方便术中观察和监测患儿生命体征。

三、小儿外科机器人手术的体位操作指导

(一)机器人辅助先天性巨结肠根治术

机器人辅助先天性巨结肠根治术体位管理见表 5-2-1。

表 5-2-1　机器人辅助先天性巨结肠根治术体位管理

项目	具体内容
目的	供小儿外科机器人辅助先天性巨结肠根治术使用,充分暴露术野,使手术患儿安全、舒适,保护患儿皮肤完整性
操作程序	1.评估　操作环境是否符合要求,根据患儿身长,去除手术床的头板及腿板。 2.实施要点 1)仪表 (1)着装整洁、规范。 (2)指甲平短、清洁,不涂指甲油。 (3)不戴耳环、手镯和戒指。 (4)口罩、帽子佩戴规范。 2)用物　手约束带 2 个、保温毯、体位垫等。 3)操作步骤 (1)洗手、戴口罩。

续表

项 目	具 体 内 容
操作程序	（2）将用物按使用的先后顺序摆放于推车上，推至手术床床尾。 （3）准备床单位：将橡胶单、中单铺于手术床背板处，将保温毯铺于中单下以方便术中保温，体位垫平铺于手术床上。 （4）将核对好的手术患儿安全移至手术床上。 （5）为患儿盖被，注意保暖。 （6）根据手术需要为患儿脱衣裤。 （7）新生儿、婴幼儿横放于手术床末端，即患儿身体纵轴与手术床床尾横断面平行，患儿臀部置于手术床左侧边缘，双腿自然下垂。对于身长较长的患儿，待患儿麻醉后，将患儿整体向下移动，使臀部位于手术床背板下边缘，臀部垫高约30°，双腿自然下垂，双手自然放置于身体两侧，妥善固定好患儿上半身。术中调整为辅助截石位，即由助手医生将患儿双下肢抬起，暴露肛门以便进行肛门处手术操作。 （8）安置完毕，根据患儿体重选择合适的高频电刀电极板，选择患儿背部皮肤完好处进行正确粘贴。 （9）为患儿保暖
注意事项	（1）患儿身体不能接触手术床金属部位。 （2）保持患儿身体各关节处于功能位。 （3）术中调整为辅助截石位时患儿双下肢外展角度不可过大，以免造成髋关节脱位。 （4）术前患儿必须做好压疮评估，并做好相应的压疮防护措施

（二）机器人辅助先天性食管闭锁成形术

机器人辅助先天性食管闭锁成形术体位见图5-2-7，体位管理见表5-2-2。

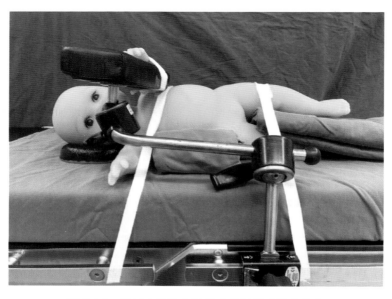

图 5-2-7　机械人辅助先天性食管闭锁成形术体位

表 5-2-2　机器人辅助先天性食管闭锁成形术体位管理

项目	具体内容
目的	供小儿外科机器人辅助先天性食管闭锁成形术使用,充分暴露术野,使手术患儿安全、舒适,保护患儿皮肤完整性
操作程序	1.评估　操作环境是否符合要求,根据患儿身长,去除手术床的头板及腿板。 2.实施要点 1)仪表 (1)着装整洁、规范。 (2)指甲平短、清洁,不涂指甲油。 (3)不戴耳环、手镯和戒指。 (4)口罩、帽子佩戴规范。 2)用物　保温毯、胸枕、搁手板、搁手架及固定器、圆枕 2 个、约束带、软枕 2 个等。 3)操作步骤 (1)洗手、戴口罩。 (2)将用物按使用的先后顺序摆放于推车上,推至手术床床尾。 (3)检查床单位:中单、保温毯、橡胶单平铺于手术床上,上缘距床头前缘 10 cm。 (4)将核对好的手术患儿安全移至手术床上。根据手术需要为患儿脱衣裤及盖被,注意保暖。 (5)放置搁手板于适宜高度,用固定器固定。 (6)麻醉后安置侧卧位:巡回护士站在患儿患侧,两侧医生抓握手术床两侧中单与橡胶单,麻醉医生托住患儿头颈部,四人同步抬起患儿,巡回护士将胸枕迅速放于患儿背后,头部放置软枕或啫喱头圈。 (7)站在患儿患侧的医生,一只手伸进患儿对侧肩部,另一只手握住同侧肩部;另一位医生手扶患儿两侧髋部;麻醉医生一只手托住患儿头部,另一只手扶住气管导管;巡回护士手扶住患儿双腿,四人同时用力将患儿翻身旋转 90°,手术部位朝上,大腿伸直,小腿弯曲,两腿之间放置软枕,患儿手臂放于搁手板上。 (8)站在患儿患侧的医生将对侧的橡胶单、中单、胸枕提起,巡回护士将圆枕塞入胸枕下,医生将橡胶单、中单拉直压住胸枕及圆枕,并将床垫掀起,巡回护士将橡胶单、中单平行塞于床垫下。 (9)同法实施对侧操作,固定胸部。 (10)用约束带约束固定患儿肩部及膝上肢体部位,松紧适宜。 (11)调节搁手板高度,使患儿肩部和手臂在同一水平线上,搁手架距腋窝 10 cm,约束双手。低龄患儿双手之间抱软枕。 (12)检查患儿手臂和肩部是否腾空,以手进出自如为宜。 (13)检查患儿头部高度是否与脊柱在同一水平线上。 (14)安置完毕,根据患儿体重选择合适的高频电刀电极板,选择患儿背部皮肤完好处进行正确粘贴。 (15)为患儿保暖

续表

项目	具 体 内 容
注意事项	（1）患儿身体不能接触手术床金属部位。 （2）保持患儿手臂及肩部腾空，避免臂丛神经受压。 （3）摆放患儿体位时手法应轻柔，避免损伤。 （4）保持患儿身体各关节处于功能位。 （5）根据患儿的体重选择合适大小的胸枕、圆枕，摆放时注意不要压迫患儿身体各关节。 （6）术前患儿必须做好压疮评估，并做好相应的压疮防护措施

（三）机器人辅助胆总管囊肿切除术

机器人辅助胆总管囊肿切除术体位见图 5-2-8，体位管理见表 5-2-3。

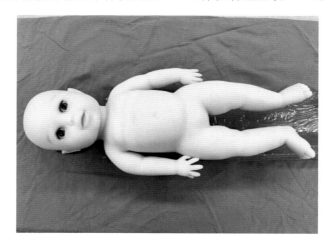

图 5-2-8　机器人辅助胆总管囊肿切除术体位

表 5-2-3　机器人辅助胆总管囊肿切除术体位管理

项目	具 体 内 容
目的	供小儿外科机器人辅助胆总管囊肿切除术使用，充分暴露术野，使手术患儿安全、舒适，保护患儿皮肤完整性
操作程序	1.评估　操作环境是否符合要求，根据患儿身长，去除手术床的头板及腿板。 2.实施要点 1）仪表 （1）着装整洁、规范。 （2）指甲平短、清洁，不涂指甲油。 （3）不戴耳环、手镯和戒指。 （4）口罩、帽子佩戴规范。 2）用物　手约束带 2 个、膝约束带 1 个、保温毯等。 3）操作步骤 （1）洗手、戴口罩。

续表

项目	具 体 内 容
操作程序	(2)将用物按使用的先后顺序摆放于推车上,推至手术床床尾。 (3)准备床单位:将橡胶单、中单铺于手术床背板处,将保温毯铺于中单下以方便术中保温。 (4)将核对好的手术患儿安全移至手术床上,患儿身体纵轴与手术床纵轴平行。 (5)为患儿盖被,注意保暖。 (6)根据手术需要为患儿脱衣裤。 (7)根据患儿身长及体重适当将患儿身体整体垫高。 (8)妥善约束患儿上肢和下肢,检查松紧度。 (9)安置完毕,根据患儿体重选择合适的高频电刀电极板,选择患儿腿部皮肤完好处进行正确粘贴。 (10)为患儿保暖
注意事项	(1)患儿身体不能接触手术床金属部位。 (2)保持患儿身体各关节处于功能位。 (3)术前患儿必须做好压疮评估,并做好相应的压疮防护措施

(四)机器人辅助肾盂输尿管成形术

机器人辅助肾盂输尿管成形术体位见图 5-2-9,体位管理见表 5-2-4。

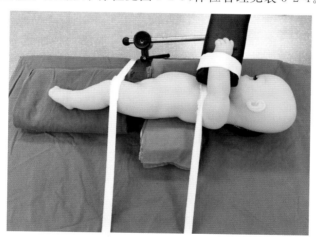

图 5-2-9　机器人辅助肾盂输尿管成形术体位

表 5-2-4　机器人辅助肾盂输尿管成形术体位管理

项目	具 体 内 容
目的	供小儿外科机器人辅助肾盂输尿管成形术使用,充分暴露术野,使手术患儿安全、舒适,保护患儿皮肤完整性
操作程序	1.评估　操作环境是否符合要求,根据患儿身长,去除手术床的头板及腿板。 2.实施要点 1)仪表 (1)着装整洁、规范。

项目	具 体 内 容
操作 程序	(2)指甲平短、清洁,不涂指甲油。 (3)不戴耳环、手镯和戒指。 (4)口罩、帽子佩戴规范。 2)用物　保温毯、胸枕、搁手板、搁手架及固定器、圆枕 2 个、约束带、软枕 2 个等。 3)操作步骤 (1)洗手、戴口罩。 (2)将用物按使用的先后顺序摆放于推车上,推至手术床床尾。 (3)检查床单位:中单、保温毯、橡胶单平铺于手术床上,上缘距床头前缘 10 cm。 (4)将核对好的手术患儿安全移至手术床上。根据手术需要为患儿脱衣裤及盖被,注意保暖。 (5)放置搁手板于适宜高度,用固定器固定。 (6)麻醉后安置侧卧位:巡回护士站在患儿患侧,两侧医生抓握手术床两侧中单与橡胶单,麻醉医生托住患儿头颈部,四人同步抬起患儿,巡回护士将胸枕迅速放于患儿背后距离腋下 5 cm 处,头部放置软枕或啫喱头圈。 (7)站在患儿患侧的医生,一只手伸进患儿对侧肩部,另一只手握住同侧肩部;另一位医生手扶患儿两侧髋部;麻醉医生一只手托住患儿头部,另一只手扶住气管导管;巡回护士手扶患儿双腿,四人同时用力将患儿翻身旋转 30°,手术部位朝上,大腿伸直,小腿弯曲,两腿之间放置软枕,患儿手臂放于搁手板上。 (8)站在患儿患侧的医生将对侧的橡胶单、中单、胸枕提起,巡回护士将圆枕塞入背侧胸枕下,医生将橡胶单、中单拉直压住胸枕及圆枕,并将床垫掀起,巡回护士将橡胶单、中单平行塞于床垫下。 (9)用约束带约束固定患儿肩部及膝上肢体部位,松紧适宜。 (10)调节搁手板高度,使患儿肩部和手臂在同一水平线上,搁手架距腋窝 10 cm,约束双手。 (11)检查患儿手臂和肩部是否腾空,以手进出自如为宜。 (12)检查患儿头部高度是否与脊柱在同一水平线上。 (13)安置完毕,根据患儿体重选择合适的高频电刀电极板,选择患儿腿部皮肤完好处进行正确粘贴。 (14)为患儿保暖
注意 事项	(1)患儿身体不能接触手术床金属部位。 (2)保持患儿手臂及肩部腾空,避免臂丛神经受压。 (3)摆放患儿体位时手法应轻柔,避免损伤。 (4)保持患儿身体各关节处于功能位。 (5)根据患儿的体重选择合适大小的胸枕、圆枕。 (6)术前患儿必须做好压疮评估,并做好相应的压疮防护措施

第三节　小儿外科机器人手术配合

一、机器人辅助胸腔镜小儿先天性食管闭锁治疗

(一)概述

先天性食管闭锁是新生儿严重的先天畸形之一,其典型症状为新生儿出生后口腔内分泌物多,患儿随时可能出现窒息,甚至心搏、呼吸骤停现象。近年来,随着微创外科学的发展,国内外逐渐开展达芬奇机器人手术。在欧美国家,因预后较好,达芬奇机器人手术已经成为一种较为普遍的手术方法。达芬奇机器人手术与常规腔镜手术以及开放手术相比,手术平均耗时显著缩短,术中出血量显著减少,且死亡率和并发症发生率也显著降低。达芬奇机器人手术运用于小儿先天性食管闭锁的报道不多,现总结手术配合经验如下。

(二)适应证

小儿先天性食管闭锁。

(三)麻醉方式

全身麻醉(双腔管)。

(四)手术体位

左侧前倾45°卧位。

(五)术前准备

1.患儿准备　术前禁饮禁食,预防呼吸道感染。

2.物品准备

(1)基础器械:小儿腹部器械包、小儿外科腔镜器械、气腹管、保温杯等。

(2)机器人器械:机器人T镜头及单极、双极线,机器人Trocar及校准器,机器人电钩、机器人马里兰双极钳、机器人持针器、机器人保护套(机器人镜头保护套(×1)、机器人镜头臂套(×1)、机器人机械臂保护套(×2))。

(3)布类:手术衣、双层大单、截石孔。

(4)一次性用物:小儿套针(6×14圆针(×2)、6×17角针(×1)、10×20圆针(×1)),吸引器管、消毒棉球、显影纱布、11号刀片,10 mL、50 mL注射器,电刀、电针、手套、液体石蜡、导尿管等。

(5)高值耗材:2-0、3-0、4-0、5-0(贝朗)可吸收线,一次性Trocar(5 mm、12 mm各1个)等。

(六)手术配合

手术配合详见表5-3-1。

表 5-3-1　手术配合

手 术 步 骤	手 术 配 合
1.手术切口	右侧胸壁腋后线
2.术野皮肤消毒	使用加温的0.5%活力碘消毒皮肤3次。消毒范围:前后过腋中线,上至锁骨,下过肋缘

续表

手 术 步 骤	手 术 配 合
3.留置导尿管	术中留置导尿管,导尿管使用组织钳固定
4.建立气胸	第4肋间再次消毒,切开皮肤,将12 mm 一次性 Trocar 置入胸腔,使用缝针固定,置入机器人 T 镜头,连通 CO_2 气体,建立气胸
5.在右胸第3、第6肋间做一小切口并置入 Trocar	在内镜监视下置入2个8 mm 机器人 Trocar,并置入1个5 mm 一次性 Trocar 作为辅助孔
6.探查胸腔,标记食管闭锁处	分别置入机器人电钩与机器人马里兰双极钳游离食管
7.离断奇静脉	游离奇静脉弓,使用4-0可吸收线或5 mm 塑料夹结扎切断
8.结扎食管气管瘘	游离食管气管瘘,用3-0可吸收线将靠近气管侧瘘管结扎
9.游离近远侧食管	充分牵引食管,保护迷走神经
10.重建食管	用电刀环形切开食管肌层,更换机器人持针器,用5-0可吸收线间断单层吻合食管
11.留置胃管	将胃管经吻合口置入胃中
12.再次探查胸腔	检查无活动性出血后,在右侧胸腔留置1根小儿胸腔引流管
13.缝合胸壁切口	用3-0可吸收线缝合胸壁肌层,用5-0可吸收线进行皮内缝合

(七)专科护理

1.护理评估

(1)评估患儿的生长发育情况,如身(长)高、体重、行为活动、反应,是否合并其他畸形等。

(2)评估患儿的营养状况及头发、皮肤状况。

(3)评估患儿的饮食及排便情况。

(4)评估患儿的配合情况及其家属对手术和麻醉的认知程度。

(5)评估术前准备质量,如输血准备、患儿窒息急救准备、手术物品准备、保暖措施等。例如,手术床处于功能状态、床单位齐全、仪器设备正常,手术器械准备合适,特殊缝合针线备齐。

2.常见护理诊断/问题

(1)营养失调、发育不良:与疾病导致的贫血有关。

(2)体温调节无效:与患儿体温调节中枢发育不全有关。

(3)语言沟通障碍,患儿行为紊乱、不合作:与年龄、环境改变、无亲人陪伴有关。

(4)有窒息、误吸的危险:与患儿发育不良有关。

(5)有受伤的危险:与患儿年龄、行为紊乱有关。

(6)有体液过多或体液不足的危险:与手术损伤、静脉输入管理不当有关。

(7)有体温过低或过高的危险:与患儿体温调节无效,手术、麻醉、保暖措施不当有关。

（8）有皮下气肿、高碳酸血症和低氧血症的危险：与术中 CO_2 进入皮下、血液循环有关。

3.护理措施

（1）心理护理及卫生宣教：充分了解患儿及其家属的需求，耐心与患儿及其家属沟通，尽量消除患儿陌生感，帮助患儿家属了解麻醉、手术相关知识，耐心解答患儿家属手术期间护理方面的疑问，协助患儿及其家属积极配合手术。

（2）在患儿进入手术室之前，应做好一切准备工作。选择适合患儿手术的器械包、手术用具，如小儿吸痰管、小儿面罩、小儿血氧探头、小儿体位用具，并根据患儿的年龄和体重选择合适型号的气管导管和小儿电刀负极板，做好输液准备。减少患儿哭闹，使患儿尽快进入麻醉状态。

（3）建立良好的外周静脉通路（1～2条），严格管理静脉通路（妥善固定输液通路、观察穿刺部位有无肿胀），术中严密观察患儿的病情变化（监测生命体征）、手术进程，结合患儿病情变化准确执行医嘱。术中发生大出血时，进行快速输液、输血等抢救工作，维持患儿组织灌注充分。及时精确记录血液输入量，保持术中循环稳定，避免引起体液过多或体液不足。

（4）体位护理：置保温毯于手术床上，患儿取左侧卧位时，选择合适的胸枕、啫喱头圈，两手臂及两腿之间放置软枕。保护易受压处，如耳部、肩部、髋部、膝部外侧、脚踝。

（5）保持术中体温稳定：采用鼻温探头持续监测患儿体温，适时调节环境温度，正确使用液体加温和体表升温。建议液体加温器温度设置为 35 ℃，变温水毯水温设置为 39 ℃ 及以下，暖风机温度设置为 37 ℃，避免发生体温过低或过高。

（6）遵医嘱适时使用抗生素。

（7）CO_2 气腹压力管理：建立气腹的目的是借助气体的压力分离胸壁与胸内脏器，为主刀医生提供宽阔的视野和易于操作的手术环境。小儿适宜的气腹压力如下：0～3 岁，9 mmHg；4～6 岁，11 mmHg；7～12 岁，13 mmHg。预防皮下气肿、高碳酸血症和低氧血症的发生。术中应严密监测患儿的心率、血压、心电图、血氧饱和度、呼气末 CO_2 分压、气道峰压等指标，患儿颜面部、颈部及身体暴露处皮肤是否有皮下气肿的握雪感、皮下捻发音。及早发现问题，及时处理。

（8）手术完毕，检查静脉通路、导尿管、各种引流管是否通畅，保证固定牢固，连接正确。用专用管道标签做好各种引流管的标记工作。

（9）麻醉复苏期，专人守护患儿，防止坠床等意外伤害发生。在护送患儿回病房的途中，观察患儿的生命体征，垫高其肩部使头稍后仰、头偏向一侧，保持气道通畅，并备好呼吸囊，防止呼吸暂停。

二、机器人辅助腹腔镜小儿巨结肠切除术

（一）概述

先天性巨结肠又称肠管无神经节细胞症。此病主要缘于病变肠段缺乏神经节细胞，肠管持续痉挛、狭窄，使肠内容物难以通过，形成功能性肠梗阻，并且由于其近端结肠继发性扩张、肥厚，甚至细胞退化变性，以致梗阻加重，患儿生长发育受影响，导致小儿常见的先天性肠道畸形。

（二）适应证

新生儿及婴幼儿先天性巨结肠常见型或短段型。

（三）麻醉方式

气管内插管全身麻醉。

（四）手术体位

平卧位,患儿臀部紧靠床沿,并垫高约30°,双腿自然下垂,固定好患儿上半身。

（五）术前准备

1.患儿准备　术前3天进行肠道准备,术前一晚及手术当天各清洁灌肠1次,术前留置胃管。

2.物品准备

（1）基础器械:小儿腹部器械包、小儿外科腔镜器械、气腹管、保温杯等。

（2）机器人器械:机器人T镜头及单极、双极线,机器人Trocar及校准器,机器人电钩、机器人马里兰双极钳、机器人保护套（机器人镜头保护套（×1）、机器人镜头臂套（×1）、机器人机械臂保护套（×2））。

（3）特殊用物:肛门拉钩、橡胶保护套（×4）、巨结肠小件。

（4）布类:手术衣、双层大单、截石孔。

（5）一次性用物:5×12、6×14、11×17圆针,吸引器管（×2）、消毒棉球、显影纱布、11号刀片、慕丝线、无菌绷带（×2）,10 mL、50 mL注射器,电刀、电针、手套、液体石蜡、引流袋、导尿管（医生自带）、26号血浆引流管。

（6）高值耗材:一次性Trocar（5 mm、12 mm各1个）、医用几丁糖、生物止血流体膜（术瑞吉）,2-0、3-0、4-0、5-0（贝朗）可吸收线等。

（六）手术配合

手术配合见表5-3-2。

表5-3-2　手术配合

手术步骤	手术配合
1.手术切口及置入Trocar	穿刺置入12 mm一次性Trocar,镜头直视下穿刺置入2个8 mm机器人Trocar
2.术野皮肤消毒	消毒铺巾,连接好各种手术仪器（电刀、吸引器、普通腹腔镜镜头光源线、气腹管等）
3.探查腹腔及游离病变肠管	腹腔镜下探查病变部位,并将病变肠管完全游离。如果病变肠管不明显,要取浆肌层组织送术中冰冻快速活检,确认是否有神经节细胞,保证切除所有病变肠管
4.撤离机器人手术系统,改变体位	肠管游离结束后,撤去床旁机械臂系统,进行肛门处操作,由两名助手医生将患儿的双腿抬起呈辅助截石位,充分暴露肛门,使用肛门拉钩,在齿状线上1 cm处用电刀环形切开直肠黏膜
5.暴露术野,处理直肠黏膜	建立黏膜下层和肌层之间的平面,近端黏膜切缘用5×12圆针或6×14圆针置数十根牵引线,用电针分离黏膜,游离直肠,进入腹腔

续表

手　术　步　骤	手　术　配　合
6.重建肛门	切除病变肠管,显露肌鞘,于肌鞘后壁做 V 形切除,V 形尖端至吻合口处将新的直肠与肛门用 5-0 和 4-0 可吸收线做间断两层吻合
7.放置肛管	放置肛管(26 号血浆引流管)
8.检查腹腔	再次建立气腹,检查腹腔,观察有无出血、结肠有无扭转
9.缝合切口	拔出 Trocar,解除气腹,缝合切口

（七）专科护理

专科护理内容同"机器人辅助胸腔镜小儿先天性食管闭锁治疗"。

三、机器人辅助腹腔镜小儿结肠次全切除术

（一）适应证

先天性巨结肠长段型或其同源病。

（二）麻醉方式

气管内插管全身麻醉。

（三）手术体位

平卧位,患儿臀部紧靠床沿,并垫高约 30°,双腿自然下垂,固定好患儿上半身。

（四）术前准备

1.患儿准备　术前 3 天进行肠道准备,术前一晚及手术当天各清洁灌肠 1 次,术前留置胃管。

2.物品准备

（1）基础器械:小儿腹部器械包、小儿外科腔镜器械、气腹管、保温杯等。

（2）机器人器械:机器人 T 镜头及单极、双极线,机器人 Trocar 及校准器,机器人电钩、机器人马里兰双极钳、机器人保护套(机器人镜头保护套(×1)、机器人镜头臂套(×1)、机器人机械臂保护套(×2))。

（3）特殊用物:肛门拉钩、橡胶保护套(×4)等。

（4）布类:手术衣、双层大单、截石孔。

（5）一次性用物:5×12 圆针或 6×14 圆针,吸引器管(×2)、消毒棉球、显影纱布、11 号刀片、慕丝线、无菌绷带(×2),10 mL、50 mL 注射器,电刀、电针、手套、液体石蜡、引流袋、导尿管(医生自带)、26 号血浆引流管。

（6）高值耗材:一次性 Trocar(5 mm、12 mm 各 1 个)、医用几丁糖、生物止血流体膜(术瑞吉)、2-0、3-0、5-0(贝朗)可吸收线,腔镜关节头直线型切割吻合器(EC60A)、蓝色钉仓(×2)等。

（五）手术配合

手术配合见表 5-3-3。

表 5-3-3   手术配合

手术步骤	手术配合
1.手术切口及置入 Trocar	穿刺置入 12 mm 一次性 Trocar,镜头直视下穿刺置入 2 个 8 mm 机器人 Trocar 以及 5 mm 一次性 Trocar(辅助孔)
2.术野皮肤消毒	消毒铺巾,连接好各种手术仪器(电刀、吸引器、普通腹腔镜镜头光源线、气腹管等)
3.探查腹腔及游离病变肠管	腹腔镜下探查病变部位,并将病变肠管完全游离。如果病变肠管不明显,要取浆肌层组织送术中冰冻快速活检,确认是否有神经节细胞,保证切除所有病变肠管
4.改变体位,连接床旁机械臂系统	肠管游离结束后,在麻醉医生协助下将患儿整体向床尾移动,使患儿肛门垂直于床沿,连接床旁机械臂系统
5.游离直肠后撤离机器人手术系统	机器人辅助腹腔镜游离直肠系膜及盆底腹膜反折,经直肠后间隙游离至盆底肌水平,撤离机器人手术系统
6.暴露术野,处理直肠黏膜	由两名助手医生将患儿的双腿抬起呈辅助截石位,充分暴露肛门,行肛门处手术操作。使用肛门拉钩,在齿状线上 0.5～1 cm 处用电刀半环形切开直肠后壁全层,近端黏膜切缘用 5×12 圆针或 6×14 圆针置数十根牵引线,继续游离直肠后间隙至与腹腔贯通
7.重建肛门	腹腔镜监视下经肛门套叠式拖出直肠和结肠,在肛门外欲吻合处用 EC60A 切断直肠,再次拖出结肠,切除病变结直肠,升结肠翻转后行直肠后壁切口与结肠全层间断缝合
8.处理直肠肌鞘	用 EC60A 纵向切开直肠肌鞘与结肠肠壁,并检查有无出血
9.放置肛管	放置肛管(26 号血浆引流管)
10.检查腹腔	再次建立气腹,检查腹腔,观察有无出血、结肠有无扭转
11.缝合切口	拔出 Trocar,解除气腹,缝合切口

（六）专科护理

专科护理内容同“机器人辅助胸腔镜小儿先天性食管闭锁治疗”。

四、机器人辅助腹腔镜小儿胆总管囊肿切除术

（一）适应证

新生儿及婴幼儿先天性胆总管囊肿。

（二）麻醉方式

气管内插管全身麻醉。

（三）手术体位

平卧位,患儿头朝向床尾,床向后门方向倾斜 30°,机器人手术系统从床尾直进,若不动床,则机器人手术系统从患儿头部偏右方向进入;普通腹腔镜放于患儿脚侧,连接好视频转换线,患儿臀部和背部稍垫高,根据患儿躯干大小拆卸手术床头板或腿板,将保温毯铺置于橡胶单下,全程保温(术中注意观察患儿体温,防止体温过低和过高)。

（四）术前准备

1. 患儿准备　术前 3 天进行肠道准备，术前留置胃管。

2. 物品准备

（1）基础器械：小儿腹部器械包、小儿外科腔镜器械、持针器、保温杯等。

（2）机器人器械：机器人 30°镜头及单极、双极线，机器人 Trocar 及校准器，机器人电钩、机器人马里兰双极钳、机器人持针器、机器人保护套（机器人镜头保护套（×1）、机器人镜头臂套（×1）、机器人机械臂保护套（×2））。

（3）布类：手术衣、双层大单、截石孔。

（4）一次性用物：阑尾套针、11 号刀片、吸引器管（×2）、液体石蜡、消毒棉球、显影纱布、电刀，10 mL、50 mL 注射器，手套等。

（5）高值耗材：2-0、3-0、4-0、5-0（贝朗）可吸收线各若干，一次性 Trocar（5 mm、12 mm 各 1个）、5 mm 绿色塑料夹若干，生物止血流体膜（术瑞吉）、医用几丁糖、EC60A、白色钉仓（×2）。

（五）手术配合

手术配合见表 5-3-4。

表 5-3-4　手术配合

手 术 步 骤	手 术 配 合
1. 手术切口及置入 Trocar	穿刺置入 12 mm 一次性 Trocar，镜头直视下穿刺置入 2 个 8 mm 机器人 Trocar 以及 5 mm 一次性 Trocar（辅助孔）
2. 术野皮肤消毒	消毒铺巾，连接好各种手术仪器（电刀、吸引器、普通腹腔镜镜头光源线、气腹管等）
3. 悬吊肝脏	腹腔镜下用 2 根 2-0 可吸收线悬吊肝脏，进行腔镜持针器及分离钳腔内操作、普通持针器及蚊式钳腔外操作，悬吊完毕将 2 根 2-0 可吸收线用蚊式钳夹闭固定
4. 肠道准备	腹腔镜下找到空肠，拖至镜头孔下，开小切口（沿小切口）递湿方垫将空肠拉出，进行肠肠吻合（使用 EC60A，2 个白色钉仓），用 5-0 可吸收线缝合关闭吻合后的肠残端，将肠管还入腹腔，用胖圆针及 7 号线缝扎小切口，腹腔镜下将空肠残端穿过系膜放至肝门处
5. 显露胆总管	于囊肿下缘切断胆总管，继续向肝门方向分离，游离至囊肿上缘，然后切断肝总管
6. 架设机器人手术系统，切除胆囊	连接床旁机械臂系统，连接 Trocar 并安置好机械臂，使用机器人电钩、机器人马里兰双极钳等器械，游离肝门区，分离并切除胆囊
7. 胆管肠管吻合	使用机器人电钩将空肠残端打开，将 4-0 或 5-0 可吸收线分别剪 8～10 cm 打结做成双针，用机器人持针器连续缝合来吻合胆管与肠管
8. 肝脏活检	吻合完毕切取小块肝脏留送病理检查，止血、冲洗，撤去床旁机械臂系统
9. 取出标本	腹腔镜下将标本（胆囊、肝脏）送至镜头孔下取出
10. 放置引流管	放置引流管，镜头直视下固定引流管，松开悬吊肝脏的 2 根 2-0 可吸收线
11. 缝合切口	解除气腹，充分放气后，拔出 Trocar，用 3-0 可吸收线缝合关闭腹膜层，用 5-0 可吸收线缝合皮肤

（六）专科护理

专科护理内容同"机器人辅助胸腔镜小儿先天性食管闭锁治疗"。

五、机器人辅助腹腔镜小儿肾切除术

（一）适应证

小儿先天性肾发育不全。

（二）麻醉方式

气管内插管全身麻醉。

（三）手术体位

侧卧位（侧 45°，患儿身体靠近床沿，并妥善固定）。由于患儿年龄都比较小，根据患儿大小自制胸枕及圆枕，避免患儿肢体皮肤受压并做好压疮防护措施，术中注意为患儿保暖。

（四）术前准备

1. 患儿准备　术前一晚禁饮禁食。

2. 物品准备

（1）基础器械：阑尾包（酌情备小儿腹部器械包）、小儿外科腔镜器械、气腹管、保温杯等。

（2）机器人器械：机器人 T 镜头及单极、双极线，机器人 Trocar 及校准器，机器人电剪、机器人马里兰双极钳、机器人保护套（机器人镜头保护套（×1）、机器人镜头臂套（×1）、机器人机械臂保护套（×2）、机器人电剪保护套）。

（3）布类：手术衣、双层大单、截石孔。

（4）一次性用物：阑尾套针、吸引器管（×2）、显影纱布、11 号刀片、无菌绷带（×2）、10 mL、50 mL 注射器，电刀、手套、引流袋、导尿管（医生自带）等。

（5）高值耗材：一次性 Trocar（5 mm、12 mm 各 1 个）、医用几丁糖、生物止血流体膜（术瑞吉），2-0、5-0（贝朗）可吸收线，5 mm 塑料夹等。

（五）手术配合

手术配合见表 5-3-5。

表 5-3-5　手术配合

手术步骤	手术配合
1. 手术切口及置入 Trocar	穿刺置入 12 mm 一次性 Trocar，镜头直视下穿刺置入 2 个 8 mm 机器人 Trocar
2. 术野皮肤消毒	消毒铺巾，连接好各种手术仪器（电刀、吸引器、普通腹腔镜镜头光源线、气腹管等）
3. 探查腹腔	切开肾周筋膜、肾脂肪囊和粘连组织
4. 处理肾血管	游离肾，暴露肾门及肾动静脉，用 5 mm 塑料夹分别夹闭并离断肾静脉、肾动脉
5. 处理输尿管	沿肾盂向下游离，用 5 mm 塑料夹夹闭并离断输尿管
6. 再次探查腹腔，取标本	检查腹腔有无出血并取标本

续表

手 术 步 骤	手 术 配 合
7.放置引流管	放置生物止血流体膜及引流管
8.缝合切口	拔出 Trocar,解除气腹,缝合切口

（六）专科护理

专科护理内容同"机器人辅助胸腔镜小儿先天性食管闭锁治疗"。

六、机器人辅助腹腔镜小儿肾盂输尿管成形术

（一）适应证

小儿肾盂输尿管连接部狭窄。

（二）麻醉方式

气管内插管全身麻醉。

（三）手术体位

侧卧位(侧 45°,患儿身体靠近床沿,并妥善固定)。

（四）术前准备

1.患儿准备　术前一晚禁饮禁食。

2.物品准备

（1）基础器械:阑尾包(酌情备小儿腹部器械包)、小儿外科腔镜器械、气腹管、保温杯等。

（2）机器人器械:机器人 T 镜头及单极、双极线,机器人 Trocar 及校准器,机器人电剪、机器人马里兰双极钳、机器人持针器、机器人保护套(机器人镜头保护套(×1)、机器人镜头臂套(×1)、机器人机械臂保护套(×2)、机器人电剪保护套)。

（3）布类:手术衣、双层大单、截石孔。

（4）一次性用物:吸引器管(×2)、显影纱布、11 号刀片、无菌绷带(×2),10 mL、50 mL 注射器,电刀、手套、引流袋、导尿管(医生自带)等。

（5）高值耗材:一次性 Trocar(5 mm、12 mm 各 1 个)、医用几丁糖、生物止血流体膜(术瑞吉),2-0、3-0、5-0(贝朗)可吸收线等。

（五）手术配合

手术配合见表 5-3-6。

表 5-3-6　手术配合

手 术 步 骤	手 术 配 合
1.手术切口及置入 Trocar	穿刺置入 12 mm 一次性 Trocar,镜头直视下穿刺置入 2 个 8 mm 机器人 Trocar
2.术野皮肤消毒	消毒铺巾,连接好各种手术仪器(电刀、吸引器、普通腹腔镜镜头光源线、气腹管等)
3.探查腹腔	充分游离并暴露肾盂及输尿管上段

续表

手　术　步　骤	手　术　配　合
4.处理输尿管狭窄段	探查肾盂输尿管连接部狭窄部分,离断并切除狭窄段
5.肾盂输尿管成形	更换机器人持针器,用 5-0 可吸收线(15 cm)吻合肾盂端与输尿管端,保持肾盂输尿管连接部正常漏斗状解剖结构,并放置双 J 管,继续用 5-0 可吸收线缝合肾盂端与输尿管端
6.检查缝合效果	经导尿管向膀胱内注水检查吻合口端有无漏尿,若有,继续加针
7.腹膜化	用 3-0 可吸收线腹膜化
8.再次探查腹腔,取标本	取出标本并检查腹腔有无出血,放置生物止血流体膜及引流管
9.缝合切口	拔出 Trocar,解除气腹,缝合切口

（六）专科护理

专科护理内容同"机器人辅助胸腔镜小儿先天性食管闭锁治疗"。

第四节　小儿外科机器人手术术后处理

一、术后器械处理

（一）器械的处理

1.基础器械的处理

（1）手术结束后,收回手术台上所有器械并放置于器械台上,然后逐层掀起手术铺巾并丢至回收筐中。

（2）整理器械台上收回的器械,并第四次清点器械,再次检查完整性,清点无误后告知巡回护士。

（3）用盐水纱布垫擦拭器械表面可见的血迹及其他污渍。

（4）用器械台最外层无纺布打包基础器械,并在器械包外层用记号笔标注日期、房间号、器械包名称以及使用人。

（5）将器械包放置于定点回收桌上,等待供应室人员回收,如果是急件,应立即电话告知供应室人员回收。

2.腔镜器械的处理

（1）手术结束后立即收回腔镜器械,擦拭表面血迹及其他污渍,检查完整性。

（2）将腔镜器械用无纺布打包后放在器械车上推至供应室,当面交接。

（3）与供应室人员当面清点腔镜器械名称、数量及完整性,若急消,需做急消处理标记。

3.机器人器械的处理

（1）手术结束后,取出机器人器械和镜头,撤走床旁机械臂系统。

（2）检查机器人器械的完整性和功能性,与巡回护士核对机器人器械剩余使用次数,若剩余 0 次,则将器械拆掉,丢至废用器械回收桶内。

（3）机器人镜头使用完后,立即擦拭表面血迹及其他污渍,关闭光源,将镜头与镜头线分离,放置于专用桌上,不可污染。

（4）将机器人器械放置于器械车上推至供应室，当面交接。

（5）机器人镜头由器械护士清洗、消毒并打包灭菌。

（二）机器人器械的清洗与保养

1. 机器人器械的清洗流程

（1）机器人器械上的冲洗系统：机器人器械塑料壳体尾端有 2 个冲洗孔，1 号孔为主冲洗口，2 号孔为次冲洗口。主冲洗口连接冲洗管，冲洗管是一条长塑料软管，可将液体沿着器械轴输送到器械端头，液体会向上返流并流出塑料壳体。次冲洗口用于清洁器械的塑料壳体及其内部组件（非器械轴）。

（2）机器人器械的人工清洗：

①在清洗、消毒和灭菌前，小心卸除所有一次性附件，如可拆卸式端头或端头盖。如果有需要，可使用去离子水漂洗。

②浸泡和灌注：将器械完全浸泡于中性至弱碱性（pH≤11）酶清洁剂中。使用带有 Luer 接头的注射器向主冲洗口注入 15 mL 的同种清洁剂，浸泡 30 min。

③刷洗：使用流动水和洁净的尼龙刷彻底清洁整个器械外部。刷洗时，间歇性移动器械腕使其完成全部动作，检查器械上有无可见污渍，包括器械腕、端头和带有开孔的所有表面，特别要注意器械端头、线缆和滑轮。重复刷洗，直至器械端头上没有可见的残余污渍。刷洗结束后使用 4 倍或更高放大倍数的放大镜确认刷洗效果。刷洗时不得使用金属刷或研磨材料，否则会导致器械表面涂层受损，建议使用尼龙刷。不得在冲洗口使用刷子、管道清洁器或任何其他未经批准的物件。

④冲洗：以最小 2 bar（29 psi）的水压冲洗主冲洗口至少 20 s，在冲洗的过程中，向下握住器械端头，并移动器械腕使所有部位都被冲洗到。继续冲洗，直至从器械中流出来的水变清澈。对次冲洗口重复此流程。要注意主冲洗口连接至器械内沿器械轴向下输送液体的塑料软管，冲洗时确保内置塑料软管未从器械中脱落，如果塑料软管从器械中脱落，不得使用该器械。如果水没有从所有冲洗口流出，也不得使用该器械。

⑤喷洗：使用相同的水压喷洗器械端头至少 30 s，清除残留在器械端头的任何血液或组织，多次移动器械腕喷洗所有部位，同时确保器械端头的全部表面都被喷洗到。目视检查器械端头，确保所有残余血液都被洗净。

⑥灌注和超声清洗：在超声波池中用中性至弱碱性（pH≤11）酶清洁剂浸泡，然后使用带有 Luer 接头的注射器向主冲洗口注入至少 15 mL 的同种清洁剂，将器械完全浸没在超声托盘中，运行超声波池 15 min。超声波池建议运行参数：超声性能 13 W/L，超声频率 38 kHz或更高。

⑦重复冲洗：按步骤④进行重复冲洗。根据需要，重复执行冲洗、灌注和超声清洗，直至从器械中流出的水都变清澈。

⑧重复刷洗：按步骤③进行重复刷洗，使用 4 倍或更高放大倍数的放大镜确认刷洗效果。

⑨漂洗：彻底漂洗器械外部，以去除任何残留的污渍或清洁剂。对器械与塑料壳体相连的区域进行特别漂洗，然后检查器械的外表面，特别注意器械端头，如有任何残留的污渍，从第一个冲洗步骤开始重复清洁程序。

⑩消毒与干燥：清洗器/消毒器可用于热消毒，但是消毒不能排除灭菌需要。干燥器械时，将器械立起，确保残余水分从器械轴和主冲洗口排出。向冲洗口吹入压缩的洁净干燥空气，用超细纤维布擦拭器械表面。仔细检查器械，包括污渍、损坏情况以及主冲洗口内的塑

料软管。如果有残余的污渍,重复清洁程序。检查肉眼可见的损坏和正常移动范围,如果发现可能影响器械功能或可用性的损伤,不得使用该器械。如果冲洗管被卸载或者松脱,不得使用该器械。检查完毕后,用不含硅胶、蒸汽可透过的中性产品(如器械保养油或经过灭菌的手术器械的等效润滑剂)润滑器械腕和器械端头的连接部分。不得将器械保养油注入冲洗口中进行润滑。

⑪包装和灭菌:选择符合要求的高压蒸汽灭菌包装材料对器械进行包装。采用预真空高压蒸汽灭菌器灭菌。建议参数:预真空温度 $134\sim137$ ℃,最短暴露时间为 3 min,平均干燥时间为 20 min。在蒸汽灭菌之后,让所有部件自然冷却至室温。灭菌后的器械存放于清洁干燥和避光的环境中。

2.内镜的清洗流程

(1)检查内镜:检查确认内镜没有损坏,并且所有镜头完好并牢固地处于适当的位置。

(2)浸泡:按照制造商的建议,将内镜浸泡在中性酶清洁剂中。确保所有的部件完全浸没在清洁剂中,浸泡末期,在浸泡的同时使用尼龙刷刷洗整个内镜外部,特别注意内镜端头和后部的黑色环形螺母。

(3)擦洗:使用流动水和洁净的尼龙刷彻底清洁整个内镜外部,特别注意内镜端头和后部的黑色环形螺母。擦洗的同时,旋转黑色环形螺母,以便对槽和环形螺母间的区域进行清洁。

(4)漂洗和干燥:彻底漂洗内镜,以清除任何组织残渍或清洁剂,特别注意内镜后部的黑色环形螺母,使用一块柔软不起毛的布将内镜擦干,防止镜头上留下水渍。

(5)化学消毒:清洁后,要对内镜进行消毒,以确保正确控制和处理感染。只能使用中性消毒剂消毒内镜,消毒后要彻底漂洗内镜并进行干燥。

(6)检查、维护及检测:仔细检查内镜,如果尚有残余的污渍,要重复清洁和消毒程序。检查是否有肉眼可见的损坏情况(如盖玻璃缺失、弯曲、划伤等),如果发现可能影响内镜功能或可用性的损伤,切勿使用该内镜。

(7)包装:内镜必须储存于灭菌、有适当固定装置的容器中,以保护内镜免于震动和滑动,包装材料要符合规定。

(8)灭菌:8.5 mm 和 12 mm 的内镜不得进行高压灭菌,必须进行低温等离子灭菌。灭菌后,不得将热的内镜立即暴露在空气或液体中进行冷却。灭菌后的内镜储存于清洁、干燥和避光的环境中。

二、术后患儿的护理

(1)由于小儿呼吸中枢发育不完全,早产儿和新生儿心肺功能发育不良,麻醉后呼吸通畅性差,术后应注意保持患儿呼吸道通畅,注意评估患儿的口唇颜色及呼吸频率等生命体征。

(2)小儿皮肤娇嫩,容易破损或感染,术后应立即恢复功能位,注意观察受压处皮肤情况,不可过度伸展、牵拉或拖移。

(3)小儿体温调节中枢发育不完善,加上小儿相对较大的体表面积和较少的皮下脂肪,术后应立即擦净患儿伤口周围血迹,为患儿穿好衣服,让患儿睡在干燥、平整的手术床上,盖好盖被,将保温毯调节到合适温度,并调节手术室温度和湿度。

(4)注意各种管道的护理,安全固定各种管道,粘贴管道标志。患儿手术结束后需保护好患儿的输液管和各种引流管,避免牵拉和反折,并关注患儿动静脉通路、尿量及伤口引流液的颜色及血量。

（5）患儿苏醒过程中巡回护士须守护在患儿床旁，防止患儿坠床，待患儿完全苏醒后协同麻醉医生共同护送患儿离开手术室。

（6）妥善管理手术标本，协助医生将标本放在合适的取物袋中，并做好标记，陪同医生及时送检。

三、术后机器人手术系统的处理

（1）手术结束后将床旁机械臂系统移动至合适位置，移除机器人机械臂保护套及镜头臂套，将各机械臂收至待用位，将镜头光纤线盘放于镜头收纳抽屉内。

（2）手术结束后通过访问触摸屏的"Utilities"（实用工具）选项卡上的"Inventory Management"（库存管理），查看当前手术期间使用的所有机器人器械的剩余使用次数及灯泡的使用时间。巡回护士将机器人器械剩余使用次数记录在机器人器械登记本上，方便下次手术查看，防止因为器械不可用而影响手术情况。机器人器械最后一次使用开始时，系统将显示"Instrument will expire after procedure"（手术后器械将过期）。在这种情况下，以及"Inventory Management"（库存管理）屏幕报告所安装的器械的剩余使用次数为"0"时，可以在当前的手术中使用该器械，但不可用于新手术。

（3）点击床旁机械臂系统的电源按钮，系统会倒数 10 s 并显示在屏幕上，倒数结束后会听到"嘟"的一声，机器人手术系统自动关闭后方可拔除视频车和外科医生控制台的电源。拔除床旁机械臂系统蓝色电缆线，盘挂在视频车侧边，拔除视频车及外科医生控制台电源线。用湿抹布擦拭外科医生控制台、视频车和床旁机械臂系统的灰尘，用消毒纸巾擦拭血迹，用镜头擦拭纸擦拭外科医生控制台的目镜，待干燥后用防尘罩罩住床旁机械臂系统、外科医生控制台。点击一体化手术间系统显示屏"set up"，再点击"shutdown"关闭一体化手术间系统。

（4）打开刻录机保存界面，协助医生保存手术录像。

四、术后手术室环境的处理

（1）患儿离开手术室后，通知保洁人员做地面清洁，同时将手术床单位还原，降至最低位，用消毒剂及清水抹布擦拭手术床两边，待自然干燥。

（2）将手术室未用完的机器人器械及一次性无菌物品及时归还至无菌室。

（3）拔除仪器电源线及气源墙插，妥善放置，房间物品按规范整理并摆放整齐。

（4）关闭手术室照明灯，关闭手术室层流。

参 考 文 献

[1] 何婷婷，王曾妍，张程，等.机器人辅助胸腔镜下小儿肺叶切除术的护理配合[J].护理学杂志，2021,36(12):60-61,65.

[2] 张茜，汤绍涛，曹国庆，等.da Vinci 机器人辅助腹腔镜 Soave 拖出术治疗先天性巨结肠症[J].中国微创外科杂志，2016,16(2):165-167,184.

[3] 张茜，曹国庆，汤绍涛，等.da Vinic 机器人腹腔镜治疗小儿先天性胆总管囊肿[J].临床小儿外科杂志，2016,15(2):137-139.

（高兴莲）

第六章　小儿外科机器人胸部疾病手术

第一节　食管狭窄切除吻合术

一、概述

食管狭窄（esophageal stenosis，ES）可分为先天性食管狭窄和继发性食管狭窄。

先天性食管狭窄（congenital esophageal stenosis，CES）发病率为 1/50000～1/25000，与性别没有明显关系。先天性食管狭窄多由胚胎第 8 周食管空化不全或病变部位血供障碍引起。根据病理可将先天性食管狭窄分为 3 型：①节段肌肉纤维肥厚型（FMS），约占 53.8%，狭窄段长若锥状，常见于食管中段或下 1/3 段；②气管支气管软骨残留型（TBR），约占 29.9%，多发生于食管下 1/3 段，食管肌层内可有异位气管组织如软骨、呼吸道黏膜上皮、纤毛上皮，甚至胃及胰腺组织；③膜式狭窄（MW），约占 16.2%，见于食管上段或中 1/3 段，为薄膜状环形隔。三者可同时存在，但多发狭窄仅有个别报道。约 33% 的先天性食管狭窄患儿合并其他类型先天畸形，包括食管闭锁、食管气管瘘、气管软化、先天性心脏病、十二指肠闭锁、食管裂孔疝等，合并畸形情况也是影响预后的重要因素。症状出现的时间与狭窄程度有关，多数患儿在开始进食半固体或固体食物后出现症状，亦有成年后就诊者。常见的症状为吞咽困难及呕吐，其他症状包括流涎、误吸、异物嵌顿、反复发作的肺炎、反酸、生长发育障碍等。

继发性食管狭窄主要继发于食管手术或创伤后，根据病因主要分为食管手术后狭窄、食管腐蚀性狭窄及食管消化性狭窄，其中食管手术后狭窄最常见于食管闭锁（esophageal atresia，EA）术后吻合口狭窄，发生率为 18%～60%，盲端间距较长者及术后发生过吻合口瘘的食管闭锁患者发生食管狭窄的风险更大。其他的继发性食管狭窄病因包括化学腐蚀伤、胃食管反流、感染、肿瘤、贲门失弛缓症等。

先天性食管狭窄的诊断难点在于其病理类型的确定及与其他疾病的鉴别，继发性食管狭窄的诊断一般不困难。手术前应完善食管碘水造影检查，有学者建议常规进行食管测压检查、pH 检测，这些检查有助于鉴别贲门失弛缓症、胃食管反流。内镜尤其是超声内镜，可以有效发现异位气管软骨，有助于诊断 TBR。

食管狭窄的主要治疗手段为扩张治疗及手术治疗。FMS、MW 及食管闭锁术后吻合口狭窄均首选扩张治疗。TBR 因扩张治疗无效且易穿孔首选手术治疗，其他类型食管狭窄扩张治疗无效时也需手术治疗。此外，还有支架治疗、药物治疗，以及近年来兴起的磁吻合技术等治疗手段。食管狭窄的手术治疗主要有食管狭窄切除吻合术、食管替代术、食管狭窄段肌层切开术。大多数学者认为，狭窄段长度小于 3 cm 即可行食管狭窄切除＋端端吻合术，但小儿年龄跨度大，3 cm 对于较小的患儿可能并不适用，有学者报道过切除 3 个锥体长度的食管行端端吻合术并取得成功的案例。一般手术建议经胸腔入路，对于食管下段靠近贲门的狭窄,可经腹腔入路同期行胃底折叠术以预防术后反流的发生。食管替代术则用于较大范围的食管损伤,笔者所在单位早在 2003 年即报道了 17 例严重食管腐蚀伤患儿的结肠代食管手术。食管狭窄段肌层切开术适用于 FMS,但该类手术目前开展较少,疗效有待进一步评价。食管狭窄手术后常见的并发症包括再发狭窄、吻合口瘘、吞咽困难等,有文献报道术后再发狭窄率可达 30%～45%。

胸腔镜技术最早于 20 世纪 90 年代初在小儿胸部疾病中被应用。1999 年,Lobe 首次报道了食管闭锁的胸腔镜手术,成为手术史上的一个里程碑。随后全世界均开始进行胸腔镜下食管切除及吻合术。2002 年 3 月,我国的李龙医生等也开展了胸腔镜下先天性食管畸形的食管部分切除及端端吻合术,取得了良好效果。而对于较年长患儿的食管狭窄手术,目前尚无相关研究来比较胸腔镜手术与传统开放手术的差异。

da Vinci(达芬奇)机器人在 2000 年被美国 FDA 批准应用于临床,在成人胸外科发展迅速,而在小儿胸外科中发展滞后。原因可能为小儿肋间隙狭窄,机器人操作镜头无法通过,小儿胸腔空间小,机器人器械活动度不够,这些限制了机器人手术在小儿外科中的应用。2007 年,美国的 Klein 医生等报道了 1 例小儿机器人食管闭锁手术,因操作空间太小最终转为开放手术。2009 年,美国的 Meehan 医生也报道了 1 例小儿机器人食管闭锁合并食管气管瘘手术,手术顺利完成,但随后出现了瘘的复发,再次行开放手术。2013 年,我国的黄格元教授等报道了 2 例小儿机器人先天性食管狭窄切除吻合。2019 年,美国的 McEvoy 医生等报道了 1 例小儿机器人辅助肌层切开术治疗先天性食管狭窄,取得了良好效果。笔者所在单位于 2019 年完成了 1 例小儿机器人食管狭窄切除吻合,2020 年完成了国内首例小儿机器人辅助食管闭锁切除吻合术,通过序贯扩张技术和不对称置入 Trocar 技术完成手术,克服了机器人器械进入不易及操作空间小的困难。但机器人手术是否适合新生儿,目前仍存在争议。意大利医生 Molinaro 等对体重 15 kg 以下和 15 kg 以上的小儿机器人手术进行了回顾性分析,认为体重不是限制机器人手术的因素,而法国医生 Ferrero 等也通过回顾性研究,认为体重 15 kg 是是否适合小儿机器人食管手术的分界线。可以肯定的是,对于较年长的患儿,完全可以进行机器人食管切除吻合术,故而本节主要介绍食管狭窄切除吻合术,对于新生儿食管闭锁的切除吻合术,可待积累了较多的经验后逐步选择合适病例开展,但仍需慎重决定。

二、食管解剖

食管可分为颈部、胸部和腹部三部分。食管长度:新生儿为 8～10 cm,1 岁时约为 12 cm,5 岁时约为 16 cm,学龄儿童为 20～25 cm,成人为 25～30 cm。新生儿和婴幼儿的食管呈漏斗状,黏膜纤弱,腺体缺乏,肌层一般不发达。

食管颈部上端前面平气管软骨,后面平第 6 胸椎下缘,与咽部相接;下端平颈静脉切迹与第 1 胸椎上缘平面,移行为食管胸部。食管颈部前方与气管相邻且稍偏向左侧,后方与颈长肌和脊柱相邻,后外侧隔椎前筋膜与颈交感干相邻,两侧为甲状腺侧叶、颈动脉鞘。食管颈部的血供来自甲状腺下动脉的分支。

食管胸部于胸廓上口处接颈段,经上纵隔进入后纵隔下行至膈的食管裂孔处续为食管腹部,以气管权下缘为界分为上胸段和下胸段。食管前方,第 4 胸椎以上与气管、气管权、主动脉弓、左锁骨下动脉和左喉返神经相邻,第 4 胸椎以下依次与左主支气管、左心房后面、左迷走神经和气管支气管淋巴结等相邻。食管后方,食管与脊柱之间的间隙称食管后间隙,在第 4 胸椎以上,该间隙只有少量结缔组织,在第 5 胸椎以下,其内有奇静脉、胸导管、胸主动脉和右肋间后动脉。食管左侧,第 4 胸椎以上与左锁骨下动脉、胸导管上部、主动脉弓和左纵隔胸膜相邻,在第 5~7 胸椎处与胸主动脉相邻,在第 8 胸椎以下又与左纵隔胸膜相邻。因此食管在进入和离开胸腔处是和纵隔胸膜相贴的,解剖上分别称食管上三角和食管下三角,食管上三角由锁骨下动脉、脊柱前面、主动脉弓上缘围成,内有食管及胸导管;食管下三角由心包、胸主动脉和膈围成,内有食管。食管右侧,有奇静脉和右纵隔胸膜。食管胸部上段的血供来自第 1、2 肋间后动脉、支气管动脉的分支、甲状腺下动脉分支和肋颈干发出的食管支;食管胸部下段的血供主要来自食管动脉(图 6-1-1)。

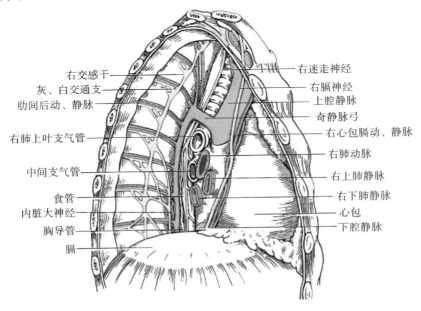

左侧标注(从上到下):
右交感干
灰、白交通支
肋间后动、静脉
右肺上叶支气管
中间支气管
食管
内脏大神经
胸导管
膈

右侧标注(从上到下):
右迷走神经
右膈神经
上腔静脉
奇静脉弓
右心包膈动、静脉
右肺动脉
右上肺静脉
右下肺静脉
心包
下腔静脉

图 6-1-1　食管周围的局部解剖

食管腹部是食管在第 10 胸椎高度、正中矢状面左侧 2~3 cm 处穿食管裂孔进入腹腔的部分,长 1~2 cm,位于肝左叶的食管切迹处。食管进入腹腔后向左下连贲门,与食管胸部形成一显著角度。食管腹部前面有迷走神经前干,后面有迷走神经后干,均由脏腹膜覆盖。食管腹部的血供来自膈下动脉和胃左动脉的食管支。

食管全长有 3 个生理性狭窄。第 1 个狭窄为食管起始处,平第 6 颈椎下缘;第 2 个狭窄在食管与左主支气管相交处,相当于胸骨角平面或第 4、5 胸椎水平;第 3 个狭窄在食管穿膈的食管裂孔处,相当于第 10 胸椎水平。

三、适应证和禁忌证

1.适应证　单纯性黏膜增厚及较短段狭窄,扩张治疗无改善,如食管闭锁术后吻合口狭窄。

2.禁忌证　心肺功能衰竭、凝血功能障碍、长段型食管狭窄。

四、术前准备

(1)术前检查,包括血常规、尿常规、大便常规、肝肾功能、电解质、凝血功能、血型、心电图、胸部 X 线、心脏 B 超、食管碘水造影。

（2）术前行营养评估，对严重营养不良者行营养支持治疗以改善营养状态。纠正贫血和水、电解质、酸碱失衡。

五、手术步骤

（一）麻醉和体位

1.麻醉　采用静脉、气管内插管复合麻醉。常规监测呼气末 CO_2 分压。

2.体位　患儿取左侧前倾约 45°俯卧位，右上肢固定于头侧（图 6-1-2）。

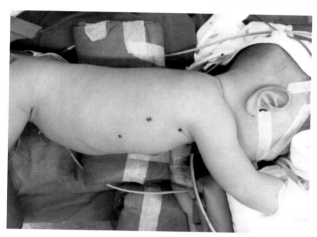

图 6-1-2　手术体位

（二）手术过程

（1）Trocar 定位及机器人对接：常规于右胸腋后线第 5 肋间放置 da Vinci 机器人镜头，腋中线第 4、6 肋间放置 Trocar。若患儿肋间隙较窄，机器人机械臂间距离不够，可采用非对称布局 Trocar，即右侧腋中线第 5 肋间置入 1 个 12 mm Trocar，右侧腋中线第 4 肋间和腋后线第 6 肋间分别置入 1 个 8 mm Trocar 放置操作器械（图 6-1-3）。

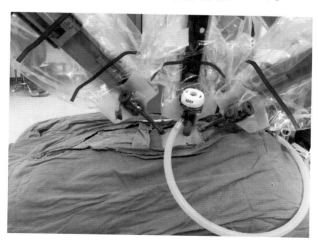

图 6-1-3　Trocar 布局

（2）导入 CO_2 气体，压力维持在 6 mmHg，放置 da Vinci 机器人镜头。

（3）在机器人腔镜监视下于右侧腋中线第 4 肋间和腋后线第 6 肋间分别置入 1 个 8 mm Trocar 放置操作器械，于腋前线第 6 肋间置入 3 mm Trocar 放置辅助器械。

（4）da Vinci 机器人从患儿背侧完成对接，探查胸腔寻找狭窄食管。经口置入 16Fr 带球囊导管于食管内，导管尖端达狭窄段远端后往球囊内充气至球囊填满食管腔。

（5）向狭窄段近端边牵引导管边缓慢释放球囊内气体，机器人腔镜直视下确定最狭窄处位置（图 6-1-4）。评估食管可一期吻合后，用机器人电钩和机器人马里兰双极钳剥离并切除狭窄食管，尽可能保留食管周围供应血管（图 6-1-5）。

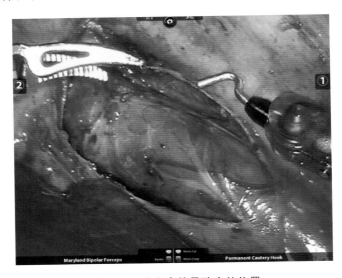

图 6-1-4　确定食管最狭窄处位置

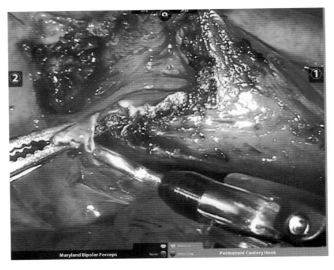

图 6-1-5　切除狭窄食管

（6）用 5-0 可吸收线间断吻合食管后壁 7 针（图 6-1-6），将胃管通过吻合口置入胃腔内，再使用 5-0 可吸收线间断吻合食管前壁 6 针（图 6-1-7）。留置胸腔引流管后退出 Trocar，缝合皮肤切口。

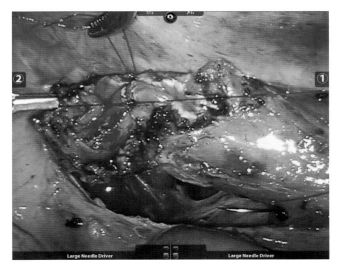

图 6-1-6　吻合食管后壁

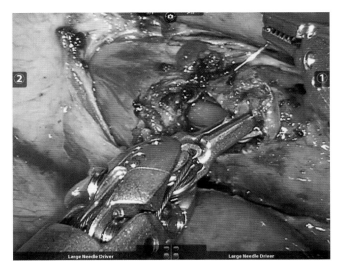

图 6-1-7　吻合食管前壁

六、术后处理

(1)给予保温措施、抗生素预防感染、全胃肠外营养(TPN)。

(2)保持呼吸道通畅,吸引器导管置入深度一般不超过 8 cm,以防止置入过深损伤吻合口。

(3)术后可行气管内插管转入 ICU 继续镇静、呼吸机辅助通气,适用于吻合口有张力的患儿。

七、并发症及其防治

(1)术后吻合口再次发生狭窄:放置胃管时间可适当延长,胃管可起到支撑吻合口的作用,理论上可在一定程度上预防狭窄再次发生。

(2)吻合口瘘:小瘘口多可自愈,瘘口较大者应给予充分引流及广谱抗生素预防感染。

八、技术现状及展望

　　未来机器人手术系统的改进必将包括器械微型化、单臂多操作器械、柔性器械等方向，机器人手术系统将更适用于婴幼儿及新生儿，除食管狭窄外，食管闭锁也将成为机器人手术的适用疾病。

参 考 文 献

［1］　BRZAČKI V，MLADENOVIĆ B，JEREMIĆ L，et al. Congenital esophageal stenosis：a rare malformation of the foregut［J］. Nagoya J Med Sci，2019，81（4）：535-547.

［2］　张宾宾，董岿然. 先天性食管狭窄的治疗进展［J］. 中华小儿外科杂志，2018，39（4）：308-311.

［3］　陈功，郑珊. 儿童食管狭窄的病因及诊治进展［J］. 临床小儿外科杂志，2019，18（6）：437-441.

［4］　TRAPPEY A F，HIROSE S. Esophageal duplication and congenital esophageal stenosis［J］. Semin Pediatr Surg，2017，26（2）：78-86.

［5］　张宾宾，柳龚葆，董岿然. 先天性食管闭锁术后吻合口狭窄的治疗进展［J］. 中华小儿外科杂志，2019，40（10）：956-959.

［6］　汤绍涛，刘春萍，阮庆兰，等. 结肠代食管治疗儿童腐蚀性食管狭窄［J］. 华中科技大学学报（医学版），2003，32（2）：229-230，232.

［7］　赵英敏，李龙，叶辉，等. 胸腔镜在婴幼儿食管吻合术中的应用［J］. 北京医学，2007，29（3）：188.

［8］　冯翠竹，马继东，董宁，等. 胸腔镜与开胸手术治疗先天性食管闭锁并食管气管瘘的对比研究［J］. 中华小儿外科杂志，2016，37（8）：589-592.

［9］　KLEIN M D，LANGENBURG S E，KABEER M，et al. Pediatric robotic surgery：lessons from a clinical experience［J］. J Laparoendosc Adv Surg Tech A，2007，17（2）：265-271.

［10］　MEEHAN J J. Robotic surgery in small children：is there room for this？［J］. J Laparoendosc Adv Surg Tech A，2009，19（5）：707-712.

［11］　黄格元，蓝传亮，刘雪来，等. 达芬奇机器人在小儿外科手术中的应用（附 20 例报告）［J］. 中国微创外科杂志，2013，13（1）：4-8.

［12］　BALLOUHEY Q，VILLEMAGNE T，CROS J，et al. Assessment of paediatric thoracic robotic surgery［J］. Interact Cardiovasc Thorac Surg，2015，20（3）：300-303.

［13］　MCEVOY C S，OTTINO J，RICCA R L，et al. Robotic-assisted thoracoscopic esophageal myotomy as effective treatment for congenital esophageal stenosis［J］. Am Surg，2019，85（6）：e303-e305.

［14］　曹国庆，张茜，周莹，等. 机器人胸腔镜手术治疗食管闭锁：国内首例报告［J］. 中国微创外科杂志，2020，20（11）：1026-1028.

［15］　MOLINARO F，ANGOTTI R，BINDI E，et al. Low weight child：can it be considered a limit of robotic surgery？ Experience of two centers［J］. J Laparoendosc Adv Surg Tech A，2019，29（5）：698-702.

［16］ FERRERO P A，BLANC T，BINET A，et al. The potential and the limitations of esophageal robotic surgery in children［J］. Eur J Pediatr Surg，2022，32（2）：170-176.

［17］ 张金哲. 张金哲小儿外科学［M］. 北京：人民卫生出版社，2013.

［18］ 王怀经. 局部解剖学［M］. 北京：人民卫生出版社，2005.

（曹国庆）

第二节　食管闭锁及食管气管瘘手术

一、概述

扫码看视频

先天性食管闭锁在新生儿中的发病率为 1/4000～1/2500，有学者报道男性新生儿发病率高于女性，比例约为 1.26：1，而且此病在双胞胎中发病率略高，约为 6%，而普通人群中约为 1%。约 50% 的食管闭锁伴有其他器官的先天畸形，6.6% 有染色体异常，主要包括 13-三体和 18-三体，食管闭锁患儿中 VACTERAL 综合征相关的异常占 19%，表现为 3 个或 3 个以上脏器的发育异常。环境致畸因子的作用可能与食管闭锁的发生相关。食管闭锁与母亲长期服用避孕药或在孕期服用雌激素或雄激素相关，还有研究报道若母亲患有糖尿病或孕期服用沙利度胺，胎儿发生食管闭锁的风险增高。尽管食管闭锁往往为散发，但也可以发生于患 DiGeorge 综合征、多脾综合征、Holt-Oram 综合征和 Pier Robin 综合征的患儿。同时，许多研究发现食管闭锁具有横向和纵向的家族史。

经典的胚胎学研究认为，食管闭锁是由于食管气管隔产生时偏向后方，或在食管发生的早期，上皮细胞增殖迅速，管腔一度阻塞，而管腔重建时受阻，导致食管闭锁，或食管近端为一盲端。因此闭锁往往发生于食管上段或上段与中段交界处。食管闭锁后羊水的吞入受到阻碍，导致羊膜腔的羊水过多。目前食管与气管共同起源于前肠的学说已得到公认，故初级前肠的异常发育是导致食管-气管畸形的根本原因。

食管闭锁最初的治疗方法是胃造瘘和食管近端造瘘，但均以失败告终，在 19 世纪，食管闭锁治疗的失败率达 100%。1941 年，Haight 成功完成了首例食管闭锁（伴瘘）的一期修补术。1943 年，Haight 改进了手术方式，改为右侧胸膜外手术和双层吻合，到 1969 年，他报道了 284 例食管闭锁患者，有 52% 的患者存活。这一手术方式被沿用至今，成为经典的治疗食管闭锁的手术方式。随着产前诊断技术、新生儿重症监护技术、麻醉技术、手术技术、相关畸形处理能力和术后护理水平的不断提高，食管闭锁患者的生长率得到了明显的提高。目前，西方国家食管闭锁的治愈率已超过 98%。

随着微创手术的发展，自 2000 年 Rotherberg 等报道首例胸腔镜手术治疗 I 型食管闭锁以来，微创手术治疗食管闭锁逐渐在国际上得到推广。同时，随着机器人手术应用范围的逐渐扩大，通过机器人手术系统完成食管闭锁微创手术的报道逐渐增多。2009 年，Meehan 等报道了第 1 例 da Vinci 机器人 III 型食管闭锁手术，但 2 周后食管气管瘘复发，再次开放手术修补成功。2015 年，Ballouhey 等报道 3 例 da Vinci 机器人 III 型食管闭锁手术，其中 2 例失败，可见机器人食管闭锁手术尚处于探索阶段。

随着国内医疗水平的快速发展,先天性食管闭锁的治疗效果亦有很大提高,治愈率也可达95%。国内较早开展胸腔镜下食管闭锁手术的中心包括首都儿科研究所和上海市儿童医院,它们于2007年进行了相关报道,此后陆续有一些中心开展相关手术,但仅局限于某些大型城市的专科医院,对于低体重儿的治疗和同时合并其他先天畸形患儿的治疗,特别是一些复杂性食管闭锁手术,与国外相比仍存在较大差距。究其原因,在于非专科医生非专业的治疗、术后并发症的不恰当处理、对低体重儿的治疗缺乏围手术期管理经验及对预后的认识不足等。随着胸腔镜下食管闭锁手术经验的积累,2020年华中科技大学同济医学院附属协和医院的汤绍涛教授团队报道了国内首例da Vinci机器人辅助胸腔镜Ⅰ型食管闭锁手术,患儿年龄为15天,采用非对称布局Trocar,用序贯扩张法置入1个12 mm Trocar和2个8 mm Trocar,同时于腋前线第6肋间放置3 mm Trocar作为辅助孔进行手术,总手术时间为165 min,并未较传统开放手术及胸腔镜手术延长,无并发症发生。该手术方法突破了肋间隙和胸腔空间极限,巧妙地避免了机械臂在胸腔内外碰撞。随后汤绍涛教授团队完成了数十例Ⅲ型食管闭锁的机器人手术。

二、机器人食管闭锁手术的应用解剖

同第一节"食管解剖"部分。

三、适应证和禁忌证

1. 适应证　①体重2.5 kg以上;②食管两盲端间距在2 cm以内;③Ⅰ型、Ⅱ型、Ⅲb型、Ⅳ型食管闭锁。

2. 禁忌证　①合并严重先天性心脏病或重症肺炎;②极低体重儿;③长段型食管闭锁。

四、术前准备

凡出现典型症状,如在第一次喂奶后小儿即有呛咳,随即乳汁从鼻孔或口腔反流溢出,

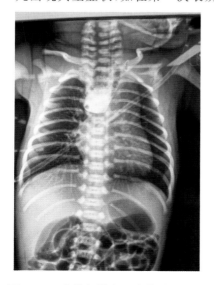

伴有呼吸困难、面色发绀时应立即考虑食管闭锁可能。仔细检查患儿全身体表,可以发现染色体异常特殊面容、肛门闭锁、多指(趾)等异常;存在特殊面容或怀疑染色体异常或遗传综合征时,可进行染色体核型及基因芯片检查。听诊有无心脏杂音,注意腹部有无膨隆。同时进行辅助检查,如胸部X线检查肺、心影情况,腹部超声检查腹腔脏器有无异常,新生儿超声心动图检查有无心脏结构异常并评估心脏功能与肺动脉压,全脊柱拍片观察脊柱、肋骨发育有无异常。胸腹部平片能提示胃管是否停留于近端食管盲端,同时可显示腹部是否充气,以证实是否存在食管气管瘘;食管造影可进一步明确诊断,并清楚显示近端食管盲端位置(图6-2-1),以便初步判断手术难易程度。食管闭锁患儿的食管造

图 6-2-1　食管闭锁患儿食管碘水造影

影需用水溶性造影剂,显示食管盲端即可,不宜过多推注造影剂,通常为 $1\sim1.5$ mL。造影显示近端食管盲端位置较高者可行 CT 食管 3D 重建,以明确远端食管气管瘘的位置。CT检查对于判断瘘管位置及盲端距离有一定的帮助,主要用于食管近远端距离较远或伴有多发畸形的食管闭锁。术前支气管镜检查可以帮助确认食管气管瘘的瘘管位置和瘘管个数,国外 60% 以上的儿童医学中心将其作为常规检查。

食管闭锁患儿术前转运要注意保暖,远途转运者,需特别注意在转运过程中将患儿置于头高位(斜坡位),每隔 15 min 用针筒经胃管吸出食管盲端及口腔咽部的分泌物,并给氧。治疗原则除一般的新生儿手术术前管理(包括保温、补液、抗感染和全身状况维持等)外,关键是防止吸入性和反流性肺炎,术前持续吸痰以减少吸入性肺炎的发生,避免口腔分泌物不能下咽引起呛咳,嘱患儿取半卧位从而减少胃食管反流。手术不是非常紧急时,允许 $3\sim5$ 天的积极准备,有些肺炎十分严重的患儿可以延迟至 1 周后手术,在此期间应用抗生素、雾化治疗和吸痰等积极治疗肺炎。常规给予维生素 K,尽快完善必要的检查以判断伴发畸形,并评估手术风险。

五、手术步骤

(一)麻醉和体位

1. 麻醉　新生儿采用静脉、气管内插管复合麻醉,常规监测呼气末 CO_2 分压。有条件的医院可采用单肺通气,双肺通气也可顺利完成手术。

2. 体位　患儿取左侧前倾约 45°俯卧位,胸腹及颈部均消毒铺巾,注意消毒过程中患儿的保暖,右上肢固定于头侧(图 6-2-2)。

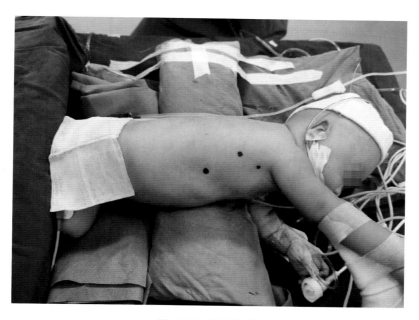

图 6-2-2　手术体位

（二）手术过程

（1）Trocar 定位及机器人对接：采用序贯扩张法置入 Trocar，先置入 3 mm Trocar，然后置入 5 mm Trocar，最后置入 8 mm 或 12 mm Trocar（图 6-2-3）。非对称布局 Trocar，右侧腋中线第 5 肋间置入 1 个 8 mm 或 12 mm Trocar 进入胸腔，导入 CO_2 气体，压力为 6 mmHg，放置 30°镜头；腔镜监视下于右侧腋中线第 3 肋间和腋后线第 8 肋间分别置入 1 个 8 mm Trocar 放置操作器械，分别距离镜头 Trocar 约 3 cm 和约 5 cm（图 6-2-4）；于腋前线第 6 肋间置入 3 mm Trocar 放置辅助器械。机器人从患儿背侧完成对接（图 6-2-5）。

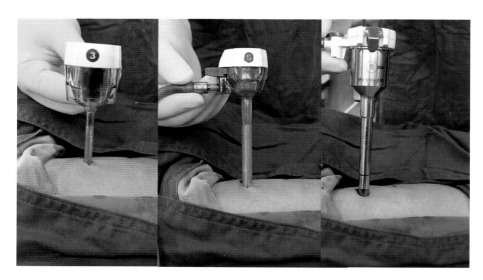

图 6-2-3　采用序贯扩张法置入 Trocar

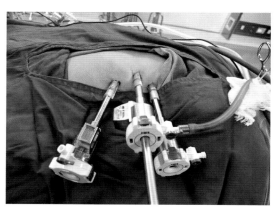

图 6-2-4　非对称布局 Trocar

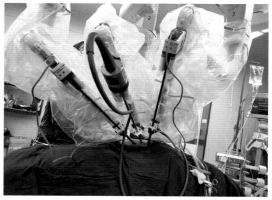

图 6-2-5　机器人对接

（2）使用双极电凝离断奇静脉，探查胸腔，将纵隔胸膜上下分离，暴露食管（图 6-2-6）。

（3）探查食管闭锁近端及远端闭锁水平，用线段测量两盲端之间的距离，评估能否一期吻合。用机器人电钩和机器人马里兰双极钳游离远端食管至闭锁位置，如为 Ⅲ 型食管闭锁，需探查食管气管瘘的位置，用不可吸收线结扎食管气管瘘后切断（图6-2-7），缝扎瘘管残端（图 6-2-8）。

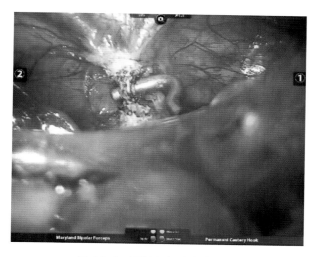

图 6-2-6 双极电凝离断奇静脉

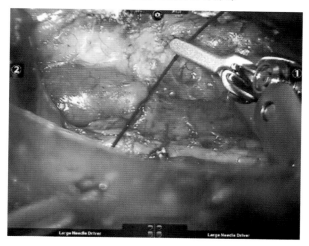

图 6-2-7 结扎食管气管瘘

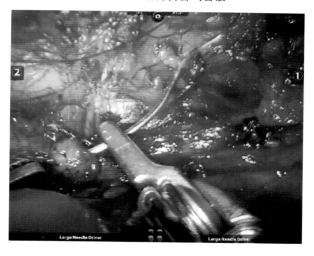

图 6-2-8 缝扎瘘管残端

（4）继续剥离近端食管至盲端，尽可能保留近端和远端食管周围供应血管，切开近端及远端食管盲端，用 5-0 可吸收线吻合食管后壁中央 1 针，采用外科结或三结打结法，防止线结松滑（图 6-2-9）。

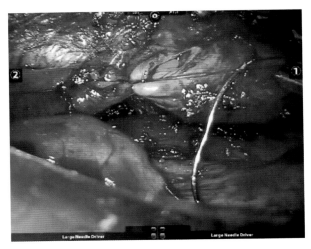

图 6-2-9　吻合食管后壁中央 1 针

（5）继续用 5-0 可吸收线间断吻合食管后壁，两边各 4 针，共 9 针（图 6-2-10），线结打在食管腔内（图 6-2-11）。将胃管通过吻合口置入胃腔内（图 6-2-12），再用 5-0 可吸收线间断吻合食管前壁 8 针（图 6-2-13）。

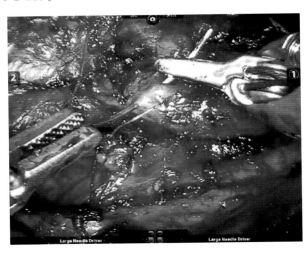

图 6-2-10　间断吻合食管后壁

（6）冲洗吻合口（图 6-2-14），留置胸腔引流管，缝合皮肤切口。

六、注意事项

（1）新生儿肋间隙狭窄、胸腔容量小，采用序贯扩张法置入 Trocar 和非对称布局，可以顺利放入 Trocar 并避免机械臂在胸腔内外的碰撞。

（2）在使用机器人马里兰双极钳和机器人电钩游离食管盲端时，采用分开而不是切割游离食管周围血管的方式，保留食管的血供，达到损伤小、控制出血量的目的。

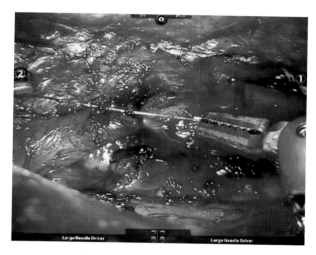

图 6-2-11 线结打在食管腔内

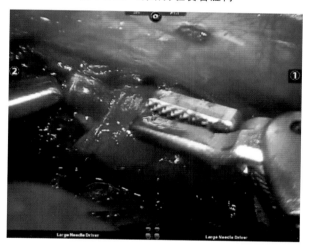

图 6-2-12 插入胃管

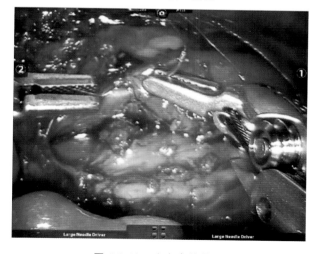

图 6-2-13 吻合食管前壁

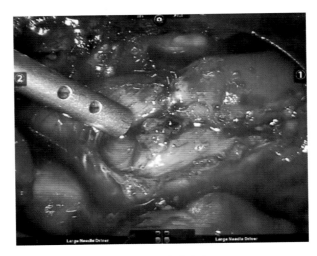

图 6-2-14   冲洗吻合口

（3）为达到较好的术中视野暴露，需要建立 CO_2 气胸，采用左侧前倾约 45°俯卧位＋低压 CO_2 气胸及肺的低压通气可获得理想的后纵隔暴露，如果能进行单肺通气，则术野能够得到更进一步的提升。

（4）术中奇静脉处理可以通过双极电凝进行，也可以通过 1 号线结扎后再切断。

（5）术中止血尽量使用双极电凝，避免损伤膈神经。

（6）术中助手医生应及时吸引唾液等污染物，防止术后胸腔感染。

七、术后处理

术后患儿带气管导管转入新生儿重症监护病房（NICU），术后 24 h 拔除气管导管后转入普通病房。术后 3 天开始经胃管鼻饲，术后 7～10 天经口喂养，复查食管碘水造影提示吻合口通畅，无吻合口瘘发生即可拔除胸腔引流管，术后 15 天左右即可出院（图 6-2-15）。

定期门诊复查，注意吻合口狭窄的及时发现和治疗。

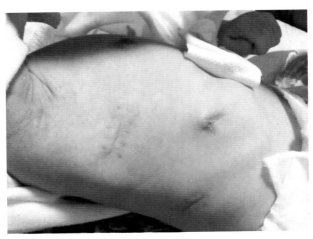

图 6-2-15   出院时手术伤口

八、并发症及其防治

机器人辅助胸腔镜食管闭锁手术术后并发症的种类基本同胸腔镜下食管闭锁手术,从现有为数不多的临床经验看,机器人手术时并发症的发生频率也许较低,程度也较轻。

1. 吻合口瘘 吻合口瘘为食管闭锁手术围手术期最严重的并发症。据报道,开放手术和胸腔镜手术吻合口瘘的发生率为5%~25%,有的报道高达42%。主要原因是新生儿组织中水分含量大,加上食管无浆膜层、肌层薄弱,分离和吻合过程中稍有不慎,均会导致吻合口瘘。高危因素包括食管两端距离过长、吻合口血供不良和吻合不严密。吻合口瘘的预防首先是提高吻合技术,使用5-0或6-0可吸收线缝合对组织损伤小,缝合时黏膜应向内对合,进针和出针转角合适。吻合口前壁和后壁分别最少缝合6针才可达到对合效果。其次,游离食管两端时尽量保留供血血管,充分游离近端对保证远端的血供非常重要,使用延长法以减小吻合口的张力。机器人手术在这些方面存在优势,有望降低吻合口瘘的发生率。术后持续口腔吸引减少吞咽,用镇静药物减少哭闹和强烈的膈肌运动,并注意口腔护理和呼吸控制,以避免呼吸道和吻合口的感染。吻合口瘘可大可小,有的瘘无明显症状,仅在食管造影时发现;有的瘘较大,甚至完全破裂,出现大量气胸,有明显的气促、呼吸困难及感染症状,可危及生命。出现吻合口瘘时应持续充分引流,同时加强营养治疗,通畅引流不仅是控制肺部感染的关键,也是吻合口瘘闭合的前提。怀疑胃食管反流时可暂停管饲或将胃管下降至十二指肠以下管饲。单纯的吻合口瘘可经保守治疗2~4周愈合,复发的食管气管瘘常需要再次手术。

2. 吻合口狭窄 吻合口狭窄的发生率为34.9%~49%,狭窄的发生与吻合口张力、吻合口瘘、缝线种类及胃食管反流等因素相关。轻度的狭窄,通过吞咽活动可以逐渐改善,可以随访观察。出现吞咽困难、食管异物及反复发作的肺炎等症状时,应行食管造影检查或胃镜检查明确食管狭窄的程度和长度。对于简单局限的狭窄,扩张治疗是有效的方法,球囊扩张比探条扩张更为安全有效。两次扩张治疗间隔时间以2周至1个月为宜。术后食管狭窄扩张治疗可进行1~15次,症状大多可在扩张治疗后6个月内改善,成功率为58%~96%。具体扩张次数及间隔时间应根据患儿症状个性化设计。

3. 胃食管反流(GER) 约50%的食管闭锁患儿术后存在不同程度的胃食管反流,尤其是长段型食管闭锁患儿。胃食管反流可通过内镜或临床症状进行评估,患儿早期可出现反复呕吐、拒食、易激惹、咳嗽、反复发作的肺炎以及低体重等症状,亦可有出血甚至贫血表现。随着食管炎症加重,可发生食管瘢痕挛缩狭窄,临床上可有吞咽困难、食物噎塞等表现,炎症长期存在者可导致慢性炎症迁延不愈,发生Barrett食管,甚至食管癌变。胃食管反流首选的诊断方法是上消化道造影,24 h食管pH监测具有较高的特异性和敏感性。保守治疗包括应用质子泵抑制剂、抑酸剂及促胃动力药物,而且治疗多持续至出生后1年,轻度胃食管反流引起的食管炎可采用奥美拉唑治疗,治疗剂量与反流程度有关,而与患儿年龄无关。奥美拉唑还可以预防由反流所致的食管狭窄。当保守治疗无效时应考虑抗反流手术,通常选用胃底折叠术,其中Collis-Nissen手术比较适合食管闭锁术后发生胃食管反流的患儿,20%~35%的患儿最终需要进行手术治疗。

4. 气管软化 气管软化在临床上并不少见,是术后发生呼吸困难,甚至不能撤离呼吸机的主要原因,诊断需要使用支气管镜。镜下可以发现气管口不呈圆形,为半圆形或者椭圆形。治疗方法可采用主动脉弓悬吊法。

5. 食管气管瘘复发 5%~15%的患儿发生食管气管瘘复发。症状包括反复胸部感染以及进食呛咳,诊断早期倾向于食管造影检查,如果该检查并未发现瘘管,但仍然怀疑食管气管瘘复发,可以进行食管镜检查结合支气管镜检查。术中采用不可吸收线结扎瘘管可减少食管气管瘘复发。手术是目前最好的治疗方法,其他方法包括透热电灼瘘管、注射硬化剂、使用组织黏合剂或纤维蛋白胶堵塞瘘管。

九、技术现状及展望

小儿机器人食管闭锁修补术自 2009 年首次报道以来,世界范围内仅个案成功的报道。主要原因有二:一是基于成人特点设计的机器人器械对新生儿来说太大,二是胸腔镜下食管闭锁修补术经验尚欠缺,食管闭锁患儿诊断时年龄小、体重轻,部分患儿合并多种畸形,对术前诊断、术中麻醉水平及围手术期的护理水平均有较高要求,很多基层医疗机构无法完成该手术,需要转运到较大的医疗中心进行诊断与治疗,而在转运的过程中,一旦照顾不当,患儿随时可因呛咳而危及生命,这在很大程度上限制了该疾病的及时诊治,即使胸腔镜手术技术发展了近 30 年,胸腔镜下食管闭锁手术的手术经验仍十分有限。2005 年,Holcomb 等联合 6 家单位报道了 104 例胸腔镜下食管闭锁手术,是迄今为止最大样本数的新生儿食管闭锁微创手术报道,结果虽然是对微创手术的肯定,但是从数据上看,微创手术治疗的病例数仍不多。

小儿机器人食管闭锁修补术的难点主要是新生儿肋间隙狭窄和胸腔容量小而不能容纳 3 个成人机器人 Trocar。笔者所在单位(华中科技大学同济医学院附属协和医院)在总结先驱医生失败教训和本单位近百例新生儿和婴幼儿机器人手术经验的基础上,采用序贯扩张法和非对称布局 Trocar 的方法,自 2020 年首例机器人食管闭锁修补术实施以来已经完成数十例,除 1 例患儿因早产、体重轻、术中呼吸不能维持中转开放手术外,其余均获得成功。机器人手术中食管游离更为精准,吻合严密,仅 2 例出现有症状的吻合口瘘,相较于常规胸腔镜手术存在优势。机器人手术系统拥有高分辨率 3D 镜头,可将视野放大 10～15 倍,给主刀医生提供了 3D 立体高清影像,使闭锁食管及周围组织结构显露更为清晰;同时机器人手术系统仿真机械手具有震颤过滤功能,比传统腹腔镜手术画面稳定,操作灵活,使得食管吻合的过程更加精准、容易,食管壁损伤小;主刀医生和助手医生可获得极其满意的人体工程学感受,克服胸腔镜下食管闭锁手术困难、复杂、难以学习的局限,手术时间并未较传统开放手术及胸腔镜手术延长,术中几乎无出血。虽然 Trocar 伤口较常规胸腔镜伤口大,但术后 1 个月伤口已不明显。相信越来越多的小儿外科医生,特别是中青年医生能够越过传统胸腔镜手术带来的阻碍,通过机器人手术系统完成越来越多,甚至更为复杂的食管闭锁修补术。

参 考 文 献

[1] MANNING P B, MORGAN R A, CORAN A G, et al. Fifty years' experience with esophageal atresia and tracheoesophageal fistula. Beginning with Cameron Haight's first operation in 1935[J]. Ann Surg,1986,204(4):446-453.

[2] 高亚利,刘应开,高鹏飞,等. 新生儿食管的应用解剖[J]. 陕西医学杂志,1994,23(2):117-118.

[3] 王勇,阮庆兰,汤绍涛. 先天性食管闭锁并气管食管瘘婴儿行结肠代食管手术一例[J]. 中华小儿外科杂志,2004,25(2):107.

[4] HOLCOMB G W, ROTHENBERG S S, BAX K M, et al. Thoracoscopic repair of esophageal atresia and tracheoesophageal fistula: a multi-institutional analysis[J]. Ann Surg,2005,242(3):422-430.

[5]　李凯,郑珊.先天性食管闭锁的诊断进展[J].临床小儿外科杂志,2008,7(2):53-55.

[6]　吴晔明,严志龙,洪莉,等.胸腔镜下先天性食管闭锁手术纠治的初步体会[J].中华小儿外科杂志,2009,30(5):284-286.

[7]　张金哲.张金哲小儿外科学[M].北京:人民卫生出版社,2013.

[8]　陶俊峰,黄金狮,陶强,等.胸腔镜技术治疗先天性食管闭锁术后食管狭窄的相关因素分析[J].临床小儿外科杂志,2014,13(5):377-380.

[9]　钟微,李乐,郑珊,等.先天性食管闭锁诊断及治疗(专家共识)[J].中华小儿外科杂志,2014,35(8):623-626.

[10]　BALLOUHEY Q,VILLEMAGNE T,CROS J,et al. Assessment of paediatric thoracic robotic surgery[J]. Interact Cardiovasc Thorac Surg,2015,20(3):300-303.

[11]　WOO S,LAU S,YOO E,et al. Thoracoscopic versus open repair of tracheoesophageal fistulas and rates of vocal cord paresis[J]. J Pediatr Surg,2015,50(12):2016-2018.

[12]　孙宁,郑珊.小儿外科学[M].北京:人民卫生出版社,2015.

[13]　吴学东.先天性食管闭锁并气管食管瘘的诊断与治疗现状[J].世界华人消化杂志,2016,24(34):4537-4541.

[14]　NAKAYAMA D K. The history of surgery for esophageal atresia[J]. J Pediatr Surg,2020,55(7):1414-1419.

[15]　曹国庆,张茜,周莹,等.机器人胸腔镜手术治疗食管闭锁:国内首例报告[J].中国微创外科杂志,2020,20(11):1026-1028.

[16]　张书豪,高志刚,钭金法,等.机器人手术在小儿外科领域的应用现状[J].临床小儿外科杂志,2021,20(8):701-707.

（汤绍涛　曹国庆）

第三节　先天性肺气道畸形手术

扫码看视频

一、概述

先天性肺气道畸形(congenital pulmonary airway malformation,CPAM)于1949年首先由Ch'in和Tang将其作为一种罕见的、发生在未成熟胎儿或死产婴儿、伴有全身水肿的病变提出,原名为先天性腺瘤样畸形(congenital adenomatoid malformation,CAM),其发病率为1/35000～1/11000,约占先天性肺发育畸形的25%。之后其被Stocker重新命名为CPAM,是一类以终末细支气管过度增生与扩张为特征的先天性肺发育畸形,由于末端支气管闭锁而形成的错构瘤样改变。其发病机制可能是肺发育过程中上皮细胞与下层间充质之间的信号转导缺陷,导致病变中缺乏正常的肺泡和形成多囊性肺肿块。临床表现为肺叶增大,在肺实质内形成单房或多房囊肿或蜂窝状结构。

小儿胸腔空间狭小,解剖结构细小,手术难度大,直到2008年美国的Meehan等才首次报道小儿机器人肺切除术。截至2012年,国外总共报道小儿机器人肺叶切除术18例。2020年,李帅等报道了国内2例机器人辅助胸腔镜下肺叶切除术。笔者所在单位小儿外科从2020年5月开始开展小儿机器人肺叶切除术,最小患儿年龄为6月龄。

二、适应证和禁忌证

1. 适应证　机器人辅助胸腔镜下先天性肺气道畸形手术的适应证与单纯胸腔镜下先天性肺气道畸形手术类似：①无症状的患儿一般建议出生后 6 个月行手术治疗；②术前有反复感染病史的患儿建议在感染控制后 2 周左右行手术治疗。

考虑到机器人机械臂对布孔距离的要求，目前并不建议年龄过小的患儿接受机器人手术，根据我们的经验，6 月龄以上的 CPAM 患儿可以完成手术，如果要顺利、流畅地完成手术，一般建议待患儿满 8 月龄以后进行。年龄越大，相对的胸腔空间越大，布孔距离可以更大。

2. 禁忌证　①双肺弥漫性病变；②合并严重心肺功能衰竭，或者需要优先处理其他疾病；③严重的胸廓畸形。

三、术前准备

术前禁食、禁水时间与常规全身麻醉手术一致。术中一般建议单肺通气，常规使用支气管封堵装置，通过充盈气囊阻断病变侧支气管通气从而达到单肺通气的效果。但由于小儿支气管管径较小，有时无法放置合适的封堵装置，或者放置封堵装置后当改变体位时封堵球囊容易滑动至主气道，引起通气障碍，此时也可考虑选择性支气管内插管，将气管导管直接插向健侧支气管。无论通过何种方式达到单肺通气的效果，一般建议在纤维支气管镜辅助下进行，并密切观察气道压力、气道 CO_2 波形及动脉血氧饱和度的变化，防止导管或封堵装置移位的情况发生。其他术前准备包括中心静脉通路的建立、有创动脉压监测置管及留置导尿管。术中注意随时吸痰，必要时进行动脉血气分析。

四、体位及 Trocar 定位

1. 体位　患儿取健侧卧位，双上肢屈曲、抱枕，腋下垫软枕使躯干略呈折刀位，一般采用三臂法。

2. Trocar 定位　Trocar 定位根据切除肺叶的位置不同而略有不同：镜头孔一般取腋后线第 9 或第 8 肋间置入 8 mm Trocar，下叶切除时 Trocar 可以置于第 9 肋间或第 10 肋间，上中叶切除时可以相对高 1～2 肋间。送入镜头、确认位于胸腔内并外接 CO_2 气源，使得膈肌进一步降低以提供更多的胸腔空间。左、右操作孔通常选择腋前线与锁骨中线第 6 肋间及肩胛下线第 8 肋间置入 8 mm Trocar。保证两操作孔与镜头孔之间有足够距离（4～8 cm），使得各机械臂工作时互不干扰。辅助孔主要用于术中使用吸引器、施夹钳等器械，一般以对肺门为原则，取腋中线与腋前线第 7 肋间置入 5 mm Trocar（如术中需使用内镜下切割吻合器，可将 5 mm 切口延长并置入 12 mm Trocar），助手医生于患儿腹侧辅助操作，机器人机械臂位于患儿的头侧（图 6-3-1）。

五、手术步骤

（1）常规术区消毒，铺无菌单。于标记位置做切口置入 Trocar 后送入镜头，探查胸腔内无广泛粘连后导入 CO_2（压力一般在 6 mmHg），便于保证术野清晰和加速肺内余气排出。在内镜引导下分别置入 2 个操作孔 Trocar 及 1 个辅助孔 Trocar。推入床旁机械臂系统（一般放置在患儿右侧，与患儿纵轴成 90°角）并连接 Trocar。右侧手术器械臂接入机器人马里兰双极钳，左侧手术器械臂接入心包抓钳（Cadiere 钳）。主刀医生于外科医生控制台前、3D

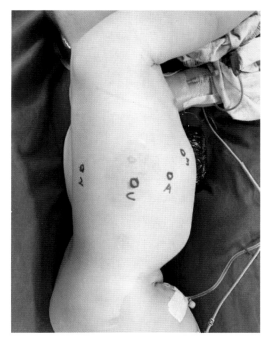

2—机器人2号臂;C—镜头孔;A—辅助孔;3—机器人3号臂

图 6-3-1 肺叶切除常规布孔

立体视野下完成手术操作。术中一般使用机器人的3个机械臂(1个镜头臂和2个手术器械臂),助手医生通过辅助孔完成牵拉、夹闭、闭合操作等,减少机器人器械的使用以节省费用。

(2)肺叶解剖性切除的步骤同开胸肺叶切除步骤。常规为 AVB(动脉—静脉—支气管),依次处理肺动脉、肺静脉、支气管。如果是叶裂发育不良的病例,肺动脉难以暴露的情况下可以先处理肺静脉,然后处理支气管,最后处理肺动脉。根据具体情况确定手术步骤。下面以左肺下叶解剖性切除为例,对手术步骤进行简单介绍。

①游离下肺韧带(图 6-3-2)。

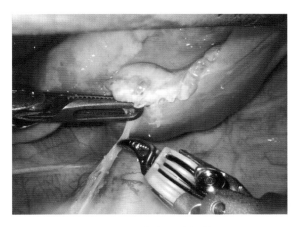

图 6-3-2 游离下肺韧带

②沿肺裂打开脏层胸膜、肺实质,显露并解剖分离下肺动脉(图 6-3-3);显露各分支后结扎并离断左下肺动脉(图 6-3-4)。

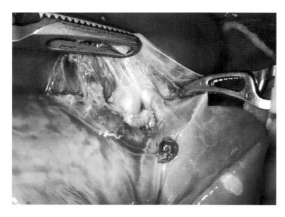

图 6-3-3　解剖分离下肺动脉

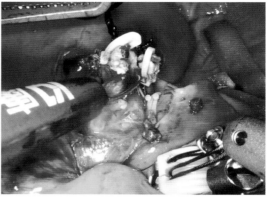

图 6-3-4　结扎并离断左下肺动脉

③顺下肺韧带向上方解剖，显露左下肺静脉（图 6-3-5）；整体结扎并离断下肺静脉（图 6-3-6）。

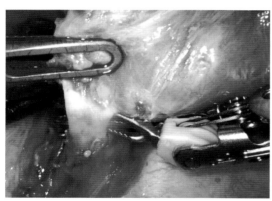

图 6-3-5　显露左下肺静脉

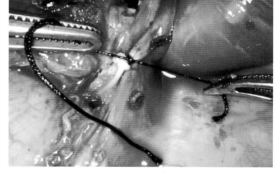

图 6-3-6　结扎并离断下肺静脉

④顺静脉离断方向提起肺叶组织，可显露的骨干结构即为左下肺支气管（图 6-3-7）。游离支气管周围结缔组织，离断支气管，以可吸收线缝合关闭残端（图 6-3-8），也可先夹闭后离断或以切割闭合器闭合离断。

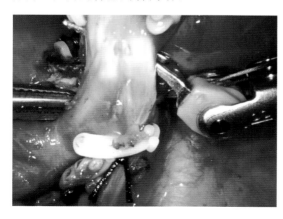
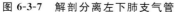

图 6-3-7　解剖分离左下肺支气管

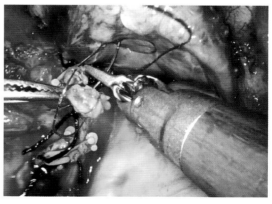

图 6-3-8　离断并缝扎支气管

六、术后处理

术后在拔出气管导管前注意吸净患儿支气管和口腔内分泌物,这对减少和防止术后肺不张非常重要。术后给予吸氧、心电监护和脉搏血氧饱和度监测,根据需要也可进行动脉血气分析。患儿完全清醒后适当进食,定时雾化、叩背以促进排痰。胸腔引流装置接负压设备,保持引流管通畅,并根据引流情况决定是否可以拔管,引流量少于 50 mL/d 时,可考虑拔管。

术后次日复查血常规及肝肾功能,根据围手术期要求静脉应用抗生素(也可根据体温及血常规调整抗生素使用时间)。常规复查胸部 X 线及胸部 B 超监测有无液气胸并及时处理。

七、并发症及其防治

1. 气胸　若术后胸腔引流管持续有气体漏出,可暂时予以观察,小的肺泡性漏气可自行愈合,若持续有大量气体漏出,考虑有支气管胸膜瘘发生,应及时手术处理。

2. 肺不张　术中对肺组织的牵拉钳夹所致挫伤可导致肺不张,术后支气管因分泌物堵塞造成的肺不张也时常发生,可加强患儿术后物理治疗,并辅以雾化帮助痰液排出。

3. 出血　若引流管内持续有较大量鲜红液体引出,应考虑术后出血可能,根据引流液的多少、变化情况,以及患儿的一般情况及生命体征,决定是否再次行手术处理,如果出血量大于 5 mL/(kg·h),持续 2 h 以上,且患儿生命体征不稳定,则须紧急开胸处理。

4. 病灶残留　由于部分先天性肺气道畸形病例病灶范围较大,边界不清且容易对正常肺组织造成推挤,进行肺段或楔形切除等保肺手术后,可能发生病灶残留的情况。在 Stanton 等的报道中,接受肺段切除术后有 15%(9/60)的病例发生病灶残留;Johnson 等的报道中有 6.6% 的患儿行保肺手术后因病灶残留行再次手术切除。术者在进行肺段切除或不规则切除时,应严格把握手术适应证,对病灶范围进行准确判断,明确病灶累及情况,结合术中病灶探查谨慎做出决定,避免病灶残留。术后随访过程中发现病灶残留时,根据目前文献报道,多数学者选择再次手术切除病灶,具体手术方式应根据病灶残留情况而定。对于再次手术的时机,目前相关文献报道较少,Fascetti-Leon 等认为对于术后病灶残留的病例,宜在术后 5 个月左右再次进行手术切除。

八、技术现状及展望

目前国外 da Vinci 机器人手术系统在不断更新迭代,国产机器人手术系统也开始应用于临床,相信随着技术的不断发展,机器人手术会有更广泛的应用前景。

参 考 文 献

[1]　CH'IN K Y,TANG M Y. Congenital adenomatoid malformation of one lobe of a lung with general anasarca[J]. Arch Pathol(Chic),1949,48(3):221-229.

[2]　STOCKER J T. Congenital pulmonary airway malformation:a new name and an expanded classification of congenital cystic adenomatoidmalformation of the lung[J]. Histopathol,2002,41(suppl 2):424-430.

[3] WONG K K Y，FLAKE A W，TIBBOEL D，et al. Congenital pulmonary airway malformation：advances and controversies[J]. Lancet Child Adolesc Health，2018，2 (4)：290-297.

[4] MEEHAN J J，PHEARMAN L，SANDLER A，et al. Robotic pulmonary resections in children：series report and introduction of a new robotic instrument [J]. J Laparoendosc Adv Surg Tech A，2008，18(2)：293-295.

[5] CUNDY T P，SHETTY K，CLARK J，et al. The first decade of robotic surgery in children[J]. J Pediatr Surg，2013，48(4)：858-865.

[6] 李帅，汤绍涛，曹国庆，等. da Vinci 机器人辅助胸腔镜下小儿肺叶切除术的初步经验 [J]. 临床小儿外科杂志，2020，19(7)：619-621，647.

[7] LABERGE J M，BRATU I，FLAGEOLE H. The management of asymptomatic congenital lung malformations [J]. Paediatr Respir Rev，2004，5 (Suppl A)：S305-S312.

[8] DOWNARD C D，CALKINS C M，WILLIAMS R F，et al. Treatment of congenital pulmonary airway malformations：a systematic review from the APSA outcomes and evidence based practice committee[J]. Pediatr Surg Int，2017，33(9)：939-953.

[9] LO A Y，JONES S. Lack of consensus among Canadian pediatric surgeons regarding the management of congenital cystic adenomatoid malformation of the lung[J]. J Pediatr Surg，2008，43(5)：797-799.

[10] LABERGE J M，PULIGANDLA P，FLAGEOLE H. Asymptomatic congenital lung malformations[J]. Semin Pediatr Surg，2005，14(1)：16-33.

[11] CONFORTI A，ALOI I，TRUCCHI A，et al. Asymptomatic congenital cystic adenomatoid malformation of the lung：is it time to operate? [J]. J Thorac Cardiovasc Surg，2009，138(4)：826-830.

[12] HOLBEK B L，HANSEN H J，KEHLET H，et al. Thoracoscopic pulmonary wedge resection without post-operative chest drain：an observational study[J]. Gen Thorac Cardiovasc Surg，2016，64(10)：612-617.

[13] ZHANG T X，ZHANG Y，LIU Z D，et al. The volume threshold of 300 versus 100 mL/day for chest tube removal after pulmonary lobectomy：a meta-analysis[J]. Interact Cardiovasc Thorac Surg，2018，27(5)：695-702.

[14] NAKASHIMA S，WATANABE A，MISHINA T，et al. Feasibility and safety of postoperative management without chest tube placement after thoracoscopic wedge resection of the lung[J]. Surg Today，2011，41(6)：774-779.

[15] JOHNSON S M，GRACE N，EDWARDS M J，et al. Thoracoscopic segmentectomy for treatment of congenital lung malformations[J]. J Pediatr Surg，2011，46(12)：2265-2269.

[16] FASCETTI-LEON F，GOBBI D，PAVIA S V，et al. Sparing-lung surgery for the treatment of congenital lung malformations [J]. J Pediatr Surg，2013，48(7)：1476-1480.

［17］ STANTON M,NJERE I,ADE-AJAYI N,et al. Systematic review and meta-analysis of the postnatal management of congenital cystic lung lesions［J］. J Pediatr Surg,2009,44(5):1027-1033.

（谭　征）

第四节　隔离肺切除术

扫码看视频

一、概述

肺隔离症(pulmonary sequestration,PS)是一种较少见的先天性肺组织发育畸形,是胚胎期肺发育过程中部分肺芽组织与支气管树分离产生的先天性肺发育异常。肺隔离症由Pryce 于 1946 年首次报道,占先天性肺发育畸形的 $0.15\% \sim 6.4\%$,其主要特征是肺组织不与气管、支气管树相通,但接受体循环供血。根据其有无独立的脏层胸膜,肺隔离症分为叶内型肺隔离症(intralobar pulmonary sequestration)和叶外型肺隔离症(extralobar pulmonary sequestration)两种类型。肺隔离症一般利用增强 CT 可明确诊断。目前胸腔镜下肺叶或肺段切除术已经趋于成熟,而机器人辅助胸腔镜下肺隔离症手术的开展数量总体比较少。自 2008 年 Meehan 等首次报道应用机器人手术系统开展小儿肺部手术以来,国内外关于肺隔离症的机器人手术的报道仍非常少。

二、适应证和禁忌证

对于伴有临床症状的肺隔离症,无论是新生儿还是婴幼儿都有手术指征,没有症状的患儿是否需要进行手术治疗目前尚存在争议,但从减少肺隔离症的远期并发症、降低手术风险、预防肺隔离症组织恶性变、早期干预促进健肺的代偿性增生等方面来考虑,更多的专家认为需要进行手术治疗。

1. 适应证　机器人辅助胸腔镜下肺隔离症手术的适应证与单纯胸腔镜下肺隔离症手术类似:①无症状的肺隔离症患儿一般建议出生后 6 个月进行手术治疗;②术前有反复感染病史的肺隔离症患儿建议在感染控制后 2 周左右进行手术治疗。

理论上能行胸腔镜下肺隔离症手术的病例均能进行机器人手术,但由于各机械臂之间需要一定的工作空间,各孔之间的距离需在 $3 \sim 5$ cm 之间,因此年龄过小的患儿由于胸腔较小,可能无法进行机器人手术,一般建议进行机器人手术的患儿的年龄应大于 6 月龄。

2. 禁忌证　①反复感染导致脓胸、气胸产生呼吸窘迫;②大咯血导致出血性休克和窒息;③胸腔内弥漫性致密粘连而无法提供有效的腔镜操作空间;④心肺功能不佳或全身情况差而无法耐受单肺通气或人工气胸。

三、术前准备

(1)术前检查,包括血常规、尿常规、大便常规、肝肾功能、凝血功能、心电图、肺部增强CT 等。

(2)术前禁食、禁水时间与常规肺部手术一致。

(3)其他术前准备包括中心静脉通路的建立、有创动脉压监测置管及留置导尿管。术中注意随时吸痰,必要时进行动脉血气分析。

四、手术步骤

(一)麻醉和体位

1. 麻醉   术中一般建议单肺通气,亦可双肺通气下以人工气胸建立手术空间。

2. 体位   健侧卧位,双上肢屈曲、抱枕,腋下垫软枕使躯干略呈折刀位,使肋间隙被动增宽。由于小儿胸腔空间较小,布孔位置应尽量低,保证镜头、器械的活动范围能够覆盖整个胸腔,而辅助孔位置也应尽量低,避免和各机械臂之间的相互干扰,一般采用三臂法。

(二)手术过程

(1)Trocar 定位及机器人对接:Trocar 定位一般根据隔离肺的位置不同而有所不同。对于常规叶内型肺隔离症,无论隔离肺位于上肺还是下肺,Trocar 的定位与常规的肺叶手术无差别,一般如下:镜头孔一般取腋后线第 8 肋间置入 8 mm Trocar,送入镜头、确认位于胸腔内并外接 CO_2 气源,使得膈肌进一步降低提供更多的胸腔空间。左、右操作孔通常选择腋前线与锁骨中线第 6 肋间及肩胛下线第 8 肋间置入 8 mm Trocar。保证两操作孔与镜头孔之间有足够距离(约 5 cm),使得各机械臂工作时互不干扰。辅助孔主要用于术中使用吸引器、施夹钳等器械,一般以对肺门为原则,取腋中线与腋前线第 7 肋间置入 5 mm Trocar(如术中需使用内镜下切割吻合器,可将 5 mm 切口延长并置入 12 mm Trocar),助手医生于患儿腹侧辅助操作,机器人机械臂位于患儿的头侧(图 6-4-1)。

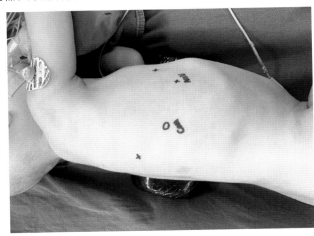

图 6-4-1   叶内型肺隔离症机器人手术体位及布孔位置

对于叶外型肺隔离症,由于隔离肺主要位于下肺与膈肌之间,甚至位于膈肌肌层内,在这种情况下机械臂的放置与常规的肺部手术略有不同。取健侧卧位,双上肢屈曲、抱枕,腋下垫软枕,头低位,避免 Trocar 和机械臂对肩部及上臂产生压迫。镜头孔一般取腋中线第 2 肋间置入 8 mm Trocar,左、右操作孔通常选择锁骨中线第 4 肋间及肩胛下线第 4 肋间置入 8 mm Trocar。辅助孔取腋前线第 3 肋间置入 5 mm Trocar,这时助手医生位于患儿头侧,机器人机械臂位于患儿的腹侧。

(2)常规术区消毒,铺一次性无菌单,于标记位置做切口置入 Trocar 后送入镜头,探查胸腔内无广泛粘连后导入 CO_2(压力一般在 6 mmHg),便于保证术野清晰和加速肺内余气排出。在内镜引导下分别置入 2 个操作孔 Trocar 及 1 个辅助孔 Trocar。推入床旁机械臂系统(一般放置在患儿右侧,与患儿纵轴成 90°角)并连接 Trocar。右侧手术器械臂接入机器人马里兰双极钳,左侧手术器械臂接入心包抓钳(Cadiere 钳)。主刀医生于外科医生控制台前、3D 立体视野下完成手术操作。术中一般使用机器人的 3 个机械臂(1 个镜头臂和 2 个手术器械臂),助手医生通过辅助孔完成牵拉、夹闭、闭合操作等。

(3)对于叶内型肺隔离症,先处理隔离肺的供血血管,一般位于胸主动脉旁(左侧)或从膈肌与脊柱旁伸入隔离肺(右侧),分离异常供血血管后用 Hem-o-lok 施夹钳结扎血管(图 6-4-2),用超声刀切断或在双极电凝凝闭血管后用内镜剪刀切断。对于隔离肺所在肺叶的处理,可根据病灶的情况选择肺叶切除术或肺部分切除术。

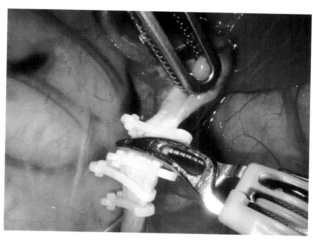

图 6-4-2　Hem-o-lok 施夹钳结扎血管

(4)对于叶外型肺隔离症,操作相对较为简单,一般隔离肺孤立存在于下肺与膈肌之间,其供血动脉多来源于胸主动脉,静脉回流入脊柱旁奇静脉,有时仅由供血血管与胸壁相连(图 6-4-3)。对于此类肺隔离症,可采用 Hem-o-lok 施夹钳(图 6-4-4(a))或丝线(图 6-4-4(b))多道结扎并电凝异常供血血管将隔离肺离断开来。

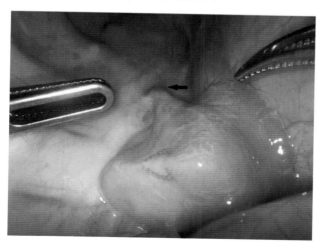

图 6-4-3　叶外型肺隔离症
注:箭头指示隔离肺供血血管。

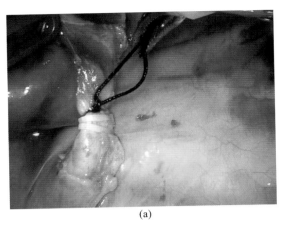
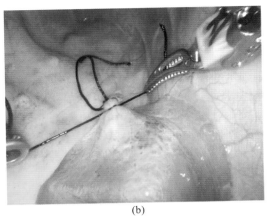

(a)　　　　　　　　　　　　　　　(b)

图 6-4-4　Hem-o-lok 施夹钳或丝线结扎叶外型肺隔离症隔离肺的异常供血血管

　　如果叶外型肺隔离症的隔离肺与膈肌关系较为紧密(图 6-4-5),则需先切开膈肌的脏层胸膜,将隔离肺从膈肌内分离出来(图 6-4-6)。这种情况下异常供血血管一般较为丰富,可由多根供血动脉及回流静脉组成,需逐一分离结扎并离断供血血管(图 6-4-7),取出隔离肺后需缝合膈肌(图 6-4-8)以免出现术后医源性膈疝。

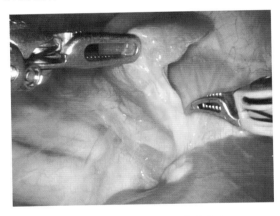
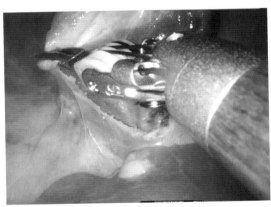

图 6-4-5　膈肌上叶外型肺隔离症　　　　　**图 6-4-6　切开隔离肺与膈肌之间的脏层胸膜**

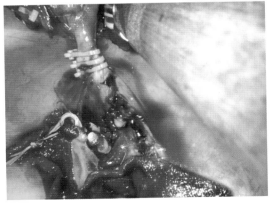
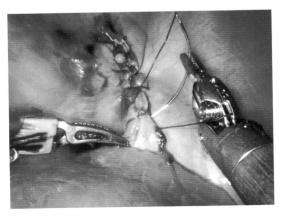

图 6-4-7　结扎并离断供血血管　　　　　　　**图 6-4-8　缝合膈肌**

（5）术毕拆除机器人机械臂后用内镜观察各切口并确认无出血后关胸，常规在辅助切口放置胸腔引流管。

五、注意事项

（1）在机器人手术中，由于主刀医生不在手术床边，一些紧急的操作，如额外的牵拉、暴露，切割闭合器的使用，快速和精准止血等均由助手医生独立完成，且助手医生看到的是 2D 图像，通过使用胸腔镜器械或普通器械完成胸腔镜下的手术操作，术中还会受到机械臂的干扰、碰撞，所以助手医生必须具有微创外科的经验。一旦术中出现出血等意外情况，助手医生还要独立、迅速地完成撤出机器人手术系统、开胸并控制出血等紧急操作，所以助手医生必须是一名经验丰富的普通胸外科医生。

（2）对于术中出现的意外情况，如术中大出血，术中电凝无法做到充分止血时，手术团队应做好中转开胸的准备。

六、术后处理

术后在拔出气管导管前注意吸净患儿支气管和口腔内分泌物，这对减少和防止术后肺不张非常重要。术后给予吸氧、心电监护和脉搏血氧饱和度监测，根据需要也可进行动脉血气分析。患儿完全清醒后适当进食，定时雾化、叩背以促进排痰。胸腔引流装置接负压设备，保持引流管通畅，并根据引流情况决定是否可以拔管。

术后次日复查血常规及肝肾功能，根据围手术期要求静脉应用抗生素（也可根据体温及血常规调整抗生素使用时间）。常规复查胸部 X 线及胸部 B 超监测有无液气胸并及时处理。

七、并发症及其防治

机器人隔离肺切除术须小心分离供血血管以防止出现供血动脉破裂出血，这也是非常危险的术中并发症。因此手术团队在任何时刻都应做好中转开胸的准备。一旦出现血管破裂出血，可用止血纱条压迫，用吸引器保持术野清晰后探查。通常可用机器人马里兰双极钳及 Cadiere 钳夹住出血血管的两端再进行下一步止血处理。如果供血动脉离断，近心端回缩且无法充分止血，应及时中转开胸，保证患儿安全。

其他术后并发症如气胸、肺不张的处理与机器人肺叶切除术类似，详见本章第三节。

八、技术现状及展望

目前国外新一代的 da Vinci 机器人已开发出来，国产机器人手术系统也开始应用于临床，相信随着技术的不断发展，机器人手术会有更广泛的应用前景。

参 考 文 献

［1］ MEEHAN J J，PHEARMAN L，SANDLER A. Robotic pulmonary resections in children：series report and introduction of a new robotic instrument［J］. J Laparoendosc Adv Surg Tech A，2008，18（2）：293-295.

［2］ MEEHAN J J，SANDLER A. Pediatric robotic surgery：a single-institutional review of the first 100 consecutive cases［J］. Surg Endosc，2008，22（1）：177-182.

［3］ NAVARRETE ARELLANO M，GARIBAY GONZALEZ F. Robot-assisted laparoscopic and thoracoscopic surgery：prospective series of 186 pediatric surgeries

[J]. Front Pediatr,2019,7:200.

[4]　黄格元,蓝传亮,刘雪来,等.达芬奇机器人在小儿外科手术中的应用(附 20 例报告)
　　　[J].中国微创外科杂志,2013,13(1):4-8.

[5]　李帅,汤绍涛,曹国庆,等.da Vinci 机器人辅助胸腔镜下小儿肺叶切除术的初步经验
　　　[J].临床小儿外科杂志,2020,19(7):619-621,647.

(谭　征)

第五节　纵隔肿瘤切除术

扫码看视频

一、概述

纵隔肿瘤是指纵隔区域内的原发性或转移性肿瘤,可发生于各年龄段,儿童期以胚胎性肿瘤多见,常见的纵隔肿瘤有神经母细胞瘤、畸胎瘤、淋巴管瘤、支气管源性囊肿、肠源性囊肿、淋巴瘤等。囊性或囊实性肿瘤多为良性,实性肿瘤如神经母细胞瘤属于恶性肿瘤,通常需要采取手术、化疗、放疗等综合治疗手段。传统开放手术切口大,手术创伤大,瘢痕明显,术后恢复慢。随着小儿麻醉技术的不断进步,手术切口小、术后疼痛轻、术后恢复快的胸腔镜手术已逐步成为纵隔肿瘤的主流手术方式,然而其存在手术器械自由度低,影响操作灵活度,操作时手部动作方向与器械运动方向相反,长时间手术主刀医生手部易震颤等不足。随着机器人手术系统的开发与应用,其在保留胸腔镜手术优势的同时,增加了其他优点,如手术器械自由度更高,可模拟人的手腕活动,在纵隔复杂手术区域仍可自如操作,手术操作与手部运动方向一致,可过滤主刀医生手部震颤,加上 3D 视觉系统以及运动缩放功能,使得手术操作更加精细。近年来国内外机器人手术在小儿外科领域的应用也日益增多。

二、机器人纵隔肿瘤手术的应用解剖

纵隔是位于两侧胸膜之间全部器官和结构的统称,上界为胸廓入口,下界为膈肌,前为胸骨,后为脊柱,外周为壁层胸膜。

纵隔内结构众多,为便于描述和临床应用,通常人为地对纵隔进行分区。常用的纵隔分区方法为四分法,即将纵隔分为上纵隔、前纵隔、中纵隔、后纵隔。上纵隔位于第 4 胸椎下缘与胸骨角连线的平面以上,此区主要包含大血管、气管、部分胸腺及淋巴,易发生胸腺瘤、淋巴瘤等;前纵隔位于上纵隔与膈肌之间,前界为胸骨,后界为心包前缘,其内主要有胸腺组织、脂肪组织等,以淋巴瘤、胸腺瘤、畸胎瘤、淋巴管瘤多见;中纵隔位于心包前缘与心包后缘之间,主要包括心脏、心包、出入心脏的大血管、沿心包两侧下行的膈神经和淋巴结等,此处最常见肿物为心包囊肿;后纵隔为心包后的所有组织,包括脊柱旁沟,内有降主动脉、食管、迷走神经、交感神经链、胸导管、奇静脉等,可有神经源性肿瘤、支气管源性囊肿、肠源性囊肿等。

临床上也常将纵隔分为三部分,即采用 Shields 三分法,将纵隔分为前纵隔、中纵隔、后纵隔。各分区均上自胸廓入口,下至膈肌。前纵隔的前界为胸骨的内侧面,后界为心包前缘和大血管前壁所形成的平面;中纵隔位于心包前缘与脊柱前缘之间;后纵隔为椎体前缘向后的区域。

纵隔肿瘤手术需要关注的解剖结构主要包括纵隔大血管、纵隔内神经、胸导管等。全身最大且最重要的血管都起止于纵隔内,主要有胸主动脉、主动脉弓、左锁骨下动脉、左颈总动

脉、右头臂干、右锁骨下动脉、右颈总动脉、上腔静脉、无名静脉、肺动静脉、奇静脉等,术中分离肿瘤粘连时需特别加以辨认。纵隔区域内主要有膈神经、迷走神经、胸交感神经走行。膈神经自胸廓入口向下沿心包两侧走行,分布至膈肌;迷走神经主干走行于食管旁,迷走神经分支(喉返神经)左右侧分布有差异,左侧勾绕主动脉弓,右侧绕过右锁骨下动脉,术中应注意鉴别,防止损伤。胸交感神经分别位于左、右侧后胸壁脊柱旁,对于位置较高的后纵隔神经源性肿瘤,术后常出现 Horner 综合征表现。胸导管起自乳糜池,沿脊柱上行,经主动脉裂孔入胸腔,在膈肌水平,胸导管位于脊柱右前方,至第4、第5胸椎水平,跨过脊柱前方,沿食管左侧缘上行。儿童期胸导管较细,走行位置变异较大,术中辨认较为困难,纵隔肿瘤手术操作中,分离胸导管走行区时应注意辨认和处理。

三、适应证和禁忌证

1. 适应证 符合胸腔镜手术适应证的纵隔肿瘤,基本可采用机器人手术。

2. 禁忌证 ①纵隔肿瘤巨大,心肺压迫严重,生命体征不稳定,不能耐受单肺通气或人工气胸;②既往有胸腔手术史,考虑胸腔粘连严重。

四、术前准备

1. 术前检查 术前需行胸部 X 线、胸部增强 CT 或 MRI 检查,了解纵隔肿瘤的位置及形态,肿瘤囊实性,有无包膜,与周围组织的关系(特别是与纵隔大血管有无压迫、有无包裹等),肿瘤外侵的情况以及周围淋巴结有无转移。对于实性肿瘤,考虑恶性可能时,术前应做肿瘤标志物检测等相关检查。

2. 机器人准备 机器人设备通常采用3个机械臂,即1个镜头臂,使用30°镜头,2个手术器械臂。准备3个8 mm Trocar,另准备1个5 mm Trocar 和普通腔镜手术器械备用。机器人器械根据主刀医生个人习惯可采用单极电钩、抓钳(机器人马里兰双极钳或 Cadiere 钳)等。

由于小儿胸腔小,受3个机械臂的影响,在辅助孔操作内镜下使用止血夹时,施夹钳方向经常受限,常不能直达手术部位,必要时可采用可弯血管钳,术中可辅助实现快速、安全、准确的操作。

3. 麻醉 采用气管内插管全身麻醉方式,根据患儿年龄的不同采取双腔气管导管或封堵器来实现单肺通气,必要时采用人工气胸实现肺萎陷和术野的暴露。

五、布孔位置与数量及手术体位的选择

1. 布孔位置与数量的选择 由于小儿的特殊性,不同体重、身(长)高的小儿,胸廓前后径、上下径不同,加上肿瘤位置的不同,Trocar 位置的选择需要根据手术和患儿的具体情况决定。整体的布孔位置设计不需要太纠结于某个特定的肋间,通常可根据肿瘤的位置,按照平行线法进行推算。平行线法是在确定肿瘤位置和镜头位置后,将其连线,并在两侧做平行线,平行线与中心线之间距离为3 cm 及以上,两侧的操作孔 Trocar 位置即可在两侧平行线与肋间隙交界的位置进行选择,此时各 Trocar 之间距离能基本保证在4 cm 及以上,以避免术中机械臂之间互相干扰。手术常规采用三孔法进行操作,是否增加额外的5 mm 辅助孔需要根据术中的情况决定。

2. 手术体位的选择 对于不同位置的纵隔肿瘤,患儿体位及手术切口选择方法如下。

对于前纵隔肿瘤患儿,通常采取仰卧位,患侧肩部、臀部抬高30°(图 6-5-1(a))。机械臂的 Trocar 放置于腋中线第4肋间、腋中线第6肋间、腋前线第7肋间。

　　对于中纵隔、后纵隔上部、后纵隔中部肿瘤患儿，采取健侧卧位，患侧胸部略前倾，依靠肺的重力作用可更好地暴露病灶区域。后纵隔中部肿瘤患儿机械臂的 Trocar 放置于腋后线第 10 肋间、腋中线第 8 肋间、腋前线第 6 肋间（图 6-5-1（b））；后纵隔上部肿瘤患儿机械臂的 Trocar 放置于腋后线第 9 肋间、腋中线第 7 肋间、腋前线第 5 肋间（图 6-5-1（c））。

　　对于后纵隔下部肿瘤患儿，采取健侧卧位，患侧胸部略前倾。机械臂的 Trocar 放置于腋前线第 6 肋间、腋中线第 5 肋间、腋后线第 4 肋间（图 6-5-1（d））。

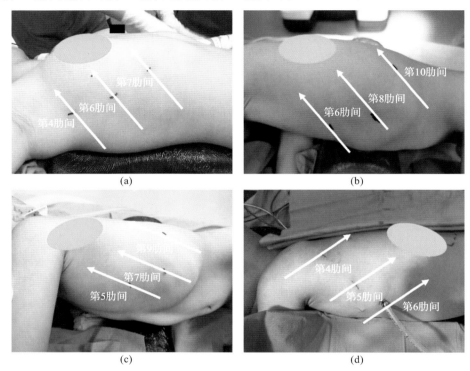

(a)　　　　　　　　　　　　　　(b)

(c)　　　　　　　　　　　　　　(d)

图 6-5-1　患儿体位及手术切口

（a）前纵隔肿瘤患儿体位；（b）后纵隔中部肿瘤患儿体位；
（c）后纵隔上部肿瘤患儿体位；（d）后纵隔下部肿瘤患儿体位
注：蓝色区域为肿瘤的大致位置。白色箭头线的确定方法：先确定中间的
白色箭头线，即肿瘤与镜头孔之间的连线，两侧为分别距离中线 3 cm 及以上的平行线。

六、手术步骤

　　根据纵隔肿瘤位置采取不同手术体位后，置入机器人 Trocar 并连接机器人手术系统。不同位置纵隔肿瘤手术中需关注不同解剖结构，防止手术并发症的发生。

　　以下对不同位置纵隔肿瘤的手术步骤分别进行描述。

1. 机器人前纵隔胸腺囊肿切除术

　　（1）探查胸腔找到前纵隔胸腺囊肿所在位置（图 6-5-2），调整镜头视野，结合术前影像学检查，初步判断囊肿与周围大血管及重要脏器结构的关系。

　　（2）在机器人手术系统辅助下暴露术野，用电钩切开胸膜，小心分离其与周围组织的粘连（图 6-5-3）。利用灵活的机器人器械，对胸腺与无名静脉粘连处进行精准分离（图 6-5-4）。

　　（3）遵循从易到难的原则，根据囊肿的位置与主刀医生的操作习惯，利用单极电凝、双极电凝、超声刀或血管夹对异常血管进行处理，最终完整切除囊肿（图 6-5-5）。

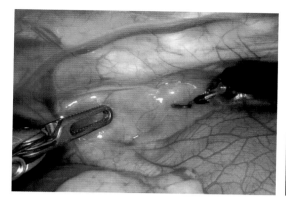

图 6-5-2　胸腺囊肿外观

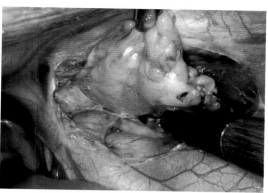

图 6-5-3　分离粘连

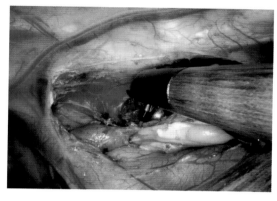

图 6-5-4　分离胸腺与无名静脉粘连处

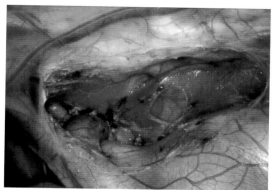

图 6-5-5　术后前纵隔情况

（4）囊肿的取出：选取其中 1 个 Trocar 孔放置取物袋，通常选择腋中线或腋前线位置切口，用取物袋套取囊肿后，扩大切口至约 2 cm，将囊肿在取物袋中剪碎后取出。

（5）术后常规放置胸腔闭式引流管，根据引流情况在术后 2～3 天拔除引流管。

2. 机器人左中纵隔支气管源性囊肿切除术

（1）探查胸腔找到左中纵隔支气管源性囊肿所在位置（图 6-5-6），调整镜头视野，结合术前影像学检查，初步判断囊肿与肺组织的粘连情况。

（2）在机器人手术系统辅助下暴露术野，用电钩切开胸膜，小心分离其与周围组织的粘连（图 6-5-7）。利用灵活的机器人器械，对胸腺与肺组织粘连处进行精准分离。

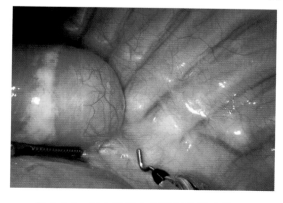

图 6-5-6　左中纵隔支气管源性囊肿外观

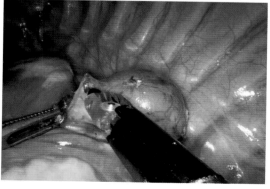

图 6-5-7　用电钩分离囊肿与周围组织的粘连

（3）遵循从易到难的原则，小心分离，发现囊肿源自支气管，囊肿未见明显与支气管共壁或相通，用电钩小心分离，最终完整切除囊肿（图6-5-8）。

（4）囊肿的取出：穿刺抽出囊肿内液体，经 Trocar 孔取出囊壁组织，送病理检查。冲洗胸腔，嘱麻醉医生双肺通气并鼓肺，未见漏气（图6-5-9）。

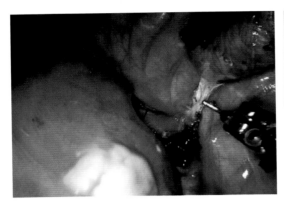 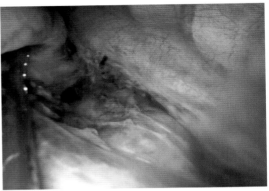

图 6-5-8　用电钩分离并完整切除囊肿　　　图 6-5-9　鼓肺检查有无漏气

（5）术后常规放置胸腔闭式引流管，根据引流情况在术后2～3天拔除引流管。

3. 机器人左后纵隔神经源性肿瘤切除术

（1）探查胸腔找到后纵隔胸段脊柱旁的实性占位，调整镜头视野，结合术前影像学检查，初步判断肿瘤与周围大血管及重要脏器结构的关系（图6-5-10）。

（2）在机器人手术系统辅助下暴露纵隔肿瘤，在肿瘤边缘外侧正常组织处，用电钩切开胸膜（图6-5-11）。利用机器人器械操作的灵活性，用电钩绕肿瘤外周一圈，打开胸膜。

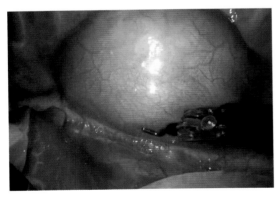 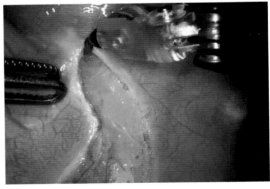

图 6-5-10　左后纵隔肿瘤外观　　　图 6-5-11　切开肿瘤边缘胸膜

（3）遵循从易到难的原则，自视野右侧向左侧，自视野上方向下方，小心分离，用电凝或血管夹处理周围异常血管。图6-5-12所示为电钩分离肿瘤与脊柱前缘的粘连。

小心分离，直至完整切除瘤体。对于肿瘤向椎间孔内生长的情况，术中应小心剔除椎间孔处的肿瘤。完整切除肿瘤后，对瘤床再次进行电凝处理（图6-5-13）。

（4）肿瘤的取出：选取其中1个 Trocar 孔放置取物袋，通常选择腋中线或腋前线位置切口，

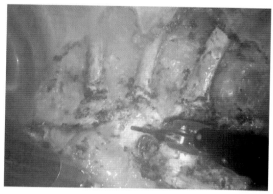

图 6-5-12 电钩分离肿瘤与脊柱前缘的粘连

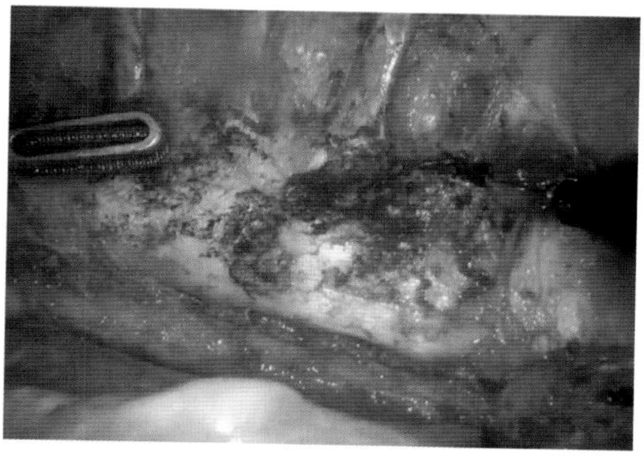

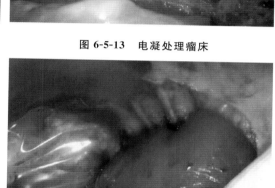

图 6-5-13 电凝处理瘤床

用取物袋套取肿瘤后,扩大切口至约 2 cm,将肿瘤在取物袋中剪碎后取出(图 6-5-14)。

(5)术后常规放置胸腔闭式引流管,根据引流情况在术后 2～3 天拔除引流管。

4. 机器人左后纵隔(胸腔顶部)神经源性肿瘤切除术

(1)探查胸腔找到左后纵隔胸腔顶部位置的肿瘤,调整镜头视野,结合术前影像学检查,初步判断肿瘤与周围大血管及重要脏器结构的关系。

(2)在机器人手术系统辅助下暴露纵隔

图 6-5-14 用取物袋套取肿瘤

肿瘤,在肿瘤边缘外侧正常组织处,用电钩切开胸膜(图 6-5-15)。条件允许的情况下,沿整个肿瘤外周将胸膜打开。

(3)遵循从易到难的原则,根据肿瘤的位置与主刀医生的操作习惯,从肿瘤的外侧缘向内侧缘或自肿瘤下极向上极进行分离。组织分离过程中,可采用单极电钩、双极电凝或超声刀等。异常滋养血管或受肿瘤侵犯的肋间血管可采用血管夹夹闭或超声刀处理(图6-5-16)。对于胸腔顶部的肿瘤,可以充分运用机器人器械操作的灵活性,完成普通胸腔镜手术器械不易完成的操作。

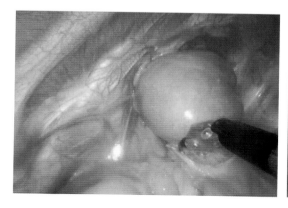

图 6-5-15 沿肿瘤边缘切开胸膜

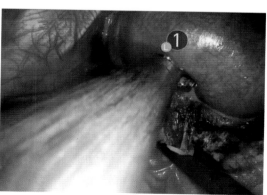

图 6-5-16 用血管夹处理异常滋养血管

小心分离,直至完整切除瘤体。对于肿瘤向椎间孔内生长的情况,术中应小心剔除椎间孔处的肿瘤。完整切除肿瘤后,对瘤床再次进行电凝处理。

(4)肿瘤的取出:选取其中 1 个 Trocar 孔放置取物袋,通常选择腋中线或腋前线位置切口,用取物袋套取肿瘤后,扩大切口至约 2 cm,将肿瘤在取物袋中剪碎后取出。

(5)术后常规放置胸腔闭式引流管,根据引流情况在术后 2～3 天拔除引流管。

七、注意事项

(1)任何新技术从开始运用到熟练掌握都需要经过学习曲线,相较于普通的胸腔镜或腹腔镜手术,由于机器人器械的灵活性、设备具有的放大功能与立体成像技术等因素,机器人手术的学习曲线更短。但在刚开始手术时,需挑选好手术病例。颈纵隔交界、胸腹腔交界肿瘤的手术难度较大,即使采用胸腔镜手术或开胸手术也比较困难,故不推荐将它们作为刚开始进行机器人手术的病例。

(2)机器人手术缺少触觉反馈,主刀医生在分离肿瘤与血管时操作应轻柔,逐渐通过并适应从视觉上关注血管及组织变形等情况来判断手术操作中力的大小。

(3)纵隔肿瘤通常与纵隔大血管关系密切,在进行机器人手术前一定要做好应急处理预案,提前准备开胸手术器械,准备可能需要用到的输血。参与手术的助手医生必须是有经验的医生,至少在需要紧急开胸时,可以在主刀医生上台前尽快主持手术打开胸腔。手术团队的配合在小儿机器人辅助胸腔镜手术开展初期尤为重要,手术技术的掌握需要麻醉医生、护士等人员全面参与,且在中转开胸、大血管出血时极其考验助手医生的应急能力和手术团队的应急准备。

八、术后处理

术后常规吸氧、心电监护、雾化、吸痰,做好气道管理。关注胸腔引流情况,如引流管是否通畅,引流液颜色、引流量,有无漏气等。

九、并发症及其防治

机器人辅助胸腔镜下纵隔肿瘤手术常见并发症基本同胸腔镜手术。

1. 出血　由于胸腔内是负压,对瘤床及发自大动脉的异常滋养血管应进行充分止血处理。对于术中纵隔大血管及其分支出血,应视术中具体情况,决定是否中转开胸。

2. Horner 综合征　后纵隔胸腔顶部神经源性肿瘤手术术后可出现 Horner 综合征,这与肿瘤组织来源及位置有关。

3. 呛咳、声带麻痹　行前上纵隔胸腔顶部肿瘤手术时,术中应注意辨认喉返神经。

4. 膈膨升　前纵隔肿瘤,如畸胎瘤、淋巴管瘤,膈神经常穿行于肿瘤内或与肿瘤粘连紧密,术中应注意保护。对于神经穿行肿瘤且走行不清等情况,术后可能出现膈膨升,必要时行膈肌折叠术。

5. 乳糜胸　后纵隔肿瘤,特别是左上后纵隔、右下后纵隔的肿瘤,常位于胸导管主干走行区,儿童胸导管细,不易辨认,以及胸导管本身可能存在较高的解剖变异率,术后可能出现乳糜胸。手术分离肿瘤的过程中,必要时采用血管夹对肿瘤周围组织进行夹闭后离断。对于术后出现的乳糜胸,如果引流量不大,建议禁食水、静脉营养治疗,通常保守治疗 1～2 周可治愈。如果每日引流量大,保守治疗无好转趋势,应综合患儿情况,必要时再次手术探查。

6. 气管/支气管瘘　主要发生于源自支气管的纵隔囊肿,通常术中探查可发现囊肿与气管/支气管共壁,共壁处常为一层菲薄的膜,术中应小心保护,将大部分囊壁切除,局部可用碘酊灼烧黏膜,防止复发。对于已出现支气管瘘的情况,术中应进行缝合修补,并进行漏气试验。

7. 食管瘘　主要发生于肠源性囊肿,囊肿可能深入食管肌层内,术中应注意探查囊肿是否与食管共壁。可采取与处理支气管源性囊肿手术中气管/支气管瘘类似的方法进行处理。

十、技术现状及展望

随着儿童单肺通气麻醉技术的进步,胸腔镜下纵隔肿瘤手术得到更加广泛的开展,取得良好的手术效果。但对于实体肿瘤,由于普通胸腔镜手术器械操作角度的限制,有时候很难实现从肿瘤的各个角度进行手术操作,而且胸腔镜手术操作时间长,主刀医生的手部震颤可能会随着手术时间的延长而更加明显,普通胸腔镜显示的 2D 图像缺少立体感,这些都给手术的安全性带来一定的风险。机器人手术系统的诞生,解决了普通胸腔镜手术存在的上述问题。

由于儿童胸腔空间有限、肋间隙窄,目前第四代达芬奇机器人手术系统的 Trocar 直径为 8 mm,且 Trocar 进入胸腔内部分的长度约为 2.5 cm,为避免手术器械在胸腔内外的碰撞,在术前需要对患儿胸腔体积进行评估并对 Trocar 放置位置进行选择。在培训及模拟操作时通常要求各 Trocar 孔位于一条直线,且各 Trocar 孔之间至少间隔 8 cm,这在实际小儿胸外科手术应用中存在一定困难,文献报道可将 Trocar 孔之间的最小距离缩短至 4～5 cm。

机器人手术系统具备灵活多向的手术操作器械,故特别适用于胸腔内肿瘤手术,具有可变角度的机器人器械明显比胸腔镜手术器械具有优势。由于纵隔肿瘤手术中几乎没有缝合操作,因此对于小儿外科医生来说,在刚开始实施机器人手术时,纵隔肿瘤患儿可以作为首选的手术病例。

机器人手术在儿童中的应用仍然受到手术器械型号太大、机器人设备较大而使用不便,以及费用高昂等的影响。对于器械型号太大以及没有触觉反馈的问题,已经有厂商研制出新的更细的并有触觉反馈的机器人设备。机器人手术的准备和操作时间,随着整个手术团队,包括主刀医生、护士、麻醉医生等的磨合,将会进一步缩短,从而提高手术效率。手术费用也是阻碍机器人手术普遍开展的重要因素之一。

选择合适的病例,选择最佳的布孔位置,采用操作更加灵活、视野更加立体的机器人手术方式,可以实现良好的手术效果。达芬奇机器人手术医生应当具备开放手术的技术基础,以备突发情况的应急处理。对于一些手术难度和风险较大的病例,在术前应充分做好手术预案。随着机器人手术在小儿胸外科领域应用经验的积累,以及未来机器人设备更加小型化、轻量化,相信机器人手术将更加安全、更加适合儿童,进而在小儿外科领域得到更广泛的应用。

参 考 文 献

[1] 丁自海,张希. 临床解剖学胸部分册[M]. 2 版. 北京:人民卫生出版社,2014.

[2] 蔡威,张潍平,魏光辉. 小儿外科学[M]. 6 版. 北京:人民卫生出版社,2020.

[3] ZENG Q,ZHANG J Z,ZHANG N,et al. Ten years of rapid development of pediatric thoracic surgery in China[J]. Pediatr Investig,2019,3(1):4-8.

[4] MEEHAN J J,SANDLER A. Pediatric robotic surgery:a single-institutional review of the first 100 consecutive cases[J]. Surg Endosc,2008,22(1):177-182.

[5] MEEHAN J J,SANDLER A D. Robotic resection of mediastinal masses in children

[J]. J Laparoendosc Adv Surg Tech A,2008,18(1):114-119.

[6]　BALLOUHEY Q, VILLEMAGNE T, CROS J, et al. Assessment of paediatric thoracic robotic surgery[J]. Interact Cardiovasc Thorac Surg,2015,20(3):300-303.

[7]　DENNING N L,KALLIS M P,PRINCE J M. Pediatric robotic surgery[J]. Surg Clin North Am,2020,100(2):431-443.

[8]　ALIP S L,KIM J,RHA K H,et al. Future platforms of robotic surgery[J]. Urol Clin North Am,2022,49(1):23-38.

[9]　VARDA B K, WANG Y, CHUNG B I, et al. Has the robot caught up? National trends in utilization, perioperative outcomes, and cost for open, laparoscopic, and robotic pediatric pyeloplasty in the United States from 2003 to 2015[J]. J Pediatr Urol,2018,14(4):336. e1-336. e8.

[10]　王勇,汤绍涛.达芬奇手术机器人辅助胸腔镜手术治疗小儿纵隔肿瘤1例[J].临床小儿外科杂志,2017,16(5):518-520.

[11]　陈诚豪,曾骐,张娜,等.达芬奇机器人在儿童纵隔肿瘤手术中的初步应用[J].中华小儿外科杂志,2022,43(9):775-779.

[12]　XU P P,CHANG X P,TANG S T,et al. Robot-assisted thoracoscopic plication for diaphragmatic eventration[J]. J Pediatr Surg,2020,55(12):2787-2790.

[13]　LI S,CAO G Q,ZHOU R C,et al. Feasible techniques in robotic thoracoscopic repair of congenital esophageal atresia:case report and literature review[J]. Surg Case Rep,2021,7(1):142.

[14]　陈天,陈诚豪,曾骐.达芬奇机器人手术系统在儿童胸外科的应用[J].中华小儿外科杂志,2022,43(1):83-87.

（陈诚豪　曾　骐　王　勇）

第六节　胸腹裂孔疝手术

一、概述

胸腹裂孔疝（后外侧膈疝,Bochdalek 疝）为先天性膈疝（congenital diaphragmatic hernia,CDH）中最常见的一种类型,指膈肌后外侧发育缺陷,部分或大部分腹内脏器进入胸腔。其发病率为 1/5000～1/2500,左侧膈疝占 70%～85%,右侧膈疝占 15%,双侧膈疝占比不足 5%,不到 10% 的患儿有疝囊,女性多于男性。临床表现主要涉及呼吸系统、循环系统、消化系统,以呼吸循环衰竭为主,合并胸腔内肠管嵌顿者会有肠梗阻表现。随着产前检查的规范及影像学技术的提高,其产前检出率逐渐升高。亦有裂孔较小,延迟诊断者,往往以肠管嵌顿为主要表现。44%～66% 的先天性膈疝患儿合并其他畸形,4%～16% 合并染色体畸形。因此,进行产前筛查及评估非常重要。

1995 年,van der Zee 等和 Silen 等几乎同时分别报道经腹腔镜和胸腔镜修补膈疝。2006 年,赵英敏等在国内首先报道经腹腔镜膈疝修补术。2007 年,Meehan 等报道了机器人经腹膈疝修补术。2015 年,汤绍涛教授团队开展机器人经胸膈疝修补术并取得成功。

二、适应证、禁忌证和手术时机

1. 适应证　诊断明确的婴幼儿和年长儿先天性膈疝,右侧膈疝建议经胸腔镜修补,左侧膈疝选择经胸腔镜或腹腔镜两种入路修补均可。新生儿膈疝平稳过渡后可作为临床探索性手术的适应证,宜选择胸腔镜手术修补。

2. 禁忌证　①合并严重畸形如先天性心脏病,循环不稳定,难以耐受麻醉者;②严重肺部发育不良或合并其他肺部疾病,难以用呼吸机支持者;③合并先天性乳糜胸者;④胸腹腔因各种原因存在严重粘连,难以分离暴露膈肌者;⑤生命体征尚未平稳,一般情况较差,难以耐受麻醉及手术者。

3. 手术时机

(1)延期手术:先天性膈疝患儿多伴有较严重肺发育不良及持续性肺动脉高压,紧急手术不能改善其心肺功能,反而可能导致病情恶化,术前采取改善通气、纠正酸中毒、心功能支持、降低肺动脉压等措施,待基本情况有所好转、肺功能获得改善时手术,可提高生存率。

(2)限期手术:出生 6 h 后出现危重症状,多为疝内容物突然增加而致心肺受压加重,若压迫不解除,病情往往难以控制,因此,经初步治疗后尽早手术解除压迫可获得较好的效果。

(3)急症手术:疝内容物嵌顿绞窄的先天性膈疝,应尽早手术,以防绞窄肠管坏死。

三、术前准备

先天性膈疝患儿大多合并心肺功能障碍,控制好肺动脉高压并阻止进一步肺损伤是术前管理的关键。术前准备包括监测生命体征、通气、胃肠减压、静脉营养及肺动脉高压处理(吸入一氧化氮(NO)、体外膜肺氧合(ECMO))等,待病情稳定后手术,对术后呼吸和心脏功能的恢复起关键作用。

推荐先天性膈疝患儿在出生后出现呼吸困难或缺氧症状时立即进行气管内插管,以减少由延迟插管引起的酸中毒和贫血,进而降低肺动脉高压的风险;忌面罩给氧并持续胃肠减压;插管后应予以充分的镇静和麻醉,以免引起肺动脉高压加重。

四、体位及 Trocar 定位

1. 体位　常规健侧卧位,患侧上肢上抬 90°,肘关节自然屈曲,呈抱持姿势。保持头低脚高位约 15°(图 6-6-1)。

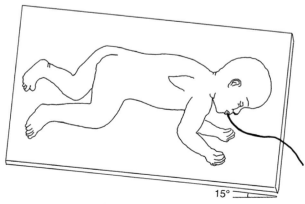

图 6-6-1　手术体位

2. Trocar 定位 镜头孔位于腋中线第 5 肋间;操作孔分别位于腋前线第 5 肋间和腋后线第 6 肋间;辅助孔一般采用 3 mm Trocar 并放置于膈肌边缘水平(图 6-6-2)。

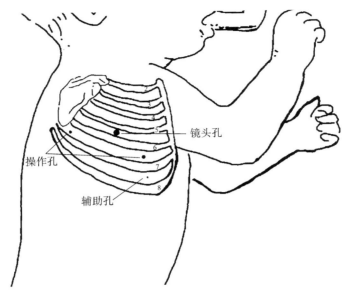

图 6-6-2 Trocar 定位

五、手术步骤

(1)建立操作通道,建立人工气胸,压力为 4~6 mmHg,显露并探查疝环一周(图 6-6-3),检查膈肌发育情况;用操作钳牵拉膈肌,判断是否可以利用现有膈肌封闭胸腹裂孔。

(2)电凝灼烧疝环边缘组织一周,自胸壁导入缝线(2-0 不可吸收线),线尾留在体外。

(3)自身膈肌修补:自缺损中心区向胸壁方向依次间断缝合(图 6-6-4),胸壁外辅助腔内打结(图 6-6-5);若膈肌胸壁附着处无足够肌肉组织进行缝合,则采用钩针法,以相应肋骨为支撑点,将膈肌边缘牵至胸壁以促进愈合(图 6-6-6)。

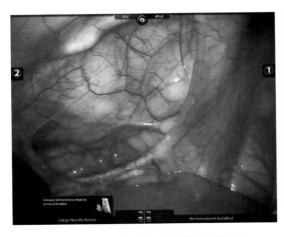

图 6-6-3 还纳内容物,显露胸腹裂孔疝

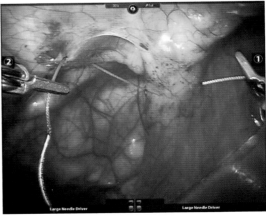

图 6-6-4 垂直褥式缝合胸腹裂孔疝

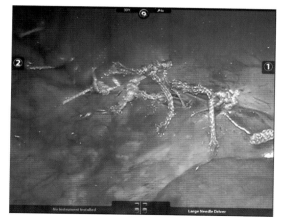

图 6-6-5　胸壁外辅助腔内打结

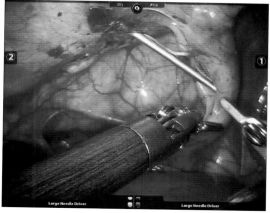

图 6-6-6　钩针法修补胸腹裂孔疝

（4）补片修补：采用操作器械前端或导入丝线的方法进行测量以确定补片大小，一般剪成椭圆形；将补片边缘折叠，与膈肌边缘无张力间断缝合一周。

六、术后处理

（1）术后保暖以预防低体温、硬肿症。

（2）术后继续呼吸机辅助通气，适度过度通气，避免加重酸中毒及高碳酸血症；纠正既有酸中毒。

（3）持续胃肠减压、静脉营养，控制肺动脉高压，适当镇痛镇静。

（4）及时复查胸部 X 线，了解肺复张及胸腔积液情况。

七、并发症及其防治

1. 术中内脏损伤　术中可能损伤肝脏、脾脏、小肠、结肠等疝内容物。术前应根据影像学检查疝入脏器异常解剖位置及结构，选择正确手术入路，用无损伤钳轻柔操作，避免误伤。

2. 胃食管反流　术中应常规检查食管胃连接部位置，必要时用 4-0 不可吸收线将大弯侧胃底与横膈间断缝合固定几针，重建 His 角。轻度反流者经体位和饮食治疗可缓解。

3. 肠梗阻　肠管复位时不慎扭转，肠旋转不良或十二指肠前粘连带遗漏未处理可能导致术后肠梗阻。术中动作应轻柔，依序复位肠管。通过胃管注入少量气体，排除幽门或十二指肠梗阻。对并存肠旋转不良者，应观察空肠上段的通过情况，必要时予以松解处理。

4. 气胸　经腹腔镜膈肌修补最后一针结扎前应鼓肺尽量排除胸腔积气，胸腔镜手术完毕关闭 Trocar 时也应先排气。此外，新生儿肺组织稚嫩，避免潮气量过大导致肺气压伤，行呼吸机辅助呼吸时，谨防气道压力过高。腔镜手术一般不必放置胸腔引流管，若发生气胸，可再行胸腔闭式引流。

5. 疝囊囊肿　由胸、腹膜形成的菲薄疝囊遗漏未切除处理导致，因此，术中应仔细检查，将疝囊沿缺损边缘逐一提起切开或切除后修补缝合。

6. 乳糜胸或乳糜腹　乳糜管经腹膜后主动脉裂孔，在食管与主动脉间沿脊柱前进入胸部，游离或缝合时容易误伤。若术后发生胸、腹腔积液，可以穿刺抽出或置管引流乳糜液。

经静脉营养、禁食等保守治疗多可自愈。无效者需再行手术修补。

7. 肝静脉损伤　右肝静脉的肝外部分短,于肝后方直接进入下腔静脉。注意右后外侧膈疝分离缺损内缘易误伤导致大出血,甚至气体栓塞。

8. 肾上腺损伤　新生儿膈肌缺损大,肾上腺小,若不注意容易误伤,其也是患儿术后死亡的重要原因,在缺损后缘缝合达肾脏附近时进针不宜过深或缝合组织过多。

9. 膈疝复发　多与缝合张力过大有关;可通过 X 线平片、消化道造影或 CT 确诊;对于手术近期的复发,建议密切观察 3 个月后手术;手术 3 个月后的复发,确诊后应尽早手术。再次手术可予以肌瓣翻转或补片修补以减少复发。

10. 腔镜手术并发症

(1)与穿刺相关的并发症:可能发生体壁、内脏或大血管损伤出血,术后 Trocar 部位疝。笔者主张,第一个 Trocar 采用开放式放置方法,其余 Trocar 可以在监视下进行穿刺置入,这样可极大降低穿刺损伤风险。

(2)与 CO_2 气体有关的并发症:可能出现高碳酸血症、皮下气肿、心律失常,甚至气体栓塞。术中应严格控制人工气腹/胸压力,动态监测血气,适度过度通气,术后充分释放 CO_2,减少皮下气肿。

八、技术现状及展望

2018 年,《先天性膈疝修补术专家共识及腔镜手术操作指南(2017 版)》发布,在先天性膈疝手术时机、手术方式等争议较大的方面,国内专家大致形成共识。随着机器人手术的开展,灵活的操作器械体验将膈疝手术引入了新的探讨方向,机器人手术系统较传统腔镜手术优势在哪? 机器人新生儿期膈疝经腹腔还是经胸腔修补更有优势? 均有待更多的研究。

需要指出的是,先天性膈疝主要病理机制是肺发育不良和肺动脉高压,而不是缺损本身。因此先天性膈疝患儿的治疗是综合性治疗,而不仅仅是修补膈肌缺损。只有提高手术团队的技术水平,才能整体提高患儿的存活率。

先天性膈疝产检超声诊断率高,最早可在妊娠 12 周发现。产前评估肺头比(LHR)与预后密切相关,LHR<0.6,则预后极差,可尝试胎儿镜气管封堵,促进肺发育,文献报道该方法可使存活率提高至 70%;LHR>1.35,则预后良好。出生后呼吸循环不良的患儿,可采用体外膜肺氧合技术,为发育不全的肺争取一定的发育时间,从而提高存活率。先天性膈疝患儿术后尚存在肺动脉高压、神经精神相关问题,在复查时应密切观察。

参 考 文 献

[1] VAN DER ZEE D C,BAX N M. Laparoscopic repair of congenital diaphragmatic hernia in a 6-month-old child[J]. Surg Endosc,1995,9(9):1001-1003.

[2] SILEN M L,CANVASSER D A,KURKCHUBASCHE A G,et al. Video-assisted thoracic surgical repair of a foramen of Bochdalek hernia[J]. Ann Thorac Surg,1995, 60(2):448-450.

[3] 赵英敏,李龙,叶辉,等.腹腔镜小儿先天性膈疝修补术[J].中国微创外科杂志,2006,6 (8):597-598.

[4] MEEHAN J J,SANDLER A. Robotic repair of a Bochdalek congenital diaphragmatic

hernia in a small neonate：robotic advantages and limitations[J]. J Pediatr Surg，2007，42(10)：1757-1760.

［5］ 中华医学会小儿外科学分会内镜外科学组，中华医学会小儿外科学分会心胸外科学组.先天性膈疝修补术专家共识及腔镜手术操作指南(2017 版)［J］.中华小儿外科杂志，2018，39(1)：1-8.

［6］ 吴晔明.腔镜下新生儿膈疝修补术[J].临床小儿外科杂志，2017，16(1)：15-17.

［7］ 李帅，汤绍涛.机器人手术系统在小儿胸外科的应用及展望[J].机器人外科学杂志(中英文)，2021，2(4)：272-276.

（李　帅）

第七节　膈膨升手术

一、概述

膈膨升是指膈肌因先天发育或后天膈神经麻痹等原因出现的局部或全部上抬。其确切发病率无从得知，可以为单侧或双侧发病，先天性膈膨升以右侧多发，约占 80%，男女发病比例为(2～3)∶1。先天性因素包括先天性横膈肌层部分或全部发育不良、先天性膈神经缺失。后天性因素包括产伤、手术、感染、低温或肿瘤压迫所致的膈神经麻痹。其可在无任何症状的体检中偶然发现，也可表现为呼吸衰竭或反复发作的呼吸道感染。膈神经麻痹通常表现为呼吸衰竭，严重者长期无法脱离呼吸机，甚至死亡。手术矫治膈膨升的目的是恢复膈肌的正常解剖位置和张力，确保正常肺容积及肺通气，解除压迫，改善呼吸循环功能。较常见的症状包括呼吸道和消化道症状：①呼吸道症状，包括发绀、呼吸急促、呼吸窘迫、反复发作的下肺支气管肺炎，调动辅助呼吸肌吸气等。合并其他因素时可以发生低氧血症，如肺发育不良和肺不张及肺部感染所致的通气血流比例失调、心内右向左分流、动脉导管未闭所致的肺动脉高压等。极重者需要辅助呼吸。②消化道症状，包括呕吐、喂养困难、体重不增，在新生儿中表现更为明显。部分患儿可表现为腹部凹陷和相应胸壁前凸。此外，一些综合征，如 Fryns 综合征、18-三体综合征、脊髓性肌萎缩及先天性巨细胞病毒感染均可导致先天性膈膨升。

1790 年，Petit 最早描述了这种情况。1829 年，Becklard 首次使用"膈膨升"(eventration of diaphragm)一词。1954 年，Bingham 描述了膈肌折叠的治疗方式。1996 年，Mouroux 首先报道了 3 例成人胸腔镜膈膨升手术，紧接着，1998 年，van Smith 报道了胸腔镜膈肌折叠术治疗先天性心脏病术后膈肌麻痹的患儿。2008 年，Meehan 等报道了机器人膈肌折叠术。2016 年，华中科技大学同济医学院附属协和医院小儿外科报道了机器人辅助胸腔镜膈肌折叠术。

二、适应证和禁忌证

1.适应证　出现肺部压迫症状、矛盾呼吸及纵隔摆动的严重膈膨升者；相对于正常位置，横膈向上移位达 3 肋及以上者；膈膨升对患侧肺造成明显压迫，并出现气促、气喘等呼吸窘迫症状，经正规内科治疗无效者；频繁肺部感染，存在低氧血症，甚至反常呼吸运动，经正

规内科治疗无效者;压迫症状持续不缓解,合并体重不增或胃扭转者;随访过程中膈肌继续
上抬,膨升加重者;新生儿、婴幼儿中存在呼吸窘迫、缺氧症状反复发作合并染色体异常者。
胸部手术后双侧或单侧膈肌麻痹而致的膈膨升患儿,如术后 2~3 周无法撤离呼吸机,需及
早手术,依据病变可以采取单侧或双侧膈肌折叠术。

2. 相对适应证　对于因膈神经损伤而引起膈膨升的婴幼儿,如近期无明显呼吸困难,建
议 3~6 个月后再次评估。横膈较正常位置上抬 2 肋及以上,有一定的临床症状;横膈较正
常位置抬高 2 肋及以上,偶有呼吸道症状者,可观察 3~6 个月;无症状,已观察 1 年未恢复
者建议手术治疗。

3. 禁忌证　严重心力衰竭,不能耐受手术者;诊断为神经肌肉性疾病者。

三、术前准备

1. 术前检查　一般需完善血常规、血生化、凝血功能及配血相关检查,以及胸腹 X 线、上
消化道造影、肺纵隔膈肌 CT 及经皮膈神经刺激(怀疑继发者)等检查。先天性膈膨升患儿
病情允许情况下需要完善检查排除合并畸形,常见的有腭裂、先天性心脏病、内脏反位及泌
尿生殖系统畸形。

2. 术前支持治疗　绝大多数重症患儿为新生儿,基础治疗为维持呼吸稳定及足量的营
养供给。

(1)呼吸支持:给氧,使患儿血氧饱和度达到目标值(早产儿为 90%~95%,足月儿为
95%以上)。对于吸入氧浓度>30%的患儿,需要给予额外的呼吸支持手段,如鼻导管持续
正压通气或加温湿化高流量鼻导管给氧。如果上述措施不能改善患儿氧供或有呼吸衰竭的
证据(动脉血 pH<7.2,或 $PaCO_2 \geq 65$ mmHg),则需要采取气管内插管及辅助呼吸。

(2)营养支持:如果患儿仅需要初级呼吸支持即可得到足够的氧供,则可尝试经口进食;
如果患儿需要更多侵入性的措施才可得到足够的氧供,则需要鼻饲或静脉营养。

四、体位及 Trocar 定位

1. 体位　常规健侧卧位,患侧上肢上抬90°,肘关节自然屈曲,呈抱持姿势。

2. Trocar 定位　镜头孔位于腋中线第 5 肋间;操作孔分别位于腋前线第 5 肋间和腋后
线第 6 肋间;辅助孔位于左侧操作孔和镜头孔之间,放置 3 mm Trocar 于膈肌边缘水平,一
般在胸廓最高点。

五、手术步骤

1. 建立人工气胸　压力为 6~8 mmHg,向腹侧推挤膨升膈肌。

2. 进针出针　选择 2-0 编织线,于辅助孔上一肋间稍外侧胸壁进针(图 6-7-1),用持针器
牵拉足够缝线进入胸腔,线尾留在胸壁外;以不同方式缝合折叠膈肌;提拉胸壁外线尾辅助
胸腔内打结(图 6-7-2),一次折叠需要打结 6 次;第一个结一般需要绕 3 圈以避免滑脱(图
6-7-3);打结完成后,线剪自辅助孔进入,线结保留 0.5 cm 长线头;线尾自胸壁抽出,带针线
段用持针器夹住自胸壁穿出(图 6-7-4)。

3. 缝合方式

(1)手风琴式:第一针从膈肌中部开始,间断缝合,缝针从一侧膈肌边缘穿过薄弱膈肌
3~4次,到达另一侧膈肌边缘完成折叠(图 6-7-5)。

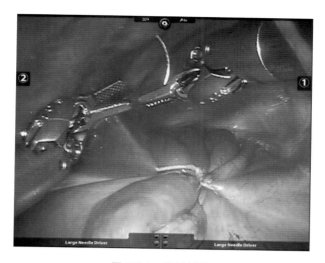

图 6-7-1　胸壁进针

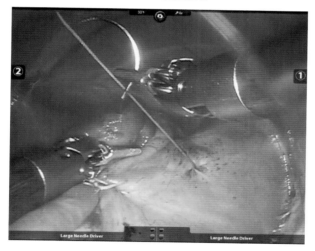

图 6-7-2　胸腔内打结

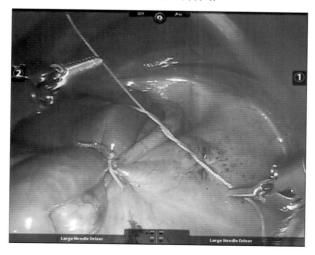

图 6-7-3　第一个结

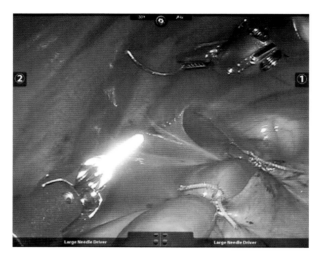

图 6-7-4　胸壁出针

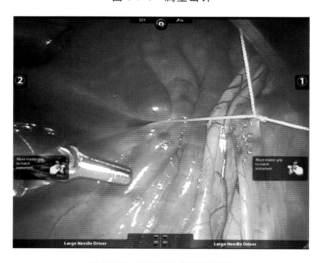

图 6-7-5　手风琴式膈肌折叠

（2）三层式：先将膈肌前外侧 1/3 牵起，做一个水平于膈神经分支的膈肌瓣，膈肌瓣基底部以 2-0 不可吸收线间断缝合；向后折叠膈肌瓣并与后部膈肌缝合；自中心向胸侧牵拉膈肌，再牵起膈肌根部横行褥式缝合数针，可使用带垫片的缝线；再将牵起的膈肌折向相对薄弱的一侧，沿其边缘重叠加固缝合于胸腹之间的膈肌之上。

（3）反复、间断、全层、折叠缝合松弛膈肌，直到膈肌缩减到正常高度。

4. 鼓肺关胸　先拔除两侧操作孔 Trocar，依次关闭胸膜和皮肤层；保留镜头孔，腔镜直视下鼓肺至肺全部复张；与麻醉医生配合屏住患儿呼吸，快速缝合孔。经此操作可不常规放置胸腔闭式引流管。

六、术后处理

（1）患儿清醒后取半卧位，减轻腹腔器官对膈肌的压迫，有利于膈肌的愈合。

（2）术后持续胃肠减压，进一步减轻腹腔压力。

（3）术后肠蠕动恢复即可拔除胃管进食，但应以易消化、通便饮食为主。

七、并发症及其防治

1. 损伤　根据发生频率,可能受损的依次为肝脏、心包、下腔静脉、胸主动脉、胃、肠管、脾脏、左侧肾脏及肾上腺。机器人手术损伤发生率一般低于胸腔镜手术,损伤原因与局部解剖不熟、缝合时进针过深、相应术式适应证把握不准(如对左侧膈膨升且腹部怀疑有粘连的患儿予以胸腔镜手术)有关。另外,术前放置鼻胃管减压可有效减少腹腔脏器损伤的机会。

2. 术后气胸　胸腔镜手术时一般采用 CO_2 建立人工气胸来增大手术视野,因此关闭 Trocar 孔时应先鼓肺排气,否则残留气体可致术后气胸。另外,术中穿刺或进出操作器械时戳伤肺,也有可能导致术后气胸。胸腔镜下膈肌折叠术一般不必放置胸腔闭式引流管,少量气胸多可自行吸收;若术后呼吸困难伴气胸,可再放置胸腔闭式引流管。

3. 胸腔积液　围手术期肺部感染、经胸手术分解粘连、误伤淋巴管可导致胸腔积液。经观察及积极治疗不能吸收则需要放置胸腔闭式引流管,若引流液为乳糜,经保守治疗不能改善则需再次进行手术处理。

4. 肺不张　选择经胸腔手术,手术结束关闭胸壁 Trocar 孔时鼓肺排气不完全可能导致术后肺不张。近期肺不张可通过术后深呼吸、吹气球等方式处理。

5. 复发　原因包括营养不良、膈肌薄弱、缝合张力过大、缝线松脱、术后近期呼吸道感染等。预防措施包括注意保持膈肌的适当张力、采用带有垫片的缝线、采用三层式缝合方法加强薄弱区域、加强围手术期营养、避免呼吸道感染等。

6. 胃食管反流　有些患儿合并胃食管反流,膈肌折叠术后仍无改善,需再次进行胃底折叠术。

八、技术现状及展望

胸腔镜下膈肌折叠术于 2018 年被中华医学会小儿外科学分会心胸外科学组及内镜外科学组推荐为膈膨升首选术式。胸腔镜手术不受肝脏、胃肠等腹腔脏器的影响,CO_2 人工气胸压力不高于 5 mmHg,对患儿血流动力学影响最低,无须单肺通气;需明确的是,新生儿膈膨升不是胸腔镜手术的禁忌证。机器人辅助胸腔镜膈肌折叠术克服了传统胸腔镜在远角和近角缝合困难的缺点,使膈肌折叠术更完美。

明确膈肌折叠术对膈肌功能是否有长期的有害影响很重要。Kizilcan 等对 12 例曾行膈肌折叠术的患儿的膈肌功能进行了研究。X 线片显示,患儿横膈位置都正常。通过 X 线检查,膈肌运动在 5 例患儿中被描述为"满意",在 4 例患儿中被描述为"中等满意",在 3 例患儿中被描述为"不满意",但均未见反常运动。该作者还通过肺活量测定研究了 6 例患儿的呼吸功能,结果显示,5 例患儿第一秒用力呼气量占用力肺活量百分率高于 80%,1 例患儿低于 80%,且有持续的呼吸道症状。Stone 等通过荧光镜检查了 6 例 1~7 年前因膈神经麻痹继发膈膨升而行膈肌折叠切除术的患儿的膈肌功能,结果均表现出正常的膈肌功能。由此可见,膈肌折叠术治疗膈膨升可以缓解患儿的临床症状,是一种有效的治疗方式,对于远期膈肌的活动亦没有严重不利影响。

参 考 文 献

[1]　XU P P,CHANG X P,TANG S T,et al. Robot-assisted thoracoscopic plication for diaphragmatic eventration[J]. J Pediatr Surg,2020,55(12):2787-2790.

［2］ 中华医学会小儿外科学分会心胸外科学组,中华医学会小儿外科学分会内镜外科学组.小儿膈膨升外科治疗中国专家共识[J].中华小儿外科杂志,2018,39(9):645-649.

［3］ BORRUTO F A,FERREIRA C G,KASELAS C,et al. Thoracoscopic treatment of congenital diaphragmatic eventration in children:lessons learned after 15 years of experience[J]. Eur J Pediatr Surg,2014,24(4):328-331.

［4］ WU S D,ZANG N,ZHU J,et al. Congenital diaphragmatic eventration in children:12 years'experience with 177 cases in a single institution[J]. J Pediatr Surg,2015,50(7):1088-1092.

［5］ CHIN E F,LYNN R B. Surgery of eventration of the diaphragm[J]. J Thorac Surg,1956,32(1):6-14.

［6］ SARIHAN H,CAY A,AKYAZICI R,et al. Congenital diaphragmatic eventration:treatment and postoperative evaluation[J]. J Cardiovasc Surg (Torino),1996,37(2):173-176.

［7］ 赵成鹏,段永福,周晓波,等.胸腔镜与开放手术治疗小儿先天性膈膨升的比较[J].中国微创外科杂志,2015,15(6):502-504,514.

［8］ RODGERS B M,HAWKS P. Bilateral congenital eventration of the diaphragms:successful surgical management[J]. J Pediatr Surg,1986,21(10):858-864.

［9］ COHN D,BENDITT J O,EVELOFF S,et al. Diaphragm thickening during inspiration[J]. J Appl Physiol,1997,83(1):291-296.

［10］ REHAN V K,NAKASHIMA J M,GUTMAN A,et al. Effects of the supine and prone position on diaphragm thickness in healthy term infants[J]. Arch Dis Child,2000,83(3):234-238.

［11］ MCCOOL F D,CONOMOS P,BENDITT J O,et al. Maximal inspiratory pressures and dimensions of the diaphragm[J]. Am J Resp Crit Care Med,1997,155(4):1329-1334.

［12］ KIZILCAN F,TANYEL F C,HIÇSÖNMEZ A,et al. The long-term results of diaphragmatic plication[J]. J Pediatr Surg,1993,28(1):42-44.

［13］ STONE K S,BROWN J W,CANAL D F,et al. Long-term fate of the diaphragm surgically plicated during infancy and early childhood[J]. Ann Thorac Surg,1987,44(1):62-65.

［14］ SHOEMAKER R,PALMER G,BROWN J W,et al. Aggressive treatment of acquired phrenic nerve paralysis in infants and small children[J]. Ann Thorac Surg,1981,32(3):250-259.

［15］ WATANABE T,TRUSLER G A,WILLIAMS W G,et al. Phrenic nerve paralysis after pediatric cardiac surgery. Retrospective study of 125 cases [J]. J Thorac Cardiovasc Surg,1987,94(3):383-388.

［16］ LANGER J C,FILLER R M,COLES J,et al. Plication of the diaphragm for infants and young children with phrenic nerve palsy[J]. J Pediatr Surg,1988,23(8):749-751.

［17］ DE LEEUW M,WILLIAMS J M,FREEDOM R M,et al. Impact of diaphragmatic paralysis after cardiothoracic surgery in children[J]. J Thorac Cardiovasc Surg, 1999,118(3):510-517.

[18] DAGAN O, NIMRI R, KATZ Y, et al. Bilateral diaphragm paralysis following cardiac surgery in children:10-years' experience[J]. Intensive Care Med,2006,32 (8):1222-1226.

[19] LEO F, GIROTTI P, TAVECCHIO L, et al. Anterior diaphragmatic plication in mediastinal surgery:the "reefing the mainsail" technique[J]. Ann Thorac Surg, 2010,90(6):2065-2067.

[20] 胡吉梦,吴晔明,王俊,等. 腔镜手术治疗婴幼儿膈膨升 24 例临床分析[J]. 中华小儿外科杂志,2013,34 (11):810-813.

[21] BECMEUR F, TALON I, SHAARSCHMIDT K, et al. Thoracoscopic diaphragmatic eventration repair in children:about 10 cases[J]. J Pediatr Surg,2005,40 (11): 1712-1715.

[22] MOON S W, WANG Y P, KIM Y W, et al. Thoracoscopic plication of diaphragm eventration using endostaplers[J]. Ann Thorac Surg,2000,70(1):299-300.

（李　帅）

第八节　食管裂孔疝手术

扫码看视频

一、概述

食管裂孔疝(hiatal hernia,HH)指部分或全部胃底、腹腔脏器通过异常宽大或宽松的食管裂孔及其旁侧至纵隔或胸腔,食管胃连接部上移或正常,常表现为胃食管反流(gastroesophageal reflux,GER)。其准确发病率不详,但有研究显示 3%～7% 的小儿患有胃食管反流,表现为呕吐、贫血、营养不良、生长发育迟缓;反复误吸易导致呼吸道感染。食管裂孔疝分为Ⅰ、Ⅱ、Ⅲ型,即滑动型食管裂孔疝、食管旁裂孔疝及混合型食管裂孔疝。也有文献将疝内容物包括结肠、脾脏的巨大型食管裂孔疝单列为Ⅳ型。外科治疗食管裂孔疝可追溯到 1853 年,美国医生 Henry Bowditch 首次报道,但早期对该疾病的认识并不全面。直到 20 世纪 50 年代,经 Allison、Hill、Nissen 等医生探索,才将食管裂孔疝的术式逐渐确定下来。1991 年,Dallemagne 等开展了第 1 台腹腔镜下 Nissen 胃底折叠术;2000 年,德国医生报道了世界首例 da Vinci(达芬奇)机器人小儿胃底折叠术;2007 年,香港大学玛丽医院黄格元医生完成中国首例 da Vinci 机器人胃底折叠术。食管裂孔疝手术既含有疝囊剥离等分离解剖操作,又含有修补、折叠等重建操作,被视为学习腔镜下大型复杂手术的"门槛"手术。

二、适应证和禁忌证

1. 适应证

(1)经饮食、体位及药物治疗 6～8 周胃食管反流未改善者。

(2)体重持续不增或下降,生长发育迟缓者;反复便血或呕血致严重贫血者。

（3）反复呼吸道感染，气道梗阻、哮喘和慢性肺部炎症者。

（4）内镜检查有重度食管炎、溃疡或狭窄者。

（5）Ⅱ、Ⅲ型食管裂孔疝为避免胃扭转、坏死而危及生命，应及时手术。

2.禁忌证

（1）腹腔粘连严重者。

（2）心肺功能衰竭者。

（3）食管癌变者。

（4）凝血功能障碍者。

三、术前准备

1.术前检查　胸部正侧位片、上消化道钡餐造影、肺纵隔及膈肌CT，必要时进行食管镜检查、食管测压及24 h pH测定。

2.对症治疗　水、电解质平衡紊乱的纠正；合并肺部感染时应控制急性炎症，但对反复发作病例不能追求绝对的影像学无异常而延误手术时机；纠正营养不良及贫血。

四、体位及 Trocar 定位

1.体位　10 kg以下患儿需要整体抬高；取仰卧位，背部稍垫高；机器人手术系统自头前偏右15°进入。

2.Trocar 定位　脐部置入镜头 Trocar（A），右肋缘下与旁正中线交点处置入左手操作Trocar（B），AB连线垂线外侧（右侧腹直肌外侧线与脐上2 cm横线交点）置入辅助Trocar（C），左肋缘下2 cm与旁正中线交点处置入右手操作 Trocar（D）（图6-8-1）。

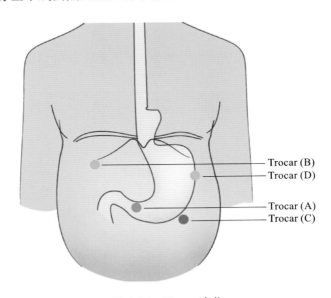

图 6-8-1　Trocar 定位

五、手术步骤

1.悬吊肝脏、显露食管裂孔　在剑突左侧自腹壁刺入带线缝针，挑起肝脏左叶，显露食管裂孔；将缝针穿过左肝三角韧带，悬吊食管裂孔前壁（图6-8-2），出针后继续穿过肝镰状韧带起始部，将缝针自右侧腹壁穿出；在腹壁外提拉缝线，肝左叶被吊起（图6-8-3），食管裂孔清晰显示（图6-8-4）。

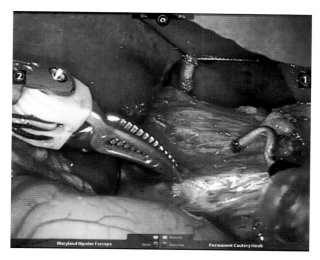

图 6-8-2　悬吊食管裂孔前壁

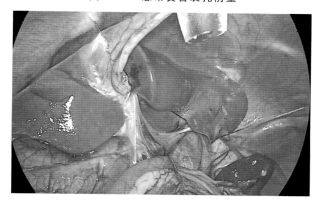

图 6-8-3　悬吊效果显示

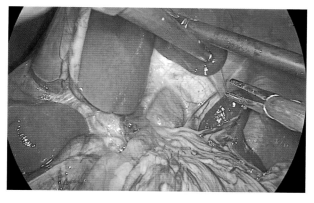

图 6-8-4　食管裂孔镜下观

2.还纳疝内容物、游离疝囊　用超声刀打开食管右侧的肝胃韧带，游离松解疝囊（图6-8-5），注意保护迷走神经；胃左动脉可能对游离食管造成干扰，可以选择离断或不离断

(图 6-8-6);先将食管周围游离一圈,用丝带绕过食管并向腹侧提拉(图 6-8-7),充分游离疝囊(图 6-8-8)至松开食管后不回缩为宜,显露双侧膈肌脚。

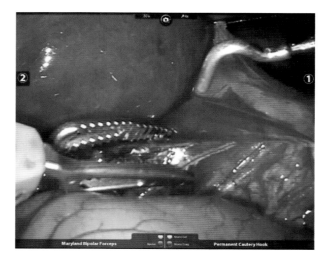

图 6-8-5　游离松解疝囊

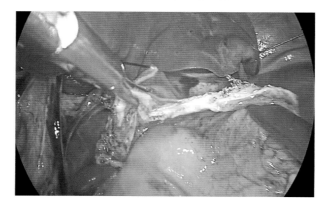

图 6-8-6　离断胃左动脉

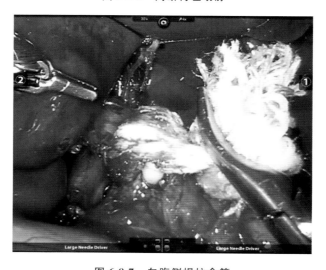

图 6-8-7　向腹侧提拉食管

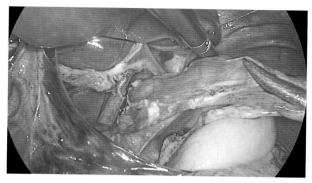

图 6-8-8　充分游离疝囊

3. 修补食管裂孔　助手医生用丝带将食管向后方牵拉,显露两侧膈肌脚,以 2-0 编织线间断对合缝合两侧膈肌脚(图 6-8-9),一般须缝合 3 针,腔内打结(根据裂孔大小决定,针距 0.5 cm);为防止食管回缩,最后 1 针应在膈肌脚之间顺带缝合食管前壁(图 6-8-10),然后打结;为防止缝合过紧,可以根据患儿年龄,在食管内导入 10 mm 胶管或插入胃镜作为支撑。

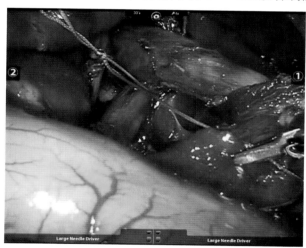

图 6-8-9　缝合膈肌脚

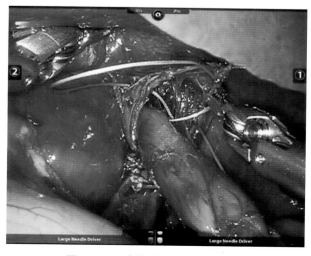

图 6-8-10　食管前壁固定于膈肌脚

4. 胃底折叠　将食管牵向左侧,自食管后方将部分胃底牵至食管右侧(图 6-8-11);自食管两侧使胃底 360°包绕食管(Nissen 胃底折叠术)缝合 3 针(图 6-8-12),长度为 2～3 cm;为防止食管滑动,至少有 1 针在两侧胃底之间缝合部分食管肌层(图 6-8-13)。

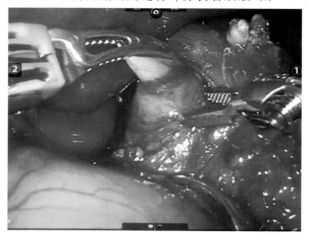

图 6-8-11　将胃底牵至食管右侧包绕食管

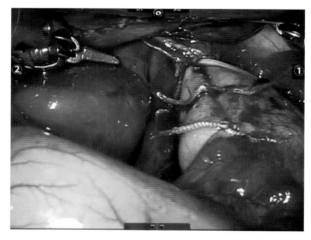

图 6-8-12　Nissen 胃底折叠术

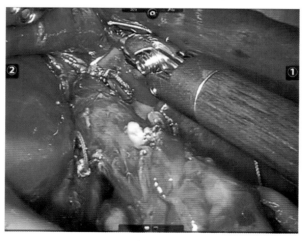

图 6-8-13　食管壁固定于胃壁

六、术后处理

术后 24 h 拔除胃肠减压管并试进食；术后早期进食不能过饱，应少量多餐；术后近期避免呼吸道感染及便秘而导致腹内压增加，疝复发；继续治疗可能存在的胃食管反流相关症状。

七、并发症及其防治

1.食管损伤　由术中操作不当所致。术中可直接修补，并以胃壁缝合覆盖，操作困难或不确切时，需中转开胸。

2.迷走神经损伤　由游离疝囊时过于靠近食管所致，不必刻意显露迷走神经。确认损伤则需要做幽门成形术；在游离时将神经与食管一并牵起可避免损伤。

3.出血　由肝脏撕裂或胃左血管及其分支破裂造成，可以经能量平台或钳夹止血。胸主动脉在食管的左下方，游离食管或膈肌脚或者缝合时进针过深可能致其损伤出血，应控制出血后及时中转，避免盲目钳夹。

4.气胸　由游离疝囊过深，穿破纵隔胸膜所致。可在术中修补纵隔胸膜破口，最后一针时与麻醉医生配合鼓肺，一般可不放置胸腔引流管；亦可以在术后单独放置胸腔引流管，待无气体排出后复查胸部 X 线，肺复张良好后即可拔除胸腔引流管。

5.腹胀　迷走神经损伤或胃肠蠕动恢复缓慢均可引起腹胀。对于迷走神经损伤所致腹胀，需及时应用激素及神经营养药物，但恢复较慢；胃肠动力差者可加用促胃肠动力药物，如多潘立酮。上述情况均不宜过早拔除胃管，应在试进食无腹胀后拔除，必要时需行胃造瘘。

6.食管狭窄　由膈肌脚缝合过紧引起，通过造影或内镜检查可以明确。缝合过紧多可通过介入球囊扩张治愈，一般无须再次行手术松解。

7.疝复发和折叠滑脱　可能原因有疝囊残留过多，腹腔段食管游离不够，食管回缩；膈肌脚薄弱，旁疝形成；膈肌裂孔宽大，缝合张力高，肌纤维撕裂或缝线打结松脱。预防措施包括充分游离食管及尽量切除疝囊组织，缝合膈肌脚及胃底折叠时将食管纵肌一并缝合，折叠长度至少 3 cm，从而减少食管回缩和折叠滑脱，进一步减少疝复发和抗反流的失效。

8.肠套叠　有报道食管裂孔疝手术后发生肠套叠的病例，推测与手术干扰迷走神经有关，多在术后 2 周内发生，多为小肠套叠，且多可自行复位，如持续加重不能缓解，则需要及时探查。

八、技术现状及展望

机器人辅助腹腔镜食管裂孔疝手术已为越来越多的小儿外科医生所接受；部分胸外科医生亦经胸腔镜手术，手术过程相对复杂，但在暴露迷走神经方面有一定优势；折叠方式除了 Nissen 胃底折叠术外，还有 Toupet 术及 Thal 术，这些方式都有效，具体选择与主刀医生的习惯和经验有关。有研究显示，食管裂孔疝腹腔镜手术的学习曲线为 25～30 例手术，而机器人辅助腹腔镜手术的学习曲线仅为 5 例手术。食管裂孔疝复发率较高，据报道在 6%～57%之间，与松解不充分、食管裂孔过大、肥胖等有关；有报道认为，对于巨大型食管裂孔疝用补片修补可减少复发。尽管有比较研究认为机器人辅助腹腔镜食管裂孔疝手术较传统腹腔镜食管裂孔疝手术在住院时间、并发症、手术时间方面并没有明显优势，但掌握食管裂孔疝的机器人手术是进一步开展复杂手术的关键，在机器人手术学习中意义重大。

参 考 文 献

[1] YU H X，HAN C S，XUE J R，et al. Esophageal hiatal hernia：risk，diagnosis and management[J]. Expert Rev Gastroenterol Hepatol，2018，12(4)：319-329.

[2] MITIEK M O，ANDRADE R S. Giant hiatal hernia[J]. Ann Thorac Surg，2010，89 (6)：S2168-S2173.

[3] SAAD A R，VELANOVICH V. Anatomic observation of recurrent hiatal hernia：recurrence or disease progression？[J]. J Am Coll Surg，2020，230(6)：999-1007.

[4] DEGRANDI O，LAURENT E，NAJAH H，et al. Laparoscopic surgery for recurrent hiatal hernia[J]. J Laparoendosc Adv Surg Tech A，2020，30(8)：883-886.

[5] SIEGAL S R，DOLAN J P，HUNTER J G. Modern diagnosis and treatment of hiatal hernias[J]. Langenbecks Arch Surg，2017，402(8)：1145-1151.

[6] KRAWIEC K，SZCZASNY M，KADEJ A，et al. Hiatal hernia as a rare cause of cardiac complications—case based review of the literature[J]. Ann Agric Environ Med，2021，28(1)：20-26.

[7] STYLOPOULOS N，RATTNER D W. The history of hiatal hernia surgery：from Bowditch to laparoscopy[J]. Ann Surg，2005，241(1)：185-193.

[8] DALLEMAGNE B，WEERTS J M，JEHAES C，et al. Laparoscopic Nissen fundoplication：preliminary report[J]. Surg Laparosc Endosc，1991，1(3)：138-143.

（李　帅）

第九节　动脉导管结扎术

扫码看视频

一、概况

动脉导管未闭（patent ductus arteriosus，PDA）是动脉导管在出生后未闭合而持续开放的病理状态。在胎儿时期，肺动脉的大部分血液经开放的动脉导管流至降主动脉。出生后呼吸建立，动脉血氧含量升高，使动脉导管收缩，又因肺动脉压力下降、体循环压力增高，通过动脉导管的血流量显著减少并有少量左向右分流，出生后数小时至数天，动脉导管在功能上先闭合。再经1～2个月，绝大部分婴儿的动脉导管在解剖学上也已闭合。如果此时动脉导管继续开放，并出现左向右的分流，即构成本病（图6-9-1）。动脉导管的大小和形态各不相同，直径多为0.1～1.0 cm，长0.7～1.0 cm，形态呈漏斗状、管状、窗状或动脉瘤状。女性患者多于男性，比例为（2～3）∶1，临床症状的轻重程度与导管粗细有关。大多数病例的动脉导管较细，症状很轻或无症状，可在常规体检时发现。重症病例常有呼吸急促、心悸、呼吸道感染、发育迟缓，甚至早年即发生心力衰竭。临床无发绀，但若合并肺动脉高压，则可以出现差异性发绀。偶因扩张的肺动脉压迫喉返神经而引起声音嘶哑。

对年龄小，动脉导管直径小于0.5 cm，不影响生长发育者可以随访观察。有症状者、动脉导管比较粗大者均应及早治疗。动脉导管未闭的治疗方法包括介入封堵术、开胸手术、胸腔镜手术和机器人手术。对于一些过于粗大的动脉导管未闭，介入方法不适合，机器人辅助胸腔镜手术具有明显的优势。

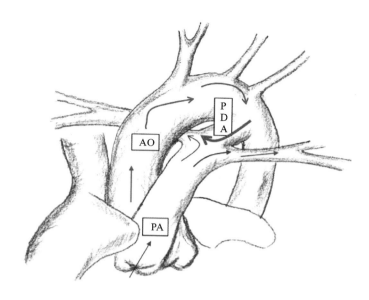

PA—肺动脉；AO—主动脉；PDA—动脉导管未闭

图 6-9-1　动脉导管未闭示意图

与传统的胸腔镜手术相比，机器人手术克服了传统内镜工具的局限性，提供震颤过滤和运动缩放功能，并允许通过端口或套管在受限空间进行灵巧操作，这对于小儿动脉导管未闭的治疗至关重要，因为小儿的胸腔空间相对较小。我们预计，机器人手术最终将被证明优于传统手术，甚至优于胸腔镜下动脉导管结扎术。

二、适应证和禁忌证

1. 适应证　年龄＞6 月龄，体重＞6 kg，管状动脉导管未闭。

2. 禁忌证　年龄＜6 月龄，体重＜6 kg，窗状动脉导管未闭，胸部畸形，合并其他心血管畸形需要同期处理。

需要说明的是，目前机器人动脉导管结扎术的病例数量很少，适应证和禁忌证是相对的。随着病例数量的增加，机器人动脉导管结扎术的适应证范围可能会进一步扩大。

三、术前准备

对所有患儿行心脏彩超检查证实为单纯动脉导管未闭，并行胸部 X 线和胸部 CT 检查，以排除胸部和肺部畸形，行心电图检查排除复杂心律失常。同时常规进行其他必要的术前检查，排除麻醉禁忌证，术前禁食和禁水 6 h。

四、麻醉和体位

对患儿进行气管内插管全身麻醉。气管导管置于右侧主支气管，右侧肺单肺通气。进行动脉血压监测和置入颈内静脉导管。患儿取右侧卧位，右侧腋窝适当抬高。在胸部和背部的适当位置垫软垫，防止身体倒下致体位改变。用 2 条宽度约 4 cm 的布带固定患儿髂前上棘和肩缝（图 6-9-2）。

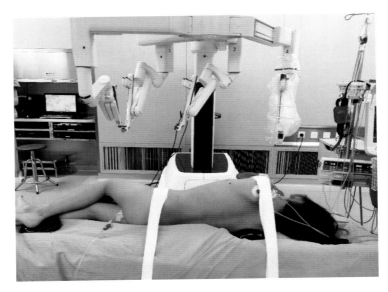

图 6-9-2   手术体位

五、机器人定泊和套管定位

机器人机械臂应放置于适当位置。最好将机器人手术系统放在手术台右侧靠近患儿头部的位置,操作机械臂位于患儿头部一侧。助手医生站在手术台的右侧,靠近尾部。护士站在手术台的另一侧(图 6-9-3)。

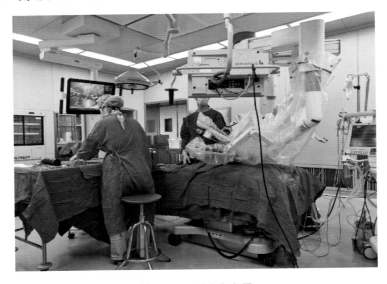

图 6-9-3   手术台布置

操作孔布置应考虑保持适当的机械臂角度,并密切注意端口深度。仔细检查解剖结构对确保手术安全至关重要。由于动脉导管位于上纵隔的左侧,因此,机器人机械臂的操作孔布置在左侧胸壁。根据目前的经验,对低龄患儿需要有辅助孔协助操作,而年龄较大的患儿可不需辅助孔(图 6-9-4)。

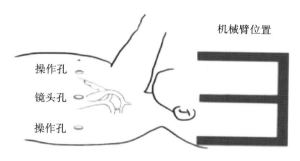

图 6-9-4　患儿及机器人机械臂相对位置

　　镜头孔通常位于腋中线第 5 肋间,操作孔通常位于肩胛中线第 6 肋间和腋前线第 4 肋间(图 6-9-5);辅助孔通常位于腋前线第 7 肋间,用于牵引肺组织以暴露动脉导管和协助结扎动脉导管。

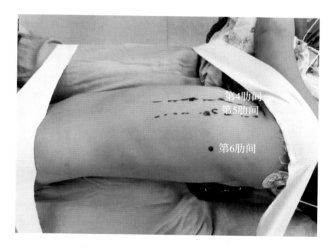

图 6-9-5　操作孔布置的解剖位置

　　镜头孔面向目标解剖区域,该区域不一定是病理部位,而是手术工作区的最远点。对于动脉导管未闭患儿,它位于左锁骨下动脉或左肺心尖(图 6-9-6)。定位镜头孔后,再依次定位左、右侧操作孔(图 6-9-7)。

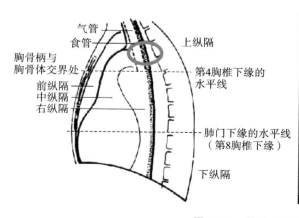

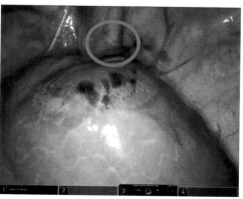

图 6-9-6　镜头孔定位解剖区域

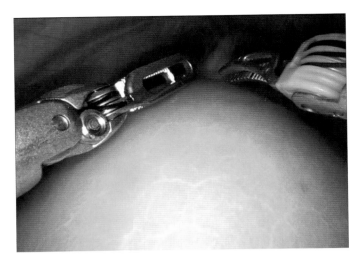

图 6-9-7　胸腔内操作孔相对位置

　　图 6-9-8 显示了机器人机械臂在患儿身上的相对位置。当患儿年龄超过 10 岁时,最好将镜头孔和右侧操作孔向上移动一个肋间空间。因此,对不同患儿,套管定位的肋间组合可能为 4、4、5 或 4、5、6,这样既可避免肺组织对镜头的阻挡,又可保证足够的操作空间。人工气胸压力保持在 4～8 mmHg。

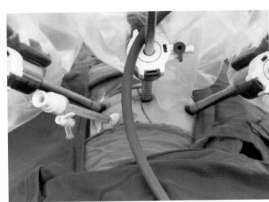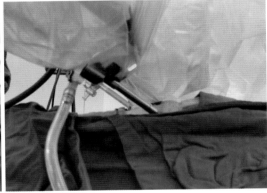

图 6-9-8　机器人机械臂在患儿身上的相对位置

六、手术步骤

　　手术开始时,助手医生通过辅助孔协助主刀医生拉开左肺上叶,暴露动脉导管的位置。主刀医生将镜头拉近,充分暴露动脉导管(图 6-9-9)。

　　当动脉导管的位置暴露良好时,主刀医生从左锁骨下动脉的起始部分开始,电凝切开脏层胸膜和主动脉外膜。助手医生轻轻拉开主动脉外膜暴露动脉导管的全貌,然后主刀医生分离动脉导管上下窗(图 6-9-10)。

　　助手医生通过辅助孔将一根 7 号丝线递给主刀医生。根据动脉导管的粗细,丝线长度为 6～8 cm。主刀医生将丝线放在动脉导管上方。丝线的位置应正好在左锁骨下动脉上,以确保主刀医生可以看到,并且很容易通过机械臂拿到。助手医生拉开系膜暴露动脉导管,注

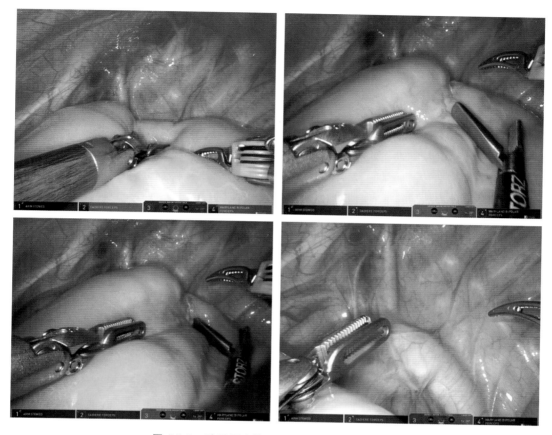

图 6-9-9　助手医生拉开左肺上叶暴露动脉导管

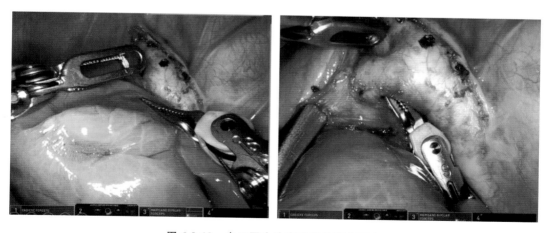

图 6-9-10　主刀医生分离动脉导管上下窗

意不要夹住迷走神经。主刀医生操控右侧机械臂从动脉导管下窗绕到上窗将丝线拉过动脉导管。进行此操作时,主刀医生须确保动脉导管未被拉出或提起。然后主刀医生结扎动脉导管,确保原位打结,以避免拉动动脉导管。根据经验,打结时机械臂最好刚好位于动脉导管的上下窗,并且能够被看到,打第二个结时避免牵拉线结,防止已结扎线结被拉松。第一道丝线结扎在靠近主动脉侧。打结完成后,助手医生协助减去多余丝线(图 6-9-11)。

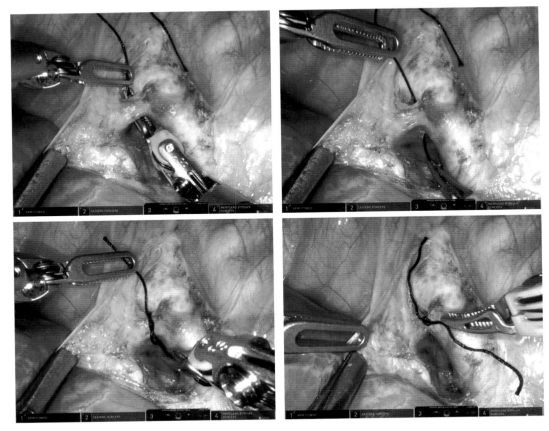

图 6-9-11　第一道丝线结扎

通过相同的方法结扎第二道丝线。第二道丝线最好不要结扎到第一道丝线上,应靠近肺动脉一侧并避免结扎迷走神经和喉返神经。结扎好后,助手医生剪去多余丝线,并将其拿出胸腔。检查胸腔内有无出血,结束手术。

七、术后处理

术后复苏室复苏后拔除气管导管。转回普通病房,予以心电监护、鼻导管吸氧、禁食 6 h后,可逐渐恢复正常活动。一般无须预防性使用抗生素。

八、并发症及其防治

1. 喉返神经损伤　术中结扎第二道丝线时,确保看到喉返神经和迷走神经,避免丝线结扎迷走神经和喉返神经。助手医生和主刀医生在牵拉肺动脉侧组织暴露动脉导管时注意避免夹住神经。

2. 气胸、出血　机器人手术由于操作创伤小,很少出现气胸和出血,术中注意避免对肺组织的损伤,以防止术后气胸和出血的出现。手术结束时对肺组织和胸腔壁进行检查以排除此并发症。

3. 动脉导管残漏　很少见,术中注意结扎紧实,尤其是对一些直径超过 5 mm 的动脉导管,必要时可以结扎三道丝线。术中可行心脏 B 超检查,及时发现残余分流并予以处理。

九、技术现状及展望

目前机器人辅助胸腔镜手术用于小儿动脉导管的结扎不存在技术问题。国外已于10年前开始报道机器人辅助胸腔镜手术用于治疗儿童动脉导管未闭,但数量仍有限。国内最早于2020年8月在浙江大学医学院附属儿童医院开始开展,数量越来越多,其适应证范围也越来越广。目前已有一些单位具备开展此手术的条件。机器人手术治疗儿童动脉导管未闭存在创伤小、安全、恢复快、住院时间短等优势,在小儿心脏外科的推广应用具有良好的前景,相信机器人手术用于小儿动脉导管结扎会越来越成熟。

与传统腔镜手术相比,机器人手术具有以下优势:①清晰准确的3D立体视野:普通腔镜手术为2D平面视野,无法准确进行距离的定位,而机器人手术系统的视野为3D立体视野,模拟人的双眼,视野更清楚,对距离的定位也更准确。②智能动作:主刀医生手部和腕部的动作可被实时转化为精确的机械动作,与开放手术的人手动作高度仿真重合。③动作校正和震颤过滤功能:可转腕的手术器械,弯曲及旋转的程度远超过人手的极限。震颤过滤和直觉式运动可让主刀医生的操作更稳定、自然。④远程控制:主刀医生无须上手术台,节省空间,避免主刀医生和助手医生间的拥挤,以及对手术视野的遮挡。⑤减轻主刀医生疲劳感:与传统手术和腔镜手术相比,良好的3D立体视野和简化的配合方式,符合人体工程学设计的外科医生控制台都能最大限度地减轻主刀医生的疲劳感以及对身体的损伤。

机器人辅助动脉导管结扎术技术要求:①机械臂操作时无触觉反馈,在游离动脉导管后壁时需要特别小心,需通过视线和对器械的位置感来避免动脉导管组织后壁的损伤,结扎动脉导管时需密切观察丝线的紧张度以防止用力过度导致丝线断裂。②该手术需由有多年开胸结扎动脉导管经验的医生主刀,以备在紧急状态下行开胸动脉导管结扎术。

除治疗动脉导管未闭外,目前机器人手术系统还可以应用于血管环、双主动脉弓的手术治疗,但机器人辅助体外循环治疗儿童先天性心脏病病种受限,因为建立外周体外循环需要达到一定的年龄及体重要求,国内只应用于年龄较大患儿房间隔缺损、室间隔缺损的手术治疗。

参 考 文 献

[1] EILERS L F,KYLE W B,ALLEN H D,et al. Patent ductus arteriosus[J]. Pediatr Rev,2021,42(11):632-634.

[2] ONAN B,AYDIN U,KADIROGULLARI E,et al. Totally endoscopic robotic-assisted cardiac surgery in children [J]. Artif Organs,2019,43(4):342-349.

[3] 汤绍涛.机器人手术在小儿外科中的发展现状及展望[J].机器人外科学杂志(中英文),2021,2(4):241-247.

[4] ZHANG S H,GAO Z G,TOU J F,et al. Current plications of robotic procedures in pediatric surgery[J]. J Clin Ped Sur,2021,20(8):701-707.

[5] SUEMATSU Y,MORA B N,MIHALJEVIC T,et al. Totally endoscopic robotic-assisted repair of patent ductus arteriosus and vascular ring in children[J]. Ann Thorac Surg,2005,80(6):2309-2313.

[6] LE BRET E,PAPADATOS S,FOLLIGUET T,et al. Interruption of patent ductus arteriosus in children:robotically assisted versus videothoracoscopic surgery[J]. J

Thorac Cardiovasc Surg,2002,123(5):973-976.

[7]　李帅,汤绍涛.机器人手术系统在小儿胸外科的应用及展望[J].机器人外科学杂志(中英文),2021,2(4):272-276.

[8]　YING L Y,WANG X K,LIU X W,et al. Application of robot-assisted endoscopic technique in the treatment of patent ductus arteriosus in 106 children[J]. J Robot Surg,2023,17(4):1371-1379.

(舒　强　应力阳)

第七章　小儿外科机器人腹部疾病手术

第一节　儿童胆总管囊肿手术

扫码看视频

一、概述

胆总管囊肿即先天性胆管扩张症,是临床上最常见的一种先天性胆道畸形。其病变主要是胆总管的一部分呈囊状或者梭状扩张,可伴有肝内胆管扩张。胆总管囊肿在西方国家的发病率为(5~15)/1000000,而在韩国、日本、中国等亚洲国家的发病率远高于西方国家,文献报道其发病率可高达1/1000。

二、胆总管囊肿的发病机制

胆总管囊肿发病机制目前尚不明确,发病原因各有其说,大多数学者有其临床试验依据,归纳起来主要有以下三个方面:①胆道内压力升高。胆总管末端梗阻是胆道内压力升高最主要的因素。梗阻的原因可能是胆总管末端狭窄,胆汁排出不畅而导致胆总管的近端继发性扩张。②先天性的胆管发育异常。有学者认为胆总管囊肿由胆管的发育异常所致,持该学说的学者发现胆总管远端管壁缺少神经节细胞,可能导致胆总管节律性运动降低,而远端肌肉功能性或结构性发育不良可能引起胆总管的梗阻、胆汁排出障碍,进而导致胆道内压力上升,最终引起不同程度的胆管扩张。③胰胆管合流异常。主流学说认为胆总管囊肿的病因与胰胆管合流异常有关:胰胆管共同通道过长,为2~3cm,正常不超过0.5cm;主胰管与胆总管合流的角度异常,多接近甚至超过90°,正常此角度为锐角。由于胰胆管合流异常使胰液逆流至胆道,活化的胰酶损伤胆管壁进而形成胆管囊肿;但胰胆管合流异常目前在相当多病例中并不存在,这也说明胰胆管合流异常或许不是胆总管囊肿发病的独立致病因素。目前也有部分学者根据发育生物学的观点,认为大部分的先天性结构畸形与胚胎发育中的基因异常相关,且已有研究证明胆总管囊肿患儿存在基因异常。胆总管囊肿的发病机制尚待进一步研究。

三、胆总管囊肿的分型

胆总管囊肿的Todani分型(图7-1-1):①Ⅰ型,有3个亚型:Ⅰa型,胆总管囊状扩张,常见;Ⅰb型,节段性的胆总管囊状扩张,极少见;Ⅰc型,胆总管梭状扩张,常见。②Ⅱ型,胆总管憩室,极少见。③Ⅲ型,胆总管末端囊肿脱垂,少见。④Ⅳ型,多发性的肝内或肝外胆管扩张,有2个亚型:Ⅳa型,肝内和肝外胆管多发扩张;Ⅳb型,肝外胆管多发扩张。⑤Ⅴ型,肝内胆管扩张,即Caroli病。

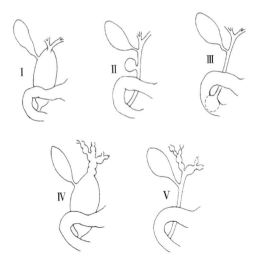

图 7-1-1　胆总管囊肿的 Todani 分型

　　目前胆总管囊肿的国内分型如图 7-1-2 所示：①胆总管远端狭窄型（囊状扩张型）：囊肿呈囊状扩张，远端狭窄，近端伴或不伴肝内胆管扩张，较少存在胰胆管合流异常，常见于婴幼儿，临床症状不重，炎症较轻，往往产前可发现。②胆总管非狭窄型（梭状扩张型）：囊肿呈梭状扩张，远端无明显狭窄，近端伴或不伴肝内胆管扩张，往往存在胰胆管合流异常，常见于年长儿，临床症状较重，炎症较重（胰腺炎等），往往在产前不能发现。

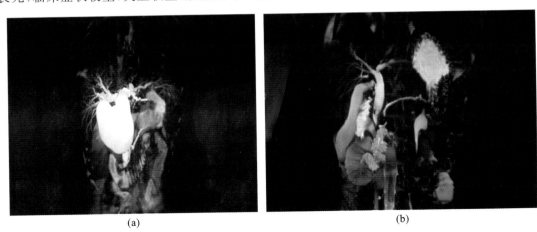

(a)　　　　　　　　　　　　　　(b)

图 7-1-2　胆总管囊肿的国内分型

（a）囊状扩张型；（b）梭状扩张型

四、儿童胆总管囊肿的临床表现

　　胆总管囊肿患儿的临床表现主要如下。

　　1. 腹痛　　多局限在肚脐周围或者上腹部，疼痛性质以绞痛为多，也可表现为持续性或间歇性的钝痛、胀痛或牵拉痛。疼痛反复，可于出生后就出现，持续数月甚至数年。可伴有恶心、呕吐等消化道症状。如果出现胆总管囊肿穿孔，则可以出现压痛、反跳痛、肌紧张的全腹膜炎表现。

　　2. 黄疸　　大多数患儿会出现间歇性黄疸，间隔时间长短不一，严重黄疸可伴有皮肤瘙痒。部分患儿黄疸加重时大便颜色会变浅,甚至呈白陶土色。这代表胆管梗阻比较严重,对肝脏的损伤比较大,需要及时手术。

3. 右上腹触及包块　患儿的右腹部可扪及一囊性光滑包块,可有触压痛。常见于Ⅰa型胆总管囊肿,其余类型一般不能触及。

五、胆总管囊肿的诊断

胆总管囊肿的诊断除依据临床表现外,血液检查常显示不同程度的肝功能受损,可有高胆红素血症的表现,以直接胆红素水平增高为主。合并囊肿感染的患儿可能出现血象增高等炎症改变。常有凝血时间的延长。胆管梗阻并发胰腺炎者可能出现血淀粉酶、脂肪酶活性升高的表现。腹部B超、增强CT、磁共振胆胰管成像(MRCP)或者术中胆管造影可见肝内、外胆管呈扩张表现。

六、胆总管囊肿的治疗

胆总管囊肿患儿如果不进行有效的治疗,将出现囊肿穿孔、反复发作的胰腺炎、癌变,甚至出现严重的胆汁淤积,继而导致肝硬化、门静脉高压,最终致肝功能衰竭。已经明确诊断的胆总管囊肿患儿,必须尽快接受手术,减少其对肝脏的进行性损伤,防止肝硬化、癌变及穿孔。

胆总管囊肿的标准手术方式是胆总管囊肿切除术、胆囊切除术、胆肠Roux-en-Y吻合术。传统手术方式为开放术式,但是目前微创术式已在全球普及。主要的治疗方式包括腹腔镜下胆总管囊肿切除术及达芬奇(da Vinci)机器人辅助胆总管囊肿切除术。

(一)达芬奇机器人辅助小儿胆总管囊肿切除术简史

达芬奇机器人手术系统研发后在1999年第一次应用于临床手术,距今已有20余年历史,最新的达芬奇机器人SP手术系统也于2018年在美国成功应用于外科手术。国内外不断有该项术式的报道。目前国内广泛引进的是达芬奇机器人Si手术系统和达芬奇机器人Xi手术系统,主要的手术器械直径为8～12 mm,比较适合成人外科使用。目前暂无专为小儿设计的机器人手术系统,小儿外科尚处于探索性应用阶段。2006年,美国的Woo等开展了首例达芬奇机器人辅助小儿胆总管囊肿切除术并获得成功。2007年,香港大学玛丽医院黄格元等开始探索达芬奇机器人手术系统在小儿胆道系统中的应用。2015年,华中科技大学同济医学院附属协和医院汤绍涛教授团队完成国内首例机器人辅助小儿胆总管囊肿手术。2018年,四川大学华西医院向波等相继开展该技术。目前国内已有多家单位开展该术式。

(二)适应证和禁忌证

1. 主要适应证　影像学(MRCP或(和)CT及B超)发现胆总管扩张,诊断明确的胆总管囊肿患儿。小儿腹腔空间小,机械臂粗大,将增加操作难度,国际上不建议机器人手术应用于1岁以下的患儿。随着主刀医生经验的积累,机械臂的操作更加精准,1岁以下低龄患儿不再是限制因素。目前,国内外已有报道达芬奇机器人辅助胆总管囊肿手术患儿年龄可低至6月龄,四川大学华西医院小儿外科已成功完成多例年龄低至8月龄患儿的机器人辅助胆总管囊肿根治手术,手术时间并无明显延长,术后患儿均顺利康复出院。目前,国内外已有数家单位报道达芬奇机器人手术运用于1岁以下胆总管囊肿患儿的手术经验。随着学习曲线及经验的增加,年龄小(空间小)已不是限制该项技术的主要因素。

达芬奇机器人术式包括:①达芬奇机器人辅助胆总管囊肿切除术(经脐部切口拖出空肠于体外完成空肠-空肠吻合,随后还纳胆袢支,机器人辅助胆总管囊肿切除及胆肠吻合);该术式原则上适用于 6 月龄以上的所有患儿,但对于肥胖儿(BMI≥28 kg/m²)及年龄大于 3 岁的患儿,腹壁脂肪及肌肉较厚,做脐部 1.5 cm 切口完成空肠-空肠吻合后还纳肠管于腹腔稍困难,且 1.5 cm 切口对肠管的卡压较重,术后肠道功能恢复时间稍长。因此,该术式适用于 6 月龄以上患儿,但更推荐用于 6 月龄至 3 岁、BMI<28 kg/m² 的患儿。②全达芬奇机器人辅助胆总管囊肿切除术(该术式全用达芬奇机器人手术系统在腹腔内辅助完成空肠-空肠吻合、囊肿切除及胆肠吻合):该术式需稍大的操作空间,推荐用于 3 岁以上或 BMI≥28 kg/m² 的患儿,可缩短肠管暴露时间、切口对肠管的卡压等,辅助孔建议用 12 mm Trocar 以便于切割吻合器的使用。

2. 主要禁忌证　①一般状况差,心肺等重要脏器功能差,不能耐受气腹者;②有明显腹膜刺激征高度怀疑囊肿穿孔者;③二次或多次手术者或手术区域粘连严重者。当然,随着技术的提高、经验的积累和设备的升级,有些禁忌证逐渐变为相对禁忌证或适应证。

（三）术前准备

患儿入院后完善肝功能、血淀粉酶、血脂肪酶和影像学等检查。术前 1 天口服肠道不可吸收抗生素庆大霉素片(5 mg/(kg·d),tid)和甲硝唑片(15 mg/(kg·d),tid)并完成麻醉评估,评估手术麻醉风险。护理团队在术晨为患儿清洁灌肠 1 次,术前固体食物喂养者禁食 8 h、配方奶喂养者禁食 6 h、母乳喂养者禁食 4 h,术前 2 h 禁饮含糖液,手术切皮前 30 min 静脉给予头孢呋辛(30 mg/kg)预防感染。

（四）手术步骤

1. 达芬奇机器人辅助胆总管囊肿切除术

(1)麻醉和体位:患儿行全身静脉麻醉,气管内插管;麻醉成功后取仰卧位,头高脚低 15°,左侧倾斜 15°,头端朝向机器人,安置胃管及动脉导管,常规消毒铺巾。

(2)手术过程:于脐下做一长 1.2～1.5 cm 弧形切口逐层进腹,经弧形切口拖出小肠确定回盲部(图 7-1-3)和空肠起始端,在距屈氏韧带 15～20 cm 处结扎空肠系膜血管(图 7-1-4),离断空肠,在近端肠管与距远端 30 cm 左右空肠处行肠肠端侧吻合(图 7-1-5),修补系膜裂孔。

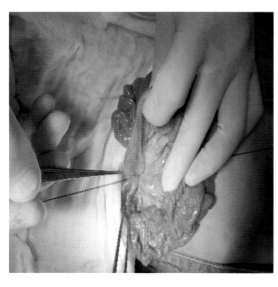

图 7-1-3　探查确定回盲部

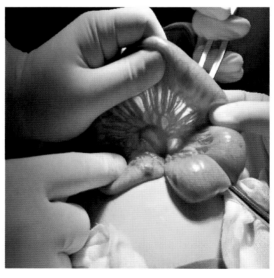

图 7-1-4　结扎空肠系膜血管

将所有肠管还纳腹腔后，经脐下做弧形切口安置 12 mm Trocar 作为镜头孔（图 7-1-6 孔 1），建立人工气腹，气腹压力设置为 10 mmHg。置入 3D 内镜镜头，在镜头直视下分别于右上腹距脐部 5～8 cm 处、左腋前线肋下 4 cm 处各置入 1 个 8 mm Trocar（图 7-1-6 孔 2、孔 3），并分别导入 1 号、2 号机械臂，于镜头孔与 2 号机械臂操作孔（孔 3）之间置入 1 个 5 mm Trocar 作为辅助孔（图 7-1-6 孔 4），用于吸引、传递物品等，穿刺位置可根据患儿的年龄及体型适当调整。在镜头直视下用 3-0 滑线悬吊肝缘韧带及胆囊中部暴露囊肿及肝门。用电钩解剖分离囊肿前后壁，紧贴囊肿壁剥离，从远端解剖至胰胆管汇合部近端，用合成夹结扎远端。于合成夹上端离断囊肿，吸净囊肿内囊液及蛋白栓，解剖胆囊三角，结扎胆囊动脉及胆囊管，沿囊肿壁逆向解剖囊肿近端，直到肝门部肝总管处离断囊肿近端将囊肿完整切除并从腹腔取出（图 7-1-7），将胆祥支经结肠后方上提至肝门，用 5-0/4-0 可吸收线行肝管空肠端侧吻合，先后壁再前壁，按从患儿右侧到左侧的顺序进行吻合（图 7-1-8）。用 3-0 可吸收线封闭横结肠系膜和胆祥支系膜裂孔，最后用电钩切除胆囊，于肝下安置 1 根引流管。

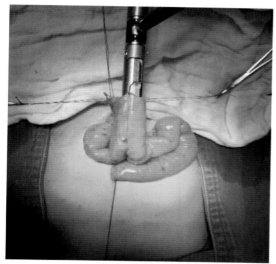

图 7-1-5　行肠肠端侧吻合

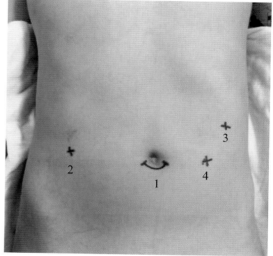

图 7-1-6　机器人辅助胆总管囊肿切除术各孔位置

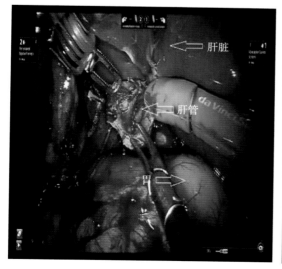

图 7-1-7　近端至肝门部肝总管处离断囊肿

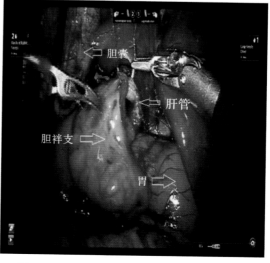

图 7-1-8　机器人辅助下行肝管空肠端侧吻合

2. 全达芬奇机器人辅助胆总管囊肿切除术

（1）麻醉和体位：患儿行全身静脉麻醉，气管内插管；麻醉成功后取仰卧位，头高脚低15°，左侧倾斜15°，头端朝向机器人，安置胃管及动脉导管，常规消毒铺巾。

（2）手术过程：于脐下做一长约1.2 cm弧形切口切开皮肤，置入12 mm Trocar（图7-1-9孔1），导入3D内镜镜头，建立人工气腹，气腹压力设置为10 mmHg。在镜头直视下分别于右上腹距脐部5～8 cm处、左腋前线肋下4 cm处各置入1个8 mm Trocar（图7-1-9孔2、孔3），并分别导入1号、2号机械臂；辅助孔取脐下镜头孔与2号机械臂操作孔（孔3）的连线为底边，分别以右上腹囊肿区及左上腹空肠吻合区为顶点的两个三角形的顶角平分线的交点的位置（图7-1-9孔4），常与脐平面相平或稍低。辅助孔置入12 mm Trocar，用于吸引、传递物品等。在距屈氏韧带15～20 cm处用合成夹或者可吸收夹结扎空肠系膜血管，用切割闭合器离断空肠（图7-1-10），在近端肠管与距远端30 cm左右空肠处行肠肠端侧吻合（图7-1-11），用4-0滑线或倒刺线关闭肠吻合孔（图7-1-12），并修补系膜裂孔。在镜头直视下用3-0滑线悬吊肝缘韧带及胆囊中部暴露囊肿及肝门。用电钩解剖分离囊肿前后壁，紧贴囊肿壁剥离，从远端解剖至胰胆管汇合部近端，用合成夹或可吸收夹结扎囊肿远端（图7-1-13）。于合成夹上端离断囊肿，吸净囊肿内囊液及蛋白栓，解剖胆囊三角，结扎胆囊动脉及胆囊管，沿囊肿壁逆向解剖囊肿近端，直到肝门部肝总管处离断囊肿近端将囊肿完整切除并从腹腔取出（图7-1-14），将胆祥支经结肠后方上提至肝门，用5-0/4-0倒刺线行肝管空肠端侧吻合（图7-1-15），先后壁再前壁，按从患儿右侧到左侧的顺序进行吻合。用3-0可吸收线封闭横结肠系膜和胆祥支系膜裂孔，最后用电钩切除胆囊，于肝下安置1根引流管。

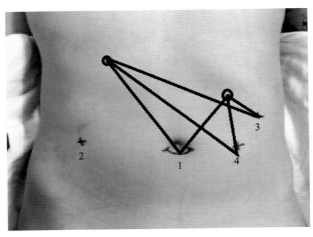

图7-1-9　全达芬奇机器人辅助胆总管囊肿切除术各孔位置

3. 达芬奇机器人（Si）术式较开放术式、腹腔镜术式治疗胆总管囊肿的手术流程改变
达芬奇机器人（Si）术式较开放术式、腹腔镜术式治疗胆总管囊肿的手术流程有所改变，具体改变如下。

（1）手术体位：达芬奇机器人（Si）术式建议采用患儿头端抬高15°、左侧倾斜15°的固定体位。其不同于开放术式及腹腔镜术式手术过程中可根据主刀医生需求而任意改变手术体位。

（2）切口或者打孔方式：开放术式切口多样，可选择右上腹肋缘下弧形切口，也可选择右上腹纵向或者横向切口；腹腔镜术式打孔方式多样，可选择四孔法，也可选择单孔法，单孔法手术操作技能要求较四孔法更高；而达芬奇机器人（Si）术式目前为四孔法，分别为镜头孔、1

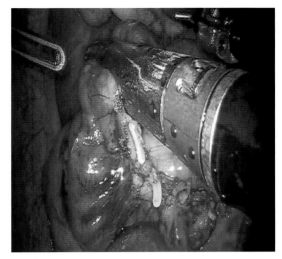

图 7-1-10　用切割闭合器离断空肠

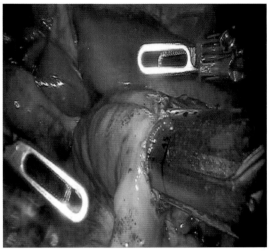

图 7-1-11　用切割闭合器行肠肠端侧吻合

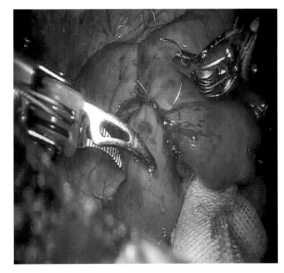

图 7-1-12　用 4-0 滑线或倒刺线关闭肠吻合孔

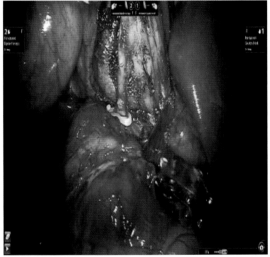

图 7-1-13　用合成夹或可吸收夹结扎囊肿远端

号机械臂操作孔、2 号机械臂操作孔以及辅助孔,也有部分主刀医生选择增加 3 号机械臂操作孔辅助完成手术。

(3)肠肠吻合和胆总管囊肿切除的先后顺序:开放术式及腹腔镜术式首先探查胆囊三角区明确胆总管囊肿诊断,然后可选择先做肠肠吻合后切除囊肿,也可选择先切除囊肿后做肠肠吻合;而达芬奇机器人(Si)术式则建议先经脐下小切口体外完成肠肠吻合,将胆袢支还纳腹腔后进行人机连接,再切除囊肿并完成胆肠吻合。这就要求对选择机器人术式的患儿术前必须准确诊断胆总管囊肿。笔者所在团队的经验是术前结合肝胆超声、腹部增强 CT 或上腹部 MRCP 等 2 种以上检查综合判断。

(4)游离胆总管囊肿方式及近远端顺序:开放术式可先解剖囊肿前壁并切开减压,再横断囊肿后壁,即可向远端紧贴囊肿壁剥离至胰胆管汇合部近端,结扎后切除囊肿下半部分;也可先向近端解剖至肝门部肝总管处离断切除囊肿上半部分,行胆管吻合口成形。达芬奇

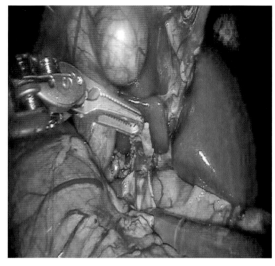

图 7-1-14　离断囊肿

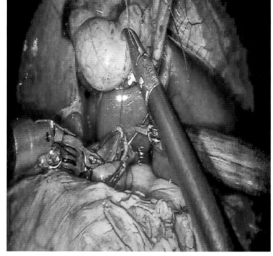

图 7-1-15　行肝管空肠端侧吻合

机器人(Si)术式及腹腔镜术式为了减少胆汁外流污染,则建议整体游离囊肿,先解剖囊肿前侧,紧贴囊肿壁向远端剥离至囊肿胰腺段,此处远离门静脉,可游离囊肿下极至末端后结扎并切断。然后逆向解剖近端至肝门部肝总管处离断囊肿上极,完整切除囊肿。行肝(胆)管吻合口成形时,由于达芬奇机器人(Si)器械更加灵活而提高了缝合精准度,故应尽可能切除胆总管囊肿上极至肝管水平。

(5)胆囊切除顺序:开放式及腹腔镜术式可先切除胆囊再切除胆总管囊肿,而达芬奇(Si)机器人术式则因为悬吊位置在胆囊中部,流程上先切除胆总管囊肿并完成胆肠吻合,最后切除胆囊并将其从腹腔移出。

(6)胆肠吻合形式:开放术式吻合形式多样,可行胆管空肠端端吻合或者端侧吻合,吻合顺序可从患儿左侧到右侧或者从右侧到左侧,先后壁再前壁依次进行吻合。腹腔镜术式则行胆管空肠端侧吻合,吻合次序如同开放术式可从左侧到右侧或者从右侧到左侧,先后壁再前壁依次进行吻合;达芬奇机器人(Si)术式同样行胆管空肠端侧吻合,肠袢吻合口大小取决于肝管端吻合口大小,而吻合顺序则建议按从患儿右侧到左侧、先后壁再前壁的次序依次进行吻合。

(五)术后管理

术后给予禁食、禁饮、预防感染及营养支持治疗,术后 3 天可试进食(进食前给予肠外营养支持),初期以流质饮食为主,以后依次转为半流质饮食、固体饮食。术后 3~5 天评估无胆瘘等并发症则拔除腹腔引流管并停用静脉抗生素。术后 5~7 天无腹胀、腹痛、排便异常以及其余并发症者可安排出院。

术后饮食原则:低脂清淡饮食,忌暴饮暴食;少食难消化食品,避免饭后剧烈运动;定期门诊随访。

七、并发症及其防治

1. 术后出血　多发生在术后 24 h 内,常见原因是术中凝切微小血管焦痂脱落、止血不确切、结扎血管线结脱落或者创面渗血,常见出血部位为胆肠吻合口出血、胆囊床创面渗血、胰腺后创面渗血。全机器人处理肠系膜血管时结扎不牢靠或夹子脱落可能造成活动性大出血。手术过程中每一步操作均要保持术野清晰,有出血点或渗血点时及时处理,双极电凝对于创面止血效果极佳。手术结束撤出机械臂前需仔细检查创面有无活动性出血。术后保持引流管通畅,如出血量小,可给予补液、补充血容量、输入止血剂等保守治疗;若出血量大,应迅速再次手术探查,寻找出血点予以结扎或缝扎止血。

2.胆瘘 胆瘘为胆总管囊肿术后常见短期并发症,可能与吻合口胆管过度裸露影响血供、吻合张力过高、缝针过密或过稀疏等有关。处理原则:少量胆瘘经低脂饮食、肠外营养支持、引流等对症处理可明显好转,若胆瘘严重,每天引流量超过 100 mL,可再次手术行胆肠吻合口成形。

3.吻合口狭窄 如发生不明原因发热伴或不伴黄疸,警惕吻合口狭窄所致胆管炎。处理原则:以手术为主,开放术式、腹腔镜术式、机器人术式均可,术中甚至需切开部分左肝管或右肝管的肝外部分以扩大吻合口,重建吻合口后再次行胆肠吻合。

4.肠梗阻 发病原因往往为患儿术后未注意饮食。处理原则:以保守治疗为主,安置胃肠减压管减压,禁食禁饮,给予足够的肠外营养支持,维持内环境平衡。保守治疗不超过 72 h,若症状未缓解或者明显加重,须及时手术干预。

5.内疝 肠肠吻合口或者胆袢支疝入结肠系膜裂孔,常见致病原因往往有以下几种。第一,术中未关闭结肠系膜裂孔或者缝针稀疏,裂孔仍存在致病可能;第二,患儿未注意饮食,暴饮暴食或肠道刺激性较大饮食后肠道蠕动增强;第三,胆袢支吻合张力过高,将肠肠吻合口上提至系膜裂孔,增大内疝发生概率。处理原则:如出现不明原因腹痛、呕吐、腹胀,并伴有轻度腹膜刺激征,影像学可见胆袢支或伴有输入袢梗阻,可先安置胃肠减压管减压,禁食禁饮,尽快急诊手术,避免肠坏死或者穿孔,术中还纳肠管并封闭结肠系膜裂孔。

6.空肠吻合口狭窄 往往由胆袢支肠系膜血管张力过高所致,发病以梗阻症状为主,处理原则同肠梗阻,若保守治疗未缓解,则需手术,如为肠系膜血管张力过高所致,可松解系膜减小张力,其次可行吻合口成形重建扩大吻合口,必要时重建胆袢支。

7.肝内胆管结石 该类并发症主要见于部分Ⅳ型胆总管囊肿患儿,术前即存在肝内胆管扩张,可伴有胆肠吻合口狭窄。处理原则:打开胆肠吻合口,扩大胆肠吻合口,可用胆道镜取石并反复冲洗,重建吻合口,并建议安置 T 管,以便于引流及后期再次行胆道镜探查及更换 T 管;如症状反复,肝内扩张胆管位于肝门部,可切除部分Ⅳ段肝脏,暴露肝内扩张胆管,切除扩张胆管并再次行胆肠吻合。

机器人辅助胆总管囊肿切除术有其独特的优势,囊肿切除彻底,基本不存在囊肿残余等并发症。

八、技术现状及展望

胆总管囊肿的首选治疗方式为外科手术治疗,主要采用的手术方式为胆总管囊肿切除术、胆囊切除术及胆肠 Roux-en-Y 吻合术。传统手术方式主要是开放术式。随着患儿家属对美容效果需求的增加及微创技术的发展和进步,腹腔镜技术也逐渐被运用于辅助儿童胆总管囊肿切除的手术过程。1995 年,意大利的 Farello 等医生开展了首例腹腔镜辅助儿童胆总管囊肿切除术并获得成功。几十年来,随着腹腔镜技术的不断进步和成熟,越来越多的医学中心报道了腹腔镜术式的可操作性及优势。然而腹腔镜术式并未在全球广泛推广,其原因在于腹腔镜术式操作难度高,尤其是腹腔镜下胆肠吻合技术,腹腔镜只能提供视觉上的 2D 平面视野,器械活动度较低,操作钳不能"转弯",早期并发症发生率高,这需要反复的练习和临床经验的积累,随着学习曲线的增加,并发症发生率可逐渐降低。机器人术式体现了科技进步带来的手术方式的变革和便利,其因独特的 3D 立体成像以及灵活精细的仿真机械手设计,显著提高了微创手术的操作性和精准性,相比于腹腔镜术式有明显的优势,其主要优势如下。①3D 立体视野:主刀医生手术时,腹腔镜术式只能提供视觉上的 2D 平面视野,机器人手术系统提供的是 3D 立体视野,放大倍数高达 10～15 倍,可以呈现清晰、准确和高分辨率的图像,能够更加清晰地显露深部的解剖结构,且主刀医生可根据自己的习惯和要求调整镜头深浅和角度,可以精细地将囊肿向下剥离至胰腺段离断、向上靠近肝门部胆管,最大限度地切除囊肿组织。形象地说,就是看“2D 电影”和“3D 电影”的区别。②仿真机械手:腹腔镜术式器械活动度较低,操作钳不能“转弯”,形象地说就是相当于主刀医生伸了“两根筷子”在腹腔里面进行手术,“筷子”可能会“打架”;机器人手术系统的仿真机械手高度灵活,可模拟人手的平移、弯曲、开合及旋转等操作,甚至可旋转达 540°,准确实现抓持、游离、切开及缝合操作,且具有过滤震颤、动作定标的功能,胆肠吻合的每一针都非常可靠,降低了术后胆瘘的发生率。这相当于主刀医生伸了“两只机械手”进腹腔进行手术,灵活旋转不会“打架”。机器人术式的种种优点明显降低了手术难度。但是机器人术式也存在一定的问题,首先是手术费用较开放术式、腹腔镜术式高,费用增加约 3 万元;其次是机器人手术系统缺乏触觉反馈功能,主刀医生在分离、缝合和打结时并不能直接感觉到触觉反馈。但是,随着学习曲线的增加,主刀医生通过手眼协调的视觉反馈完全可以弥补触觉反馈的力学感觉,这也是绝大多数机器人手术系统使用医生的共同感受。微创术式可以缩短肠管暴露在空气中的时间,降低术后肠粘连的发生率,减少术中失血量,减轻术后疼痛、术中组织创伤和炎症反应导致的术后粘连,缩短住院时间,且美容效果好。随着科学技术的进步及 5G 的普及,机器人辅助胆总管囊肿切除术将会成为胆总管囊肿的主要治疗方式。

参 考 文 献

[1] OLBOURNE N A. Choledochal cysts. A review of the cystic anomalies of the biliary tree[J]. Ann R Coll Surg Engl,1975,56(1):26-32.

[2] HOWELL C G,TEMPLETON J M,WEINER S,et al. Antenatal diagnosis and early surgery for choledochal cyst[J]. J Pediatr Surg,1983,18(4):387-393.

[3] STRINGER M D,DHAWAN A,DAVENPORT M,et al. Choledochal cysts:lessons from a 20 year experience[J]. Arch Dis Child,1995,73(6):528-531.

[4] KIM H J,KIM M H,LEE S K,et al. Normal structure,variations,and anomalies of the pancreaticobiliary ducts of Koreans:a nationwide cooperative prospective study [J]. Gastrointest Endosc,2002,55(7):889-896.

[5] YAMAGUCHI M. Congenital choledochal cyst. Analysis of 1,433 patients in the Japanese literature[J]. Am J Surg,1980,140(5):653-657.

[6] DAWRANT M J,NAJMALDIN A S,ALIZAI N K. Robot-assisted resection of choledochal cysts and hepaticojejunostomy in children less than 10 kg[J]. J Pediatr Surg,2010,45(12):2364-2368.

[7] KUSUNOKI M,SAITOH N,YAMAMURA T,et al. Choledochal cysts:oligoganglionosis in the narrow portion of the choledochus[J]. Arch Surg,1988,123(8):984-986.

［8］　金百祥，周以明.先天性胆管扩张症囊肿型和梭状型特征的临床与病理观察［J］.中华
小儿外科杂志,1986,7(4):199-201.

［9］　石景森,王作仁.胰胆管合流异常与胆道疾病的关系(附 28 例分析)［J］.中国实用外科
杂志,1995,15(10):600-601.

［10］　WONG J K,CAMPBELL D,NGO N D,et al.Genetic study of congenital bile-duct
dilatation identifies de novo and inherited variants in functionally related genes［J］.
BMC Med Genomics,2016,9(1):75.

［11］　TODANI T,WATANABE Y,TOKI A,et al.Classification of congenital biliary
cystic disease:special reference to type Ⅰc and ⅣA cysts with primary ductal
stricture［J］.J Hepatobiliary Pancreat Surg,2003,10(5):340-344.

［12］　DIAO M,LI L,CHENG W.Congenital biliary dilatation may consist of 2 disease
entities［J］.J Pediatr Surg,2011,46(8):1503-1509.

［13］　ISHIBASHI H,SHIMADA M,KAMISAWA T,et al.Japanese clinical practice
guidelines for congenital biliary dilatation［J］.J Hepatobiliary Pancreat Sci,2017,24
(1):1-16.

［14］　FARELLO G A,CEROFOLINI A,REBONATO M,et al.Congenital choledochal cyst:
video-guided laparoscopic treatment［J］.Surg Laparosc Endosc,1995,5(5):354-358.

［15］　WOO R,LE D,ALBANESE C T,et al.Robot-assisted laparoscopic resection of a type Ⅰ
choledochal cyst in a child［J］.J Laparoendosc Adv Surg Tech A,2006,16(2):179-183.

［16］　黄格元,蓝传亮,刘雪来,等.达芬奇机器人在小儿外科手术中的应用(附 20 例报告)
［J］.中国微创外科杂志,2013,13(1):4-8.

［17］　XIE X L,LI K W,WANG J X,et al.Comparison of pediatric choledochal cyst
excisions with open procedures,laparoscopic procedures and robot-assisted
procedures:a retrospective study［J］.Surg Endosc,2020,34(7):3223-3231.

［18］　CHI S Q,CAO G Q,LI S,et al.Outcomes in robotic versus laparoscopic-assisted
choledochal cyst excision and hepaticojejunostomy in children［J］.Surg Endosc,
2021,35(9):5009-5014.

［19］　ALIZAI N K,DAWRANT M J,NAJMALDIN A S.Robot-assisted resection of
choledochal cysts and hepaticojejunostomy in children［J］.Pediatr Surg Int,2014,30
(3):291-294.

［20］　谢钧韬,李作青,陈华东,等.达芬奇机器人手术治疗儿童胆总管囊肿的初步报告［J］.
中华小儿外科杂志,2018,39(3):200-203.

［21］　HERRON D M,MAROHN M,SAGES-MIRA Robotic Surgery Consensus Group.A
consensus document on robotic surgery［J］.Surg Endosc,2008,22(2):313-325.

［22］　XIE X L,FENG L W,LI K W,et al.Learning curve of robot-assisted choledochal
cyst excision in pediatrics:report of 60 cases［J］.Surg Endosc,2021,35(6):
2690-2697.

［23］　XIE X L,LI Y J,LI K W,et al.Total robot-assisted choledochal cyst excision using
da Vinci surgical system in pediatrics:report of 10 cases［J］.J Pediatr Surg,2021,56
(3):553-558.

［24］ WEN Z，LIANG H Y，LIANG J K，et al. Evaluation of the learning curve of laparoscopic choledochal cyst excision and Roux-en-Y hepaticojejunostomy in children：CUSUM analysis of a single surgeon's experience［J］. Surg Endosc，2017，31（2）：778-787.

［25］ YANG G Z，KERR K，DARZI A. A special issue on selected papers from the 5th Hamlyn Symposium on Medical Robotics，2012［J］. J Robot Surg，2013，7（3）：215.

［26］ 蔡建鹏，陈伟，陈流华，等.达芬奇机器人在胆总管囊肿手术切除中的应用［J］.中华普通外科学文献（电子版），2019，13（3）：194-197.

［27］ 刁美，林海伟，明安晓，等.腹腔镜与开放性肝管空肠吻合术治疗先天性胆总管囊肿的疗效比较［J］.临床小儿外科杂志，2011，10（5）：325-328.

（向　波　谢小龙）

第二节　胆道闭锁 Kasai 手术

扫码看视频

一、概述

胆道闭锁（biliary atresia，BA）是小儿外科常见的先天性胆管疾病，是新生儿期胆汁淤积最常见原因，严重危及婴幼儿生命安全。不同种族和地区发病率不同，有色人种发病率偏高，女性偏多，亚洲地区发病率高于欧美地区，中国和日本的发病率为（1.10～1.48）/10000，欧美地区国家的发病率为（0.52～0.71）/10000。BA 以肝内外胆道系统进行性炎症和纤维性闭锁为病理特点，可导致严重梗阻性胆汁淤积、进行性肝纤维化和肝硬化。不经治疗者生存年龄不超过 3 岁，是儿童肝移植最常见的适应证。目前其病因尚不清楚，包括遗传因素、细菌和病毒感染、特发性免疫反应等。BA 按 Kasai 分型可分为Ⅰ型（胆总管闭锁）、Ⅱ型（肝总管闭锁）和Ⅲ型（肝门部胆管闭锁），Ⅲ型多见，是不可吻合型，术后疗效较差；按 Davenport 分型可分为特发性/孤立型、巨细胞病毒相关型、囊肿型和综合征型。临床表现主要为出生后不久出现持续加重的黄疸，伴大便颜色变浅、尿色加深和腹部膨隆。手术年龄与患儿预后相关，出生后 60 天内是黄金手术时间段，手术成功率和术后 2 年自体肝存活率更高。若未得到及时诊治，则患儿迅速发展至胆汁性肝硬化、肝衰竭，多数于 2～3 岁死亡，可见早期诊断和早期治疗格外重要。目前 BA 确诊的金标准是腹腔镜探查和术中胆道造影，加压注射造影剂时，胆囊萎缩/条索样、肝外胆管不显影。近年来术中发现肝包膜下蜘蛛样血管征（hepatic subcapsular spider-like telangiectasis sign，HSST）对诊断 BA 具有较高的敏感性和特异性，准确率高达 99.2%。术前超声检查是常用的影像学方式，胆囊畸形和肝门区三角形条索征是诊断 BA 的重要征象，但其无法确诊 BA。其他辅助诊断方式包括肝胆闪烁扫描、放射性核素肝胆显像、十二指肠引流液检查、经内镜逆行胰胆管造影、磁共振胰胆管造影、肝组织病理活检和其他血清生物标志物检测等，均不足以确诊或排除 BA。近年来研究证明，血清基质金属蛋白酶 7（matrix metalloproteinase 7，MMP7）可作为 BA 无创诊断方式的早期特异性标志物，准确率在 95% 以上。

手术是治疗 BA 的唯一方法。1928 年，美国的 William Ladd 教授首次尝试手术治疗BA，但疗效很差。1959 年，日本的 Morie Kasai 教授首次通过切除胆囊、肝门区纤维块和构建肝门空肠吻合来治疗 BA，即 Kasai 手术，其可解除胆道梗阻和胆汁淤积，恢复患儿胆汁引流，明显改善患儿预后，延长自体肝存活时间，大多数患儿病情有所缓解，甚至少数可完全治愈，生活质量有所提高。尽管 Kasai 手术已发展多年，但总体长期胆汁引流率和自体肝存活率不佳，因此小儿外科医生不断探索和改进该手术技术，已有多种改良式报道，改进措施包括应用放大镜/显微镜完成手术、将肝脏移动到腹腔外进行解剖、扩大纤维块切除范围、建立宽大的吻合口等。术后疗效得到进一步提高，但未取得突破性进展，仍有高达 80% 的患儿最终需要通过肝移植才能挽救生命。如今，Kasai 手术和肝移植手术序贯结合是 BA 的治疗方案，改善 Kasai 术后结果是全世界小儿外科医生面临的临床挑战。随着微创技术的发展，2002 年，巴西的 Edward Esteves 教授报道了首例腹腔镜 Kasai 手术，引起学者们探讨腹腔镜 Kasai 手术安全性和可行性的兴趣，之后国内外有多篇小宗相关病例报道。微创 Kasai 手术的主要目的是减少手术创伤、减轻术后疼痛和便于后续肝移植，但早期腹腔镜 Kasai 手术结果与预期不符，其与开放手术疗效比较存在争议，这种手术方式于 2007 年曾被国际小儿内镜外科协会（IPEG）制止。但近年来，腹腔镜 Kasai 手术再次成为 BA 的手术选择，特别是微创技术经验丰富的医学中心。随后，多家医学中心的学者提出腹腔镜改良手术技术，主要体现在充分暴露肝门区的技术细节调整、切除纤维块的范围和深度调整、应用 LigaSure 设备解剖和止血、吻合缝合深度调整等，术后疗效有所提升。日本的 Atsuyuki Yamaka 教授和中国的李龙教授具有丰富的腔镜手术经验，报道了腹腔镜 Kasai 手术结果不差于开放式 Kasai 手术，认为腹腔镜 Kasai 手术是安全可行的。但近期多篇荟萃分析比较两种术式的疗效时，报道了相互矛盾的结果。焦点是腹腔镜下纤维块切除并不比开放手术有优势，因此腹腔镜 Kasai 手术能否提供更好的预后仍然有待考究。

随着微创技术的发展和设备的更新，机器人手术系统进入外科领域，由于其具有高清放大的 3D 图像、灵活的仿真机械手、震颤过滤等特点，部分学者开始探讨机器人 Kasai 手术治疗 BA 的安全性和可行性。2007 年，美国的 Sanjeev Dutta 教授等报道了 3 例达芬奇（da Vinci）机器人 Kasai 手术，均顺利完成，未发生围手术期并发症，平均随访 20 个月，1 例患儿完成肝移植和 1 例等待肝移植，结果显示应用机器人手术系统进行 Kasai 手术是可行的。同年，美国的 Meehan 教授等也报道了 2 例达芬奇机器人 Kasai 手术，手术时间长达 192 min，未见围手术期并发症，2 例患儿在术后 1 个月内退黄，其中 1 例因术后反复发生胆管炎而接受肝移植，肝移植术中发现机器人手术后患儿腹腔粘连更轻，分离组织更容易。华中科技大学同济医学院附属协和医院小儿外科于 2021 年报道了中国首例达芬奇机器人 Kasai 手术，术后随访 6 个月，患儿黄疸指标降至正常水平，且未发生胆管炎。2023 年，其又报道了 25 例达芬奇机器人 Kasai 手术，也是目前最大的病例系列，无术中并发症发生，所有患儿术后均实现胆汁引流和排墨绿色胆汁样便，术后 6 个月黄疸清除率为 76%，1 年胆管炎发生率为 48%，1 年自体肝存活率为 80%，2 年自体肝存活率为 66.67%。机器人 Kasai 手术治疗 BA 是安全可行的，机器人手术系统在精确切除纤维块和严密吻合方面具有明显的优势。

二、应用解剖

肝位于右上腹部，分为四叶八段，肝外胆管总体呈现"Y"形，是肝胆系统胆汁流入肠道的必经通道。肝内各段均富含胆管，左半肝和右半肝的胆管分别汇成左肝管和右肝管，左、右肝管汇成肝总管，其末端与胆囊管汇成胆总管。解剖异常时，肝右动脉、胆囊动脉可于肝总管前方经过，术中操作需要留意。

肝外的胆总管由四段组成:第一段为十二指肠上段,走行于小网膜游离缘内;第二段为十二指肠后段,位于十二指肠上段后方、门静脉右侧和下腔静脉前方;第三段为胰腺段,起始走行于胰腺表面,继而表面覆以胰腺被膜或薄层腺组织;第四段为十二指肠壁内段,穿行于肠壁时与胰管汇合后略膨大,即为肝胰壶腹或 Vater 壶腹。

Kasai 手术主要是完全剪除肝门区门静脉左、右分支之间的纤维化或闭锁的肝外胆管,恢复肝内胆管通畅引流,然后进行宽口肝门空肠吻合,重建胆汁引流。

三、适应证和禁忌证

1. 适应证　确诊为 BA(60 天内患儿施行手术后可能获得更高的自体肝存活率,120 天后施行手术者疗效较差)。

2. 禁忌证　①生命体征不稳定,无法耐受麻醉和气腹者;②严重肝纤维化者;③合并严重先天性心脏病等畸形者。

四、术前准备

(1)详细了解患儿一般情况,按常规腹部外科手术做准备,争取在最佳手术时间内完成手术。

(2)术前检查包括三大常规(血常规、尿常规、大便常规)、肝肾功能、凝血功能、血清 MMP7、腹部 B 超(重点观察肝脏、纤维块病变情况)、心电图、胸部 X 线等。

(3)术前 2~3 天给予维生素 K,纠正贫血、凝血功能障碍、低蛋白血症,进行护肝治疗。

(4)术前 6 h 禁食配方奶,术前 4 h 禁食母乳或营养素,术前 2 h 禁饮糖水,于手术室中插入胃管和导尿管。

五、手术步骤

(一)麻醉和体位

1. 麻醉　采用静脉、气管内插管复合麻醉。

2. 体位　患儿取仰卧位,身体整体垫高 10 cm,右侧肋部略高(图 7-2-1)。

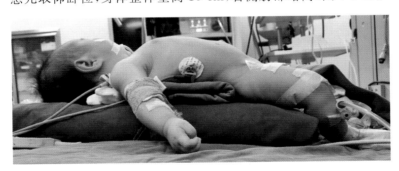

图 7-2-1　手术体位(仰卧位)

(二)手术过程

1. Trocar 穿刺位置　采用三臂四孔技术(图 7-2-2),经脐纵向切开置入 8 mm 或 12 mm Trocar 作为镜头孔,导入 CO_2 气体并设定压力为 6~10 mmHg,气体流量为 2.5~4.5 L/min,放置 30°镜头。右侧约平脐处和左侧脐上处分别置入 1 个 8 mm Trocar 放置操作器械,两个孔(操作孔)距离镜头孔 5~6 cm,右侧放入单极电钩,左侧放入机器人马里兰双极钳。左下腹置入 5 mm Trocar 放置辅助器械(辅助孔),如吸引器、针线等。手术分为机器人对接前常规腹腔镜操作和对接后机器人操作。

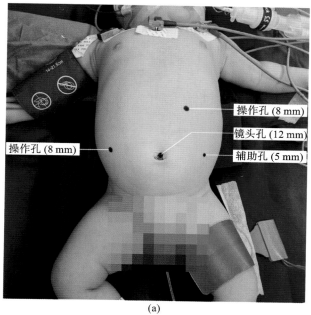

操作孔 (8 mm)
镜头孔 (12 mm)
辅助孔 (5 mm)
操作孔 (8 mm)

(a)

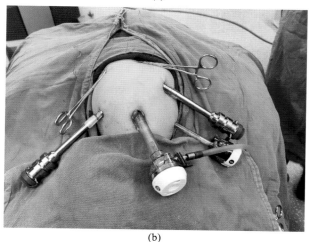

(b)

图 7-2-2　Trocar 穿刺位置
(a)标记 Trocar 穿刺位置;(b)Trocar 置入后

2. 对接前常规腹腔镜操作

(1)探查:腹腔镜探查肝和肝外胆道,BA 患儿肝大质硬,呈胆汁淤积状态,肝表面可见特异性 HSST(图 7-2-3);胆囊细小、萎缩、缺乏胆汁;肝总管、胆总管闭塞或缺如。HSST 结合术前血清 MMP7 和腹部 B 超结果,可直接进行 Kasai 手术,免除胆道造影时间(30～60 min)。

(2)暴露肝门:分别于左、右肋下经腹壁穿入 2-0 可吸收线,左侧牵引肝圆韧带、右侧牵引胆囊底部,牵拉缝线穿出腹壁外固定,充分暴露肝门区视野(图 7-2-4)。

(3)腹腔外空肠 Roux-en-Y 吻合术:找到屈氏韧带后,用肠钳夹住近端空肠经脐部

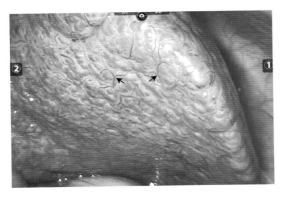

图 7-2-3　HSST

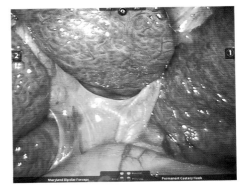

图 7-2-4　暴露肝门区视野

Trocar 拖出,解除气腹和拔出脐部 Trocar,稍微扩大经脐切口,缓慢拖出空肠,在距屈氏韧带 15～18 cm 处用腔镜切缝器离断空肠,将近端和远端约 35 cm 处空肠行侧侧吻合,即空肠 Roux-en-Y 吻合术。修补肠系膜后,将肠管还纳腹腔。脐部置 Trocar 并重建气腹,在腹腔镜直视下切开结肠中动脉右侧无血管区域的结肠系膜,建立结肠后通道,将 Roux-en-Y 空肠祥无张力地递送至结肠上区靠近肝门处。

3.对接后机器人操作

(1)解剖肝门部:机器人手术系统于患儿右前方头侧进行对接。使用解剖钳和单极电钩分离胆囊,沿着胆管近端可发现门静脉主干分支上方的纤维块,钝性游离肝门区纤维块周围组织结构并清晰地暴露肝动脉和门静脉左、右支,可见自门静脉流入纤维块的小分支血管,通常为 3～4 条分支,用机器人马里兰双极钳电凝这些血管小分支(图 7-2-5),清楚地暴露门静脉左、右分支上方的纤维块,纤维块左右两侧需游离至左、右肝动脉入肝处。

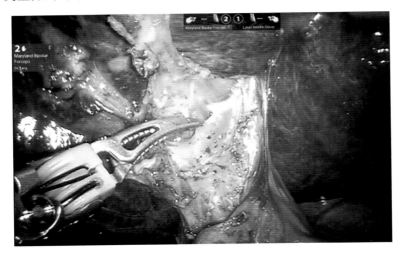

图 7-2-5　用机器人马里兰双极钳电凝流入纤维块的门静脉小分支

(2)切除肝门区纤维块:探及肝门区纤维块后,使用弯曲电剪从左到右贴近肝被膜横切肝门区纤维块(图 7-2-6),横切水平取决于是否有足够的胆汁流出,左、右侧角肝门处的纤维块可重复修剪,直至观察到微胆管开口和胆汁渗出(图 7-2-7)。剪切过程中可清楚地区分肝实质和纤维块之间的边界,留下一层白色薄膜组织。横切面可用明胶海绵或止血纱布直接压迫,数分钟后基本不出血(图 7-2-8),全程不使用电凝止血。

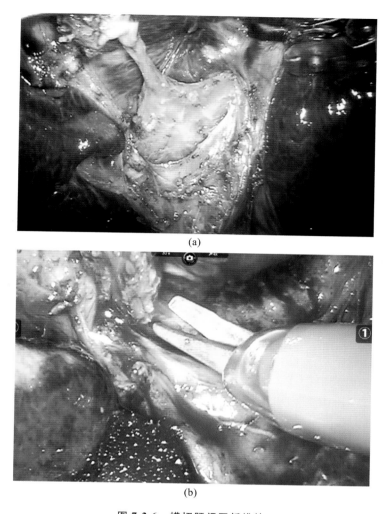

(a)

(b)

图 7-2-6 横切肝门区纤维块

(a)暴露肝门区纤维块；(b)切除肝门区纤维块

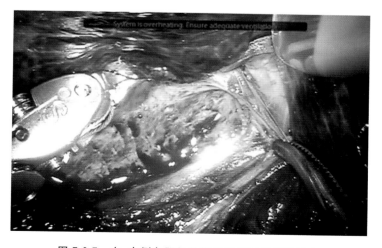

图 7-2-7 左、右侧角肝门处微胆管开口和胆汁渗出

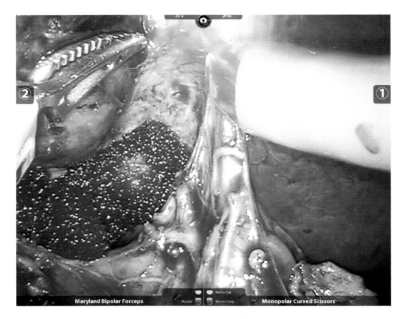

图 7-2-8　横切面压迫止血

（3）肝门空肠吻合：于末端切开 Roux-en-Y 空肠胆支肠管系膜对侧肠腔，先用 5-0 可吸收线固定空肠与右侧角肝门，收紧并拉近吻合口两侧距离。自右侧开始连续缝合门静脉后方纤维块横切面周围的结缔组织与空肠后壁（图 7-2-9），直至左侧角；用同样方法自右向左完成空肠前壁与肝门纤维块横切面前方肝包膜的连续吻合（图 7-2-10），最后在吻合口左侧的外角进行缝线打结。左、右侧两角的缝合需要小心，缝合静脉后方纤维组织与血管外侧肝包膜并拉紧，确保横切面的微小胆管均包含在空肠祥内。

（4）将 Roux-en-Y 空肠祥肠壁浆肌层缝合固定至横结肠系膜孔边缘，剪下一小块肝组织送病理活检。冲洗吻合区域，自右侧腹 Trocar 孔导入引流管置于肝下，解除气腹和拔出 Trocar，关腹。

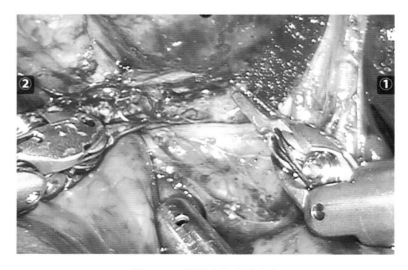

图 7-2-9　肝门空肠后壁吻合

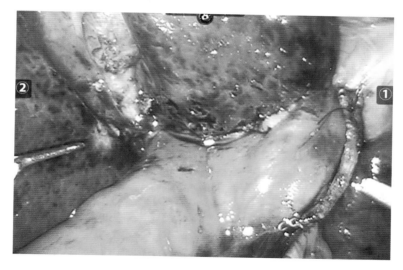

续图 7-2-9

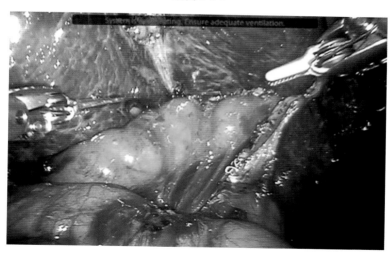

图 7-2-10　肝门空肠前壁吻合

六、注意事项

（1）机器人手术中 Trocar 之间距离 8 cm 可确保体内外器械不发生碰撞，要求将婴幼儿身体整体垫高，便于将 Trocar 放置于侧腹壁。小儿外科医生借助腔镜手术的经验可以将 Trocar 之间的距离缩短到 5～6 cm，甚至更短，仍可以避免操作器械之间的碰撞。

（2）采用 Hybrid 机器人操作方式，先在腹腔镜下行近端空肠拖出和体外空肠 Roux-en-Y 吻合，然后使用机器人手术系统完成纤维块切除和肝门空肠吻合，可减少术中机器人手术系统反复对接。

（3）肝门区肝外胆管周围血管丰富，术中游离纤维块时应特别注意预防血管损伤。解剖肝门部时，可用机器人马里兰双极钳凝闭流入纤维块的小血管分支，限制纤维块的血供，控制出血量。切除纤维块后，横切面应及时使用止血材料压迫止血，术中尽量避免电凝横切面止血，避免侧向热能造成肝实质和微小胆管损伤。

（4）肝门区纤维块切除范围和深度是手术关键，术中应完全切除纤维块，保证胆汁引流通畅。在机器人放大、3D高清视野下，使用弯曲电剪准确、完整地切除纤维块，特别是左、右侧角肝门处的纤维组织（此处富含微小胆管），可见修剪处有胆汁不断流出。剪切过程中可清楚地区分肝实质和纤维块之间的边界，从而帮助确定合适的切除范围和深度。不能剪切损伤至肝实质，也不能留有过多纤维块，二者均会影响后期胆汁引流。

（5）构建宽且浅的肝门空肠吻合，将Roux-en-Y空肠袢精确地缝合至左、右门静脉之间，尽量将横切面的微小胆管包含在空肠袢内，保证胆汁经吻合口流进空肠。需要留意2点钟和10点钟方向的位置，缝合应在纤维块的最外缘进行，将微小胆管的损伤降至最低。

（6）经结肠后通道递送Roux-en-Y空肠袢至靠近肝门区时，确保肠道方向正确，无扭转等异常情况。

七、术后处理

（1）密切观察患儿大便颜色、导尿管、胃管、腹腔引流管、腹部体征、全身营养状况等情况；次日拔除导尿管，术后24 h左右肠功能恢复后拔除胃管，腹腔引流管引流液减少后可于5～7天拔除。

（2）术后即开始给予静脉输注抗生素2周，随后口服抗生素6个月；一旦患儿恢复口服饮食，则进行保肝利胆治疗，常规口服熊去氧胆酸1年；术后第5天开始应用甲泼尼龙逐步递减治疗方案，初始剂量为4 mg/(kg·d)，持续3个月，随后逐步递减剂量，直至停药。

（3）术后定期门诊复查，注意及时发现和治疗胆管炎等并发症。

八、并发症及其防治

机器人胆道闭锁Kasai手术后常见并发症的种类基本同腹腔镜下胆道闭锁Kasai手术。

1. 胆管炎 胆管炎是Kasai手术后最常见的并发症，反复发作的胆管炎可使微小胆管发生炎症、闭塞，影响术后胆汁引流，是肝纤维化进展的重要因素。其病因尚未完全明确，大多与肠道微生物逆流至肝脏有关。临床表现可有发热（38 ℃以上）、进行性黄疸、大便颜色变浅、感染指标（白细胞、C反应蛋白、降钙素原）升高、肝功能指标（胆红素、转氨酶、γ-谷氨酰转移酶）升高等。胆管炎治疗主要是给予抗生素和激素，根据血培养结果及时调整至微生物敏感性高的抗生素。

2. 术后出血 术后少见并发症，原因可能是BA患儿肝功能差，凝血功能障碍；或术中修剪纤维块、离断血管、取肝活检时未充分止血。可见腹腔引流管持续排出血样液体或消化道出血，给予止血、输血等对症处理，无效时则需手术止血。

3. 吻合口瘘 应用机器人手术系统可完成精确、严密的肝门空肠吻合，吻合口瘘少见。若出现吻合口瘘，保持腹腔引流管通畅，患儿症状较轻，一般保守治疗即可。

4. 术后肝内胆管扩张和肝门区胆管再次闭塞 部分患儿长期随访可发现肝内胆管扩张，少数可同时合并结石，无症状者继续随访观察，出现症状者可对症支持治疗，包括经皮经肝胆管引流术。若患儿术后黄疸消退，恢复情况良好，但后续出现反复顽固性胆管炎表现且一般治疗无效，则怀疑肝门区胆管持续发生炎症、再次闭塞，此时可根据患儿综合情况考虑，条件允许时再次行Kasai手术，再次行Kasai手术对30%～40%的患儿有效。

5. 门静脉高压和食管胃底静脉曲张出血 门静脉高压是BA术后严重并发症。Kasai手术可重建肝肠胆汁排泄，但BA是一种进行性发展的疾病，大部分患儿术后进展为肝纤维化、肝硬化，出现脾功能亢进、凝血功能障碍、食管胃底静脉曲张出血等。食管胃底静脉曲张出血可危及患儿生命安全,需及时发现并治疗,可采取内镜硬化剂注射治疗或内镜下静脉曲张结扎。若已出现肝功能衰竭和严重肝硬化,可考虑肝移植。

6.肝肺综合征　长期自体肝存活的 BA 患儿可出现肝肺综合征,病因未明,最终需要肝移植治疗。

九、技术现状及展望

自 1959 年 Kasai 手术首次报道以来,患儿生存率明显改善,但总体长期预后不理想,大部分患儿仍需要肝移植。如何改善手术疗效是一大难题,Kasai 手术已开展 60 多年,学者们不断优化手术技术,但结果仍不满意。2002 年,腹腔镜 Kasai 手术首次报道,但其疗效与开放式 Kasai 手术比较尚存在争议,多种腹腔镜改良术式亦未明显扭转局面。

机器人 Kasai 手术于 2007 年首次报道,目前国内外报道较少,处于初步探索阶段。这可能与 Kasai 手术复杂、患儿手术年龄较小、机器人手术系统在婴幼儿中普及度不高等有关。机器人手术系统具有放大 10～15 倍的高清视野、机械臂操作灵活、震颤过滤等明显优势,可清晰呈现肝门区解剖结构,如同开放术式中将肝脏移位至腹腔外所呈现的视野,又有比腔镜更放大、更清晰的深部解剖,有利于完整切除纤维块;同时,其可构建精确、严密的肝门空肠吻合,保证胆汁引流通畅。从华中科技大学同济医学院附属协和医院 25 例达芬奇机器人 Kasai 手术后 2 年的随访结果看,在术后 6 个月黄疸清除率、2 年自体肝存活率方面机器人手术等于或优于腹腔镜手术。随着机器人手术系统在婴幼儿复杂疾病中应用经验的积累、操作机械的小型化和儿童专用机器人手术系统的出现,相信会有越来越多的医学中心探索机器人 Kasai 手术的安全性和可行性,机器人 Kasai 手术有可能成为未来治疗 BA 的方法。

参 考 文 献

［1］　中华医学会小儿外科学分会肝胆外科学组,中国医师协会器官移植医师分会儿童器官移植学组.胆道闭锁诊断及治疗指南(2018 版)［J］.临床肝胆病杂志,2019,35(11):2435-2440.

［2］　CHUNG P H Y,ZHENG S,TAM P K H.Biliary atresia:east versus west［J］.Semin Pediatr Surg,2020,29(4):150950.

［3］　DAVENPORT M,MUNTEAN A,HADZIC N.Biliary atresia:clinical phenotypes and aetiological heterogeneity［J］.J Clin Med,2021,10(23):5675.

［4］　LI Y B,RONG L Y,TANG J F,et al.Re-evaluation of laparoscopic hepatic subcapsular spider-like telangiectasis sign:a highly accurate method to diagnose biliary atresia in infants［J］.Front Pediatr,2022,10:850449.

［5］　HE L,IP D K M,TAM G,et al.Biomarkers for the diagnosis and post-Kasai portoenterostomy prognosis of biliary atresia:a systematic review and meta-analysis［J］.Sci Rep,2021,11(1):11692.

［6］　MA L S,CHEN Z,QIAO G L,et al.Laparoscopic portoenterostomy versus open portoenterostomy for the treatment of biliary atresia:a systematic review and meta-analysis of comparative studies［J］.Pediatr Surg Int,2015,31(3):261-269.

［7］　LI Y N,GAN J R,WANG C,et al.Comparison of laparoscopic portoenterostomy and open portoenterostomy for the treatment of biliary atresia［J］.Surg Endosc,2019,33(10):3143-3152.

［8］ BRAHEE D D,LAMPL B S. Neonatal diagnosis of biliary atresia：a practical review and update［J］. Pediatr Radiol,2022,52(4):685-692.

［9］ 李晓斌,傅斌生.胆道闭锁的外科诊治进展［J］.器官移植,2022,13(6):818-824.

［10］ SCOTTONI F,DAVENPORT M. Biliary atresia：potential for a new decade［J］. Semin Pediatr Surg,2020,29(4):150940.

［11］ 曹国庆,汤绍涛,周莹,等.机器人腹腔镜辅助 Kasai 手术治疗囊肿型胆道闭锁：国内首例报告［J］.中国微创外科杂志,2021,21(5):446-449.

［12］ DUTTA S,WOO R,ALBANESE C T. Minimal access portoenterostomy：advantages and disadvantages of standard laparoscopic and robotic techniques［J］. J Laparoendosc Adv Surg Tech A,2007,17(2):258-264.

［13］ MEEHAN J J,ELLIOTT S,SANDLER A. The robotic approach to complex hepatobiliary anomalies in children：preliminary report［J］. J Pediatr Surg,2007,42(12):2110-2114.

［14］ ZHANG M X,CAO G Q,LI X Y,et al. Robotic-assisted Kasai portoenterostomy for biliary atresia［J］. Surg Endosc,2023,37(5):3540-3547.

［15］ 乔奇.胆道闭锁 Kasai 手术后综合管理［J］.临床小儿外科杂志,2021,20(2):133-139.

［16］ WONG Z H,DAVENPORT M. What happens after Kasai for biliary atresia? A European multicenter survey［J］. Eur J Pediatr Surg,2019,29(1):1-6.

［17］ MEINZER A,ALKATOUT I,KREBS T F,et al. Advances and trends in pediatric minimally invasive surgery［J］. J Clin Med,2020,9(12):3999.

（汤绍涛　张梦欣）

第三节　脾切除术

扫码看视频

一、概述

回顾脾切除术的微创发展史：1991 年,Delaitre 等报道首例腹腔镜脾切除术(laparoscopic splenectomy,LS);1993 年,Tulman 等将 LS 应用于小儿外科领域;2003 年,Talamini 等报道了 7 例机器人脾切除术(robotic splenectomy,RS);2013 年,阮虎等报道了 5 例机器人脾切除术。在小儿外科领域,Mbaka 等于 2017 年总结报道了 32 例小儿机器人脾切除术。

微创化是外科发展的趋势,相比于传统腹腔镜技术,机器人手术系统以其先进的技术优势为脾切除术的微创化操作带来了诸多改变。目前,我国小儿机器人手术尚处于起步阶段,需要不断探查和总结机器人脾切除术的使用经验和适应证。结合笔者所在单位(浙江大学医学院附属儿童医院)数例机器人脾切除术经验和既往腹腔镜脾切除术经验,本节将提供一个手术路径的参考,并非目前唯一最优的方案,具体应该针对患儿情况制订个性化的手术方案,并根据术中情况灵活调整。

二、适应证和禁忌证

随着微创技术的不断提高、先进设备器械的应用,传统开腹脾切除术的适应证基本适用于机器人脾切除术。通过术中的悬吊、辅助暴露等手段,机器人手术系统可以提供更优于传统腹腔镜手术的视野,手术的重点在于术中的精细解剖操作,避免或降低因大出血引起的中转开腹的情况。

1. 适应证

(1)年龄大于 4 岁。

(2)脾本身疾病:脾外伤、游走脾、脾囊肿、脾脓肿、脾肿瘤。

(3)血液系统疾病:①遗传性球形红细胞增多症。②原发性血小板减少性紫癜。③伴有明显脾功能亢进或内科治疗无效的自身免疫性溶血和再生障碍性贫血,能减轻症状但不能去除病因。

(4)代谢系统疾病:戈谢病、尼曼-皮克病等,用于对症治疗,改善症状。

(5)脾功能亢进:门静脉高压、脾静脉血栓和其他继发性脾功能亢进不能控制原发病时。

(6)胰腺或胃部恶性肿瘤手术累及脾时。

2. 禁忌证

(1)一般状况差,心肺等重要脏器功能差,不能耐受气腹者。

(2)感染所致脾大者。

(3)骨髓造血功能减退,难以纠正的贫血、凝血功能障碍,脾有代偿功能者。

(4)有严重腹部外伤史或手术史,手术区域粘连严重者。

(5)严重脾外伤或脾裂伤,出血量大,生命体征不平稳者。

需要指出的是,机器人脾切除术的部分禁忌证随着技术的提高、经验的积累和设备的升级会逐渐变为相对禁忌证或适应证,但仍有部分患者不适宜进行机器人脾切除术。

三、术前准备

小儿机器人脾切除术属于高难度和高风险手术,充分的术前准备对整个手术过程的顺利实施和患儿术后康复尤为重要。脾与肝、胰腺等同为人体唯一的器官,目前脾的功能仍未完全阐明,脾切除后没有任何替代疗法,术后并发症尤其是脾切除后暴发性感染逐渐受到重视,所以在制订手术方案的时候需要结合患儿的实际情况,以及是否有条件进行脾部分切除或术后行脾片移植。

(1)手术年龄选择:因术后存在暴发性感染的风险,虽总体发病率较低(3.2%),但其死亡率极高(40%～50%)。因此,全脾切除术推荐在患儿 4 周岁后进行。

(2)术前完善影像学检查:行多普勒超声和增强 CT 检查了解脾大小,脾门血管走行及其与胰腺的关系,制订个体化手术方案,充分评估可能出现的风险并做好应急处理措施。

(3)术前营养支持,纠正营养不良状态。贫血严重者,术前可输血以纠正贫血。

(4)术前药物调整:血液病患儿大部分需要应用激素类或免疫抑制类药物维持治疗,术前及术后需根据病情调整剂量或停药,术前 24 h 建议预防性应用广谱抗生素以降低术后感染风险。

(5)疫苗接种方面:择期行全脾切除术患儿可在术前 2 周行预防性多联疫苗接种,如肺炎疫苗、流感疫苗和脑膜炎疫苗等;急诊手术患儿也可在术后 30 天接种疫苗。

(6)常规术前准备:术前 6 h 禁食半流质食物,术前 2 h 禁水,备皮,胃肠减压,留置导尿管,术前应用开塞露通便,备血,纠正严重贫血和水、电解质紊乱。

(7)手术器械:根据患儿大小选择匹配的手术器械,常规配备超声刀或 LigaSure。因有术中大出血风险,有条件的单位建议配置自体输血装置备用。

四、手术体位及套管定位

1. 手术体位　采取平卧位,头高脚低、倾斜约 30°,向右侧倾斜 15°～30°,方便术野暴露。

2. 套管定位(图 7-3-1)

(1)镜头孔(2 号机械臂):位于脐部,如巨脾越过脐中线,穿刺孔可适当向右侧移动。

(2)操作孔 1(1 号机械臂):位于右上腹锁骨中线与腹白线之间(根据患儿大小、脾情况调整)。

(3)操作孔 2(3 号机械臂):位于左侧腹腋前线水平。

(4)辅助孔(助手医生孔):位于镜头孔与操作孔 2 连线中点后方。

(5)备用操作孔(4 号机械臂):不常规使用,手术困难时可选用,一般位于剑突下或左侧腹部腋中线水平。

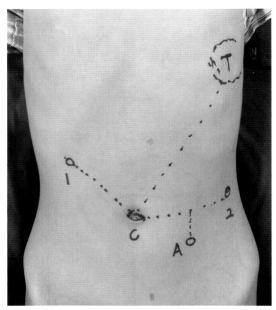

T—操作目标区域;C—镜头孔;1、2—操作孔;A—辅助孔

图 7-3-1　套管定位

五、手术步骤

1. 手术体位准备　同前。

2. 套管定位　套管穿刺点的选择应根据脾位置、大小调整,原则上以手术操作区域与套管之间间距合理(4～8 cm)、各操作器械互不干扰为宜。

3. 无菌准备　常规消毒铺巾,手术护士准备机器人机械臂无菌套袋。

4. 建立气腹和放置套管　沿脐环中心纵向切开 8 mm,气腹针穿刺建立气腹(压力为 6～12 mmHg)或直视下穿置第一个 8 mm 套管放入主视镜。第二个 8 mm 套管放在左侧腹腋前线,位置高低参考脾下极位置,保持合适操作距离即可,作为主操作孔用于置入超声刀、双极电凝、单极电钩或持针器等。第三个 8 mm 套管放在右上腹,置入解剖器或操作钳。第四个 5 mm 套管置于脐部镜头孔和左侧腹操作孔连线中点后方,作为辅助孔,用于牵引暴露、吸引及超声刀、Hem-o-lok 施夹钳和针线的进出等操作。

5.腹腔探查 进入腹腔后常规探查,需要寻找副脾,一经发现根据病情需要决定切除还是保留,副脾常位于脾门附近组织及胰尾、肝胃韧带、脾结肠韧带、胃结肠韧带和小肠系膜处。先用超声刀分离脾结肠韧带,再剪开大网膜,用无损伤钳向上翻开胃大弯进入小网膜囊,显露脾门,同时检查有无副脾存在。

6.脾处理 分离脾与结肠和侧腹壁的粘连,使用超声刀或电凝游离脾结肠韧带(图 7-3-2),分离脾下极到膈肌的脾肾韧带,注意避免损伤脾门和胰尾,脾肾韧带完全游离后可使脾翻向内侧以更好地显露脾后方及脾上极。用超声刀分离脾胃韧带(图 7-3-3),离断胃短血管(图 7-3-4)。脾胃韧带和脾肾韧带及胃短血管离断后即可解剖暴露脾门,再进一步分离脾门周围的韧带组织以更清楚地显示脾血管与胰尾的关系,对于脾大者,在胰腺上缘容易分离显露脾动脉主干,用丝线双重结扎,也可结合 Hem-o-lok 施夹钳结扎后离断(图 7-3-5),便于控制可能的术中大出血且可使巨脾缩小以利于操作。然后,根据脾蒂血管的分支,对于集中型采用脾蒂主干双重结扎后离断;对于分散型用分离钳分别游离脾上、下极血管,分别结扎离断脾叶血管。待脾缩小后,用丝线双重结扎或结合 Hem-o-lok 施夹钳离断脾静脉(图 7-3-6)。处理完脾门血管后,用超声刀彻底松解脾与周围组织的残余粘连韧带。冲洗检查明确脾周解剖创面无活动性出血后,结束机器人辅助操作,取出切除的脾。

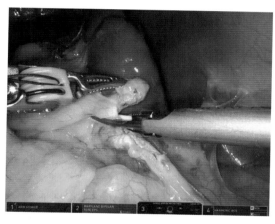

图 7-3-2 游离脾结肠韧带

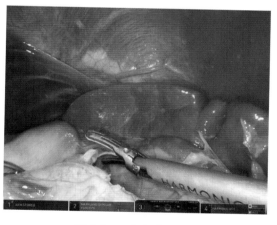

图 7-3-3 分离脾胃韧带

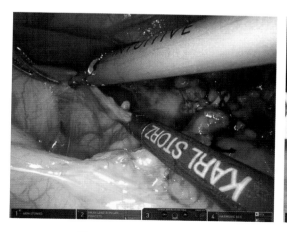

图 7-3-4 离断胃短血管

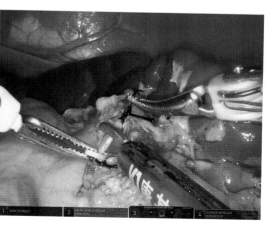

图 7-3-5 处理脾动脉

7. 脾取出　将主视镜从左侧腹（操作孔 2）置入，拔出脐部 8 mm 套管，改进 12 mm 套管，放入取物袋并打开，将脾装入取物袋（图 7-3-7），然后合拢袋口，拔出 12 mm 套管扩大切口，牵出取物袋口，用卵圆钳或剪刀将脾剪碎后取出。注意避免取物袋破损导致脾组织遗留在腹腔。

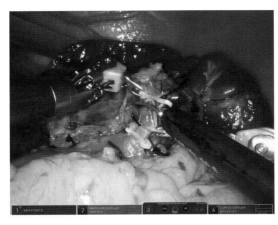 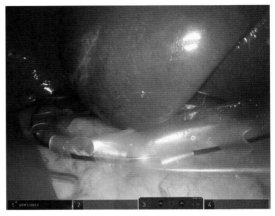

图 7-3-6　处理脾静脉　　　　　　图 7-3-7　将脾装入取物袋

8. 探查腹腔、放置引流管　用可吸收线间断缝合脐部取脾切口，重建气腹，冲洗探查脾床，特别注意脾蒂、胃大弯胃短血管离断部位有无活动性出血。常规脾窝处放置引流管，撤镜，排气，缝合切口。

六、手术技巧和要点

（1）操作孔的选择需根据脾的大小调整，原则上操作孔位置需离脾边缘 2 cm 以上，距离操作区域 4 cm 以上，这样可避免机械臂活动受限。

（2）对因血液系统疾病需行全脾切除术的患儿，术中需常规探查副脾，重点探查脾门周围，存在副脾者需行副脾切除术。

（3）先解剖脾周围韧带（如脾结肠韧带、脾胃韧带等）和胃短血管，有助于最后脾门血管的解剖结扎。

（4）手术暴露困难时，可采用牵引线牵拉胃壁暴露术野。

（5）对于脾门血管的结扎，采用丝线和 Hem-o-lok 施夹钳双重结扎较为稳妥。

（6）手术结束后脾窝引流，有助于观察术后出血情况。

七、并发症及其防治

（一）术中并发症

1. 穿刺副损伤　患儿腹腔空间狭小，建立气腹或穿刺套管时，易误伤腹内血管和脏器。对于腹腔空间小的患儿，可直视下放入第一个套管，建立气腹后在腹腔镜监视下再置入其他套管。如发现损伤，需修补损伤的血管、肠管或脏器。

2. 气腹相关并发症　可能会出现心、肺功能异常。此时应降低气腹压力，尽量缩短手术时间，如经过麻醉医生积极处理后生命体征仍不能稳定，则放弃机器人辅助手术，中转开腹手术。

3. 术中大出血 如通过电凝、夹闭或缝扎等积极处理后仍不能控制大出血，或无法解剖暴露出血位置，则需中转开腹手术确切止血。

（二）术后并发症

1. 术后出血 多发生在术后 24 h 内，常见原因是结扎血管线结或凝切血管焦痂脱落出血，甚至创面渗血。处理脾蒂时大块结扎不紧或结扎不牢靠、血管回缩可能造成大出血。对于有凝血功能障碍的相关血液病患者，术前应予以纠正，术中需谨慎处理血管。手术结束前需再次仔细检查创面有无活动性出血。注意保持脾床引流管通畅，若出血量小、生命体征平稳，可暂时观察，迅速补充血容量，止血补液；若出血量大，出现血压下降，经输血补液等处理改善不明显，应迅速手术探查，清除积血，将活动性出血处予以结扎或缝扎止血。

2. 胰瘘 文献报道脾切除术后胰瘘的发生率为 3%～5%。取引流液做淀粉酶检查可鉴别。术后发生胰瘘的原因与脾关系密切，术中处理脾蒂时非精细解剖或应用直线切割闭合器时损伤胰尾会造成术后胰瘘。术后胰瘘的处理中保持引流通畅非常重要。此外，通过抑制胰酶分泌、抗炎、维持水和电解质平衡、全身营养支持等保守治疗，大多可好转；若无好转或病情恶化，可手术治疗。胰瘘预防措施：术中轻柔操作，熟悉解剖结构，避免胰尾处大块结扎，尽量采用二级脾蒂处理方法，减少胰尾损伤。

3. 腹腔残余感染 左膈下脓肿最为常见，主要见于膈下积血、积液继发感染，胰尾损伤处理不当，胃或结肠副损伤污染，患者免疫力低下等。如出现术后持续高热、膈肌刺激症状，应考虑到此种可能，若进一步 X 线检查示左膈肌抬高、运动受限，超声或 CT 检查发现膈下液性包裹，则可明确诊断，应积极抗感染、支持治疗。若保守治疗效果欠佳，需及时穿刺或切开引流。术中精细操作，避免污染；术后放置膈下引流管，保持术后引流通畅。

4. 门静脉血栓形成（portal vein thrombosis，PVT） PVT 是一种潜在危及生命的并发症，可能发生在术后数日到几个月。术后 PVT 可能与血管内皮损伤、门静脉系统血流速度减慢形成局部涡流、血小板增加等因素有关。PVT 临床表现通常不典型，包括弥漫性腹痛、发热、恶心、腹泻、食欲下降或其他症状。对于出现非特异性腹部症状的患者，必须及早考虑和检查是否发生 PVT。PVT 一经诊断，应立即给予低分子量肝素静脉滴注和后期口服华法林治疗。华法林治疗的现行标准为维持 3～6 个月的国际标准化比值（INR）（INR 保持在 1.5～2.0 之间）。

5. 切口疝 切口疝好发于脐部切口，因脾从脐部延长切口取出，脐部切口长度往往达 15～25 mm。一般穿刺口长度大于 5 mm 时建议全层缝合，关闭腹壁缺损，以降低切口裂开或发生切口疝的风险。

6. 肠梗阻 任何腹部手术后均存在粘连性肠梗阻的风险，手术过程中精准操作减少副损伤对减少术后粘连的发生至关重要，也可预防性使用抗粘连产品。此外，关闭腹膜过程中，应避免误缝腹腔大网膜或肠管而引起医源性粘连性肠梗阻。

八、机器人脾切除术与传统腹腔镜脾切除术区别

机器人脾切除术本质就是器械和设备升级后的腹腔镜脾切除术，应用原理与腹腔镜脾切除术类似，但应用过程中存在以下不同点。

（1）机器人手术系统的 3D 放大视野较传统腹腔镜手术更清晰、分辨率更高，可长时间维持镜头清晰度不受烟雾等影响，是手术过程流畅的一个保障。

（2）机器人手术系统高度灵活的机械臂有助于其在狭小的空间内完成抓、持、穿行、止

血、缝合和结扎等高难度操作,是腹腔镜器械和人手无法达到的,而且机器人手术系统可以过滤人手的震颤,减轻主刀医生的疲劳感,减少操作失误。

(3)机器人手术系统对高难度手术的学习曲线明显低于传统腹腔镜手术,有一定腹腔镜手术经验的医生能很快适应手术操作。

(4)机器人手术和传统腹腔镜手术一样,所有操作都依赖主视镜提供的视野,如视野受到污染或大出血无法暴露操作视野时,均不能替代开腹手术。

(5)机器人手术系统的机械臂会占据一定的空间,辅助孔位置的选择和操作空间会较传统腹腔镜手术更加局限。

(6)机器人手术系统运转和器械的使用成本较传统腹腔镜手术高,为脾切除改良的专用器械品种选择不如传统腹腔镜器械多。相信随着技术的进步、器械国产化等,其使用成本会进一步降低,从而让更多的儿童获益。

(7)对于目前有争议的手术时间延长的问题,笔者认为,机器人手术与传统腹腔镜手术相比确实有额外的装机时间,目前操作熟练的主刀医生可以将装机时间控制在 10～15 min,这么短的装机时间对于需要数小时的手术本身是微不足道的,甚至有可能因为术中操作的灵敏和便利,缩短总手术时间。

九、展望

国内小儿机器人手术仍处于起步阶段,机器人脾切除术的经验和病例积累并不多。机器人手术系统设备昂贵和使用成本高是限制机器人手术开展的较大障碍。此外,目前尚无小儿专门的手术机器人,机械臂、操作器械过大等问题限制了其在婴幼儿中的应用。相信随着技术的创新和进步、设备的革新,机器人手术的应用成本会越来越低。随着国家经济的发展、人民生活水平的提高,机器人手术在小儿外科领域的应用会越来越广。

十、病例介绍及手术视频

患儿,女,8 岁 8 个月。半年前因"腹痛"在门诊检查发现脾肿物,腹痛能自行缓解,定期门诊随访。半个月来出现腹痛加重,检查发现脾肿物进行性增大,考虑脾血管源性肿瘤,肿物位于脾门附近。因症状持续存在不能缓解,考虑行脾切除术。

手术方式:达芬奇 Xi 机器人辅助,四孔法。

参 考 文 献

[1]　WILSON E B. The evolution of robotic general surgery[J]. Scand J Surg,2009,98 (2):125-129.

[2]　MBAKA M I,ROBLE,CAMPS J I. Laparoscopic versus robotic-assisted splenectomy in the pediatric population:our institutional experience[J]. Am Surg,2017,83(9): e358-e359.

[3]　阮虎,江志伟,赵坤,等. 达芬奇机器人系统在脾切除术中的应用[J].腹腔镜外科杂志, 2013,18(12):899-901.

[4]　KATEBI KASHI P, ROJAS C, CASABLANCA Y, et al. A seven-step surgical strategy for robotic splenectomy[J]. Int J Gynecol Cancer,2020,30(7):1079-1080.

[5]　SHELBY R, KULAYLAT A N, VILLELLA A, et al. A comparison of robotic-

assisted splenectomy and laparoscopic splenectomy for children with hematologic disorders[J]. J Pediatr Surg,2021,56(5):1047-1050.

［6］ CAVALIERE D,SOLAINI L,DI PIETRANTONIO D,et al. Robotic vs laparoscopic splenectomy for splenomegaly:a retrospective comparative cohort study[J]. Int J Surg,2018,55:1-4.

（高志刚）

第四节　脾部分切除术

扫码看视频

一、概述

近年来,随着脾免疫功能的研究进展,越来越多的学者开始重视脾的免疫功能,尤其是对于儿童,临床上对保脾手术的要求越来越高。相比于全脾切除术,脾部分切除术的优点是避免了全脾切除术后暴发感染和血栓形成,缺点是增加了围手术期出血的风险。脾部分切除术解剖操作更加复杂,术中容易出血而影响手术操作,因此对术者的技术和经验要求也更高。Seshadri 等最早于 2000 年报道成功施行腹腔镜脾部分切除术（laparoscopic partial splenectomy,LPS）。检索相关文献,截至 2020 年 12 月,国内外尚无机器人脾部分切除术（robotic partial splenectomy,RPS）的文献报道。

随着脾血管应用解剖学研究的深入,我们发现脾动脉分出分支逐级进入脾。根据脾动脉分支解剖的不同,可分为集中型和分散型。集中型约占 30%,在距脾门 0.6～2 cm 处又分成两大支,即脾上、下极终末支;此类型主干相对较长,分支较短。分散型约占 70%,脾动脉于距脾门 2.1～6 cm 处分成脾上、下极动脉和脾上、下极终末动脉;此类型主干相对较短,分支较长。脾终末动脉呈节段性分布负责脾内血供,交叉供应少,这为脾部分切除术打下了解剖学基础。随着医疗器械的不断更新和技术的不断进步,精细解剖和创面止血能力大大加强,也为脾部分切除术提供了技术保障。

二、适应证和禁忌证

随着微创技术的不断进步、先进设备器械的应用,机器人手术系统可以提供更优于传统腹腔镜的视野,可以进行更加精细的解剖操作,避免因大出血引起中转开腹或降低中转开腹的概率。

1. 适应证　脾的局部良性肿瘤,对于肿瘤位于脾上极或下极的病例尤为适合。

2. 禁忌证

（1）一般状况差,心、肺等重要脏器功能差,不能耐受气腹。

（2）患血液系统或其他全身系统疾病需行全脾切除术。

（3）有严重腹部外伤史或手术史,手术区域粘连严重。

（4）严重脾外伤或脾裂伤,出血量大,生命体征不平稳。

三、术前准备

术前除常规了解患儿全身情况、脾大小、肿物位置和与胰腺的关系外,还需常规行增强CT 检查了解脾血管走行、肿物与脾的位置关系及其相应的供应血管情况。制订详细预案,决定脾切除范围以及保留脾上极还是脾下极。

（1）脾部分切除术相比于全脾切除术对患儿年龄条件限制少，但手术难度高，出血风险大，术前需全面评估患儿全身情况和对手术的耐受情况。

（2）术前进行完善的影像学检查：行超声多普勒和增强CT检查以了解脾大小，肿物与脾的位置关系，需切除脾的范围，制订个体化手术方案，充分评估可能出现的风险并做好应急处理措施。

（3）术前营养支持，纠正营养不良状态。对贫血严重者，术前可输血纠正贫血。

（4）常规术前准备：术前6 h禁食，术前2 h禁水，胃肠减压，置导尿管，术前使用开塞露通便，备血，纠正水、电解质紊乱。

（5）手术器械：根据患儿年龄选择匹配的手术器械，常规配备超声刀或LigaSure。因有术中大出血风险，建议有条件的单位配置自体输血装置备用。

四、体位及套管定位

同第七章第三节"脾切除术"。

五、手术步骤

1. 手术体位准备　同前。

2. 套管定位　同第七章第三节"脾切除术"。

3. 无菌准备　同第七章第三节"脾切除术"。

4. 建立气腹和放置套管　同第七章第三节"脾切除术"。

5. 脾处理　根据要切除脾的范围确定手术方案。

脾大部切除术指切除脾组织的70%～80%，保留20%～30%。可利用胃短血管和脾胃韧带保留脾上极血管，或利用脾网膜血管和脾结肠韧带保留脾下极血管（图7-4-1）。

脾上极切除术主要用于切除病变局限于脾上极的良性肿物，保留脾下极和中部。其需离断胃短血管、脾胃韧带，解剖暴露脾上极动脉。脾动脉分支为集中型时，脾上极动脉紧贴脾，结扎时需尤为小心，否则容易出血。结扎胃短血管和脾上极动脉（图7-4-2）后，脾上极会出现一个明显的缺血分界线（图7-4-3），在缺血分界线0.5～1 cm范围内，利用单极电钩或超声刀等离断切除脾（图7-4-4），断面要进行止血处理。

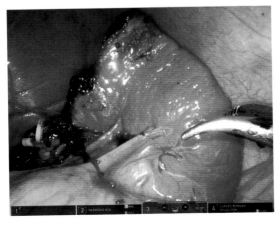
图 7-4-1　脾下极血管

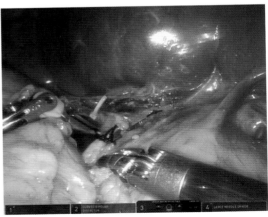
图 7-4-2　结扎脾上极动脉

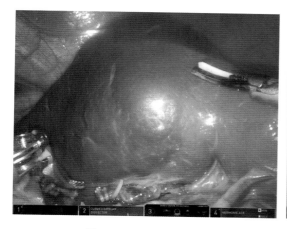 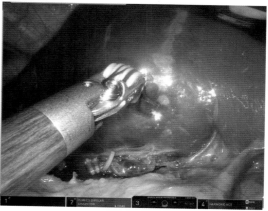

图 7-4-3 缺血分界线　　　　　　　　图 7-4-4 在缺血分界线内切除脾

　　脾下极切除术主要用于切除病变局限于脾下极的良性肿物,保留脾上极和中部。其需离断脾结肠韧带、脾肾韧带、脾网膜血管和脾下极动脉(脾二级血管),脾下极出现缺血分界线后在缺血分界线内切除脾下极。

　　肿物位于脾中部靠近脾门时,手术选择需尤为谨慎。脾门附近肿物切除并非 LPS 或 RPS 的最佳适应证。脾门附近血管网丰富,离断脾二级血管困难,在脾中部切除过程中往往出血较多,止血困难时需转行全脾切除术或开腹手术。如肿物位于脾中部外侧或远离脾门,可采用肿物挖除的手术方式,术中也需密切关注出血情况,手术难度和风险较大。

　　6. 取出脾　将主视镜从操作孔 2 放入,拔出脐部 8 mm 套管,改为置入 12 mm 套管,放入取物袋并打开,将脾装入取物袋,然后合拢袋口,拔出 12 mm 套管,牵出取物袋口,将脾用卵圆钳或剪刀剪碎后取出。注意避免取物袋破损导致脾组织遗留在腹腔。

　　7. 探查腹腔、放置引流　用可吸收线间断缝合脐部取脾切口,重建气腹,冲洗探查脾床和残脾断面有无活动性出血。常规脾窝处放置引流管,撤镜,排气,缝合切口。

六、手术技巧和要点

　　(1)操作孔位置的选择需根据脾的大小调整,原则上操作孔需距离脾边缘 2 cm 以上、距离操作区域 4 cm 以上,这样可避免机械臂活动受限。

　　(2)脾下极切除时注意保留胃短血管和脾胃韧带,防止脾上极缺血或扭转。

　　(3)脾上极切除时注意保留脾网膜血管和脾结肠韧带,防止脾下极缺血或扭转。

　　(4)对于脾门血管的结扎,采用丝线和 Hem-o-lok 施夹钳双重结扎较为稳妥。

　　(5)手术结束后脾窝引流,有助于观察术后出血情况。

七、并发症及其防治

　　同第七章第三节"脾切除术"。

八、RPS 与 LPS 的区别

　　同第七章第三节"脾切除术"。

九、病例介绍及手术视频

患儿，女，12 岁。体检时行 B 超检查发现脾肿物，CT 复查提示脾囊肿（大小 2.3 cm×3.2 cm×2.2 cm），门诊定期随访。近 2 个月复查 B 超及 CT 均提示脾肿物明显增大（大小 6.7 cm×6.6 cm×6.4 cm），位于脾上极，考虑行脾上极切除术。

手术方式：达芬奇机器人 Xi 辅助手术，四孔法。

参 考 文 献

[1] DENNING N L,KALLIS M P,PRINCE J M. Pediatric robotic surgery[J]. Surg Clin North Am,2020,100(2):431-443.

[2] BALAPHAS A,BUCHS N C,MEYER J,et al. Partial splenectomy in the era of minimally invasive surgery:the current laparoscopic and robotic experiences[J]. Surg Endosc,2015,29(12):3618-3627.

[3] VASILESCU C,TUDOR S,POPA M,et al. Robotic partial splenectomy for hydatid cyst of the spleen[J]. Langenbecks Arch Surg,2010,395(8):1169-1174.

[4] WIWANITKIT V. Partial robotic splenectomy in hydatid disease[J]. Langenbecks Arch Surg,2019,404(Suppl 1):5.

[5] MANCIU S,NAE G A,DIACONU A,et al. Long-term evaluation of the outcomes of subtotal laparoscopic and robotic splenectomy in hereditary spherocytosis[J]. World J Surg,2020,44(7):2220-2228.

[6] PENG F Y,LAI L,LUO M,et al. Comparison of early postoperative results between robot-assisted and laparoscopic splenectomy for non-traumatic splenic diseases rather than portal hypertensive hypersplenism—a meta-analysis[J]. Asian J Surg,2020,43 (1):36-43.

（高志刚　章跃滨）

第五节　胰腺肿瘤切除术

扫码看视频

一、概述

儿童胰腺肿瘤较成人更为罕见，亚洲儿童胰腺肿瘤发病率约为 0.031‰，占儿童肿瘤的 0.6%～0.8%。儿童胰腺肿瘤发病率在儿童胰腺疾病中位居第三位，低于胰腺畸形引起的疾病和胰腺外伤。儿童胰腺肿瘤包括胰腺实性假乳头状瘤、胰腺母细胞瘤、胰岛素瘤、胰腺浆液性囊腺瘤、促纤维增生性小圆细胞瘤等，其中以胰腺实性假乳头状瘤最为常见，约占儿童胰腺肿瘤的 70%，完整切除肿瘤可使儿童胰腺肿瘤的预后远好于成年胰腺肿瘤患者。近年随着医学诊断技术的发展，儿童无症状胰腺肿瘤发现率增高，儿童胰腺肿瘤发病率也有所增高，儿童胰腺手术越来越常见。

胰腺手术普遍被认为是腹部外科手术中最难的。一直以来胰腺手术的微创治疗进展较其他脏器手术偏慢。20 世纪末腹腔镜技术被广泛运用于胰腺体尾部手术，但胰腺头部的腹腔镜治疗仍然存在争议。21世纪初，随着机器人手术的推广及相关技术的成熟，2002年开始有成人机器人胰腺体尾部切除术的报道，此后在成年患者中几乎所有与胰腺相关的术式均被报道过。

机器人手术治疗儿童胰腺肿瘤因儿童群体的特殊性直到近年才开始发展。2016年起陆续出现机器人手术治疗儿童胰腺肿瘤（包括胰岛素瘤、胰腺实性假乳头状瘤）的报道，这些手术均属于儿童胰腺良性或低度恶性肿瘤切除术，完整切除肿瘤后预后均较为理想。完整切除肿瘤是儿童胰腺占位的治疗原则，对于儿童胰腺肿瘤来说，全胰切除术或胰十二指肠切除术也并非绝对禁忌。基于脾对儿童的重要性，尽量保留脾血管及脾是国际上的共识。

总之，儿童机器人胰腺肿瘤切除术仍是一个较新的领域。虽然在成人中已经报道过几乎所有与胰腺相关的术式，但考虑到儿童的特殊性，选择机器人手术时仍需慎重，需要积累经验，严格把握手术指征。此节较为详细地介绍了目前被证明值得推广的儿童机器人保留脾及脾血管的胰腺体尾部切除术的手术步骤。

二、机器人胰腺手术的应用解剖

胰腺是位于腹膜后的一个狭长的器官，从右向左横跨第1~2腰椎的前方，与周围重要脏器及血管的关系密切。胰尾延伸至脾门处，常位于脾蒂血管的后下方。胰腺可分为头、颈、体、尾四部分。体、尾部互相延续，边界不确定，故临床上常将体、尾部作为一个单位。

1. 胰腺的毗邻 胰腺头部（胰头）在脊柱右侧，其上、下、右三面均被十二指肠环抱，胆总管下端经过胰头背面进入十二指肠第2段的后内侧。在肠系膜上静脉的右后方，胰头的下缘形成一钩状突（胰钩突），从三个方向包绕肠系膜血管，一部分钩状突位于肠系膜血管的后方，手术时不易显露，是行胰十二指肠切除术时处理比较困难的部位。

胰腺颈部是胰腺的最狭窄部分，手术时常在此处切断胰腺。肠系膜上静脉在胰腺背面经过，与脾静脉汇合形成门静脉。肠系膜上静脉通过胰腺背面时，接受来自胰头及胰钩突的数支小静脉，切除胰腺时须将这些壁薄的小静脉逐一分离结扎后切断，否则，容易造成出血或损伤肠系膜上静脉。肠系膜上静脉的前方与胰腺颈部背面之间一般无血管分支，因此，可以从下方或自胰腺上缘，沿肠系膜上静脉的前面进行探查，检查肿瘤有无侵及门静脉或肠系膜上静脉。约半数肠系膜下静脉在胰腺体部后方与脾静脉汇合；其余或流入肠系膜上静脉，或开口于肠系膜上静脉与脾静脉的交接处。脾静脉走行于胰体尾部上缘的深面，并接受来自胰腺的5~6支小静脉，行脾肾静脉吻合术时，需要小心地分离、结扎、切断这些小静脉。

胰腺的前面构成小网膜囊的后壁，与胃后壁及胃小弯处的关系甚为密切。胰腺的背面是下腔静脉、腹主动脉及腹腔神经丛，其间隔一层疏松组织，将胰腺与血管分开。胰腺体尾部上缘连接小网膜囊的后腹膜，下缘连接横结肠系膜，背面为疏松组织，偏左与左肾上腺、左肾相隔。手术时将横结肠系膜根部切开，再剪开胰腺上、下缘腹膜，便可将胰腺体尾部充分游离。

2. 胰腺的血供 胰腺的血液循环丰富，动脉出自胃十二指肠动脉、肠系膜上动脉及脾动脉。胃十二指肠动脉在门静脉前面，起自肝总动脉，经十二指肠后方达胰腺上缘时，分出一支胰十二指肠上后动脉。胰十二指肠上后动脉走行于胰头的深面，自左至右横跨胆总管下端，然后与胰十二指肠下后动脉相吻合，形成胰十二指肠后动脉弓，供血给胰头及十二指肠下部后壁。

胃十二指肠动脉分出胃网膜右动脉后，其延续部分即为胰十二指肠上前动脉，在胰头前面下行，与胰十二指肠下前动脉相吻合，形成胰十二指肠前动脉弓，供血给胰头及十二指肠前壁。胰十二指肠下动脉为肠系膜上动脉的第 2 个分支,在肠系膜上静脉的前方或后方经过,分出前、后两支。前、后支亦可单独起自肠系膜上动脉。

胰腺体尾部的动脉主要出自脾动脉。胰背动脉从脾动脉(亦可起自腹腔动脉或肝动脉)分出后,向下达胰体腺体部后方时,分出左、右两支,右支与胰十二指肠动脉弓吻合,左支走行于胰腺体尾部下部边缘,形成胰横动脉,并与来自脾动脉的胰大动脉吻合。在脾门处的胰腺尾部,尚有来自脾动脉的胰尾动脉。

3. 胰腺的淋巴回流　胰腺的淋巴回流路径复杂,涉及 20 多个淋巴结群,包括贲门左、右淋巴结,胃大、小弯淋巴结,幽门上、下淋巴结,胃左动脉淋巴结,肝总动脉前上、后淋巴结,腹腔干淋巴结,脾门淋巴结,脾动脉近、远端淋巴结,肝门周围的肝动脉旁淋巴结,胆管和门静脉旁淋巴结,胰头后上、下淋巴结,肠系膜上动脉近、远端淋巴结,结肠中动脉淋巴结,腹主动脉周围淋巴结,胰头前上、下淋巴结等。

4. 胰腺的神经　胰周神经丛的解剖学分类对神经丛切除有一定的指导意义。胰周神经丛包括胰头神经丛(包括从右腹腔神经节到胰钩突部分和从肠系膜上动脉到胰钩突部分的神经丛)、腹腔神经丛、肠系膜上动脉神经丛、肝十二指肠韧带内神经丛、肝总动脉神经丛、脾神经丛。

5. 胰腺的排泄管道　胰腺的排泄管道系统由主胰管及副胰管组成。主胰管开始于远端的胰腺尾部,沿途收集各分支胰管,横贯整个胰腺;其中,与胆总管下端汇合,经十二指肠乳头流入十二指肠者占 70%～80%,而胰管与胆总管各自独立进入十二指肠者占 10%～13%。副胰管经小乳头流入十二指肠。小乳头的位置较主乳头高而表浅,在人群中约有10%的副胰管为胰腺的主要排泄管,具有这种异常解剖关系的患儿,若发生慢性十二指肠溃疡,由于慢性炎症及瘢痕收缩,副胰管开口明显移位、接近胃幽门部,当行胃大部切除术时,若不注意则可能损伤副胰管,以致手术后发生急性胰腺炎或胰瘘等严重并发症。少数情况下,主胰管与副胰管是分离、不相交通的,称为胰腺分裂。

三、适应证和禁忌证

1. 适应证　患有胰腺头、体、尾部肿瘤,胆总管下段肿瘤,十二指肠肿瘤。

胰腺头、体部单发良性病变或低度恶性肿瘤,所在部位表浅,局部剜除不致损伤主胰管时,可考虑行机器人胰腺肿瘤剜除术。

胰腺头部肿瘤、胆总管下段肿瘤、十二指肠肿瘤等可考虑行机器人胰十二指肠切除术。

胰腺中段肿瘤及不宜局部剜除的胰腺良性病变可考虑行机器人胰腺中段切除术。

不能行单纯切除的良性、交界性、低度恶性胰腺肿瘤可考虑行机器人保留脾及脾血管的胰腺体尾部切除术。

不能行单纯切除的良性、交界性、低度恶性胰腺肿瘤如与脾血管关系密切,可考虑行机器人联合脾切除的胰腺体尾部切除术。

目前受机器人手术系统制约,国际上公认体重大于 15 kg、年龄大于 2 岁的患儿开展机器人手术是较为安全的。随着机器人手术系统的不断更新,为新生儿开展机器人手术是所有小儿外科医生的愿景。

2. 禁忌证　任何开腹手术禁忌证以及心肺疾病难以耐受气腹;各种原因导致腹腔内致密粘连,病变过于接近大血管,病变范围过大或过深,无法安全进行腹腔镜下操作;腹腔空间过小,影响机器人手术操作,尤其是体重小于 15 kg、年龄小于 2 岁的患儿在目前的条件下进行手术应格外慎重。

四、术前准备

1. 心理准备　患儿及其家属术前难免有紧张、焦虑等情绪，医务人员应从关怀、鼓励的角度出发，就病情、施行手术的必要性、机器人手术的优势、可能取得的效果等，以恰当的言语和安慰的语气对患儿做适度解释，使患儿能以积极的心态配合手术和术后治疗。同时，也应针对疾病的诊断，手术的必要性及手术方式，术中和术后可能出现的不良反应、并发症及意外情况等，向患儿家属做详细介绍和解释，取得他们的信任和同意，使他们能协助做好患儿的心理疏导，配合整个治疗过程顺利进行。

2. 生理准备　患儿一般状况的评估：无明显心、肺、肾等重要脏器功能障碍，无手术禁忌证。局部病灶的评估：分析影像学（主要是超声、CT 和 MRI）资料，了解局部病灶是否适合行机器人手术切除；手术前 3 天给予低脂半流质饮食，手术前 1 天晚上行肠道准备；必要时给予退黄、输血、输液等对症治疗。

五、体位及套管定位

1. 机器人手术器械　8 mm 金属套管及穿刺器、十字校准器、单极电钩、马里兰双极钳或有孔双极镊、心包抓钳、超声刀、大号持针器、单极电剪及施夹钳（Hem-o-lok 施夹钳）等。

2. 腹腔镜手术器械　5～12 mm 套管及穿刺器、分离钳、心包抓钳、剪刀、施夹钳及钛夹、可吸收夹、一次性取物袋、内镜下切割闭合器、术中超声装置、超声吸引装置等。

3. 手术体位　采取仰卧头高脚低分腿位，头抬高约 20°。

4. 套管布局　套管布局如图 7-5-1 所示。1 号机械臂、2 号机械臂为主操作臂，3 号机械臂常用来牵引及暴露组织。1 号机械臂操作孔和镜头孔之间、位于右侧锁骨中线位置置入套管作为辅助孔，可置入 1 个或 2 个辅助，由手术台边的助手医生使用，进行吸引、使用金属夹或可吸收夹和切割闭合器等操作。对于手术视野显露困难的患儿，可于右侧腋前线增加 1 个辅助孔用于牵拉肝脏。

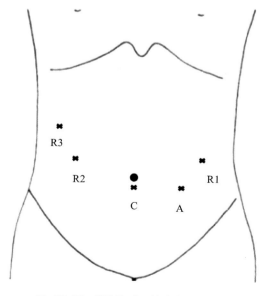

R1、R2、R3—操作孔；A—辅助孔；C—镜头孔

图 7-5-1　套管布局

六、手术步骤

以下以机器人保留脾及脾血管的胰腺体尾部切除术为例进行介绍。

1. 探查腹腔、显露胰腺　对腹膜和肝等腹腔内脏器的表面做全面检查,排除肿瘤转移及其他手术禁忌。应用超声刀打开胃结肠韧带、脾结肠韧带、部分胃脾韧带、胃短血管和胃后血管,并将胃向上抬起。离断部分胃短血管,显露胰腺体尾部的前面,并进一步判断胰腺肿瘤与脾的关系(图 7-5-2)。

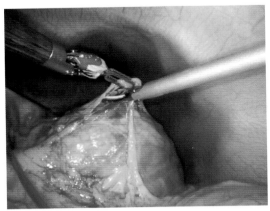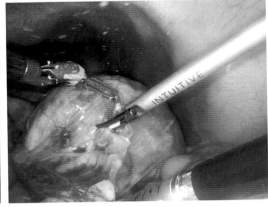

图 7-5-2　暴露肿瘤,判断胰腺肿瘤与脾的关系

2. 分离脾动脉和脾静脉　根据脾动脉搏动的位置,在胰腺上缘打开胰腺包膜,用超声刀和分离钳分离出脾动脉。根据肠系膜上动脉搏动的位置,用超声刀切开胰腺下缘包膜,提起胰腺颈部,钝性分离肠系膜上静脉,进一步分离出脾静脉根部,使脾静脉脱离胰腺,并向胰腺尾部继续分离至少 3 cm(图 7-5-3)。

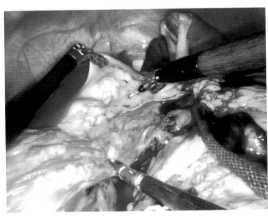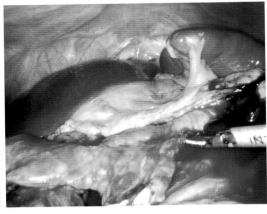

图 7-5-3　脾血管的保护和分离

3. 离断胰腺　将胰腺体尾部向左侧牵拉,用超声刀或血管夹结扎或离断胰腺与脾动、静脉之间的各分支血管,直至完全游离胰腺体尾部,保留脾和脾动、静脉主干。分离时从胰腺下缘逐渐向胰腺体尾部游离,在此区域内分离时应注意避免损伤脾下极的血管。然后,沿胰腺体尾部的下缘分离,将脾动、静脉发出到胰腺的分支分别结扎、切断。在腹膜反折的间隙

内没有血管,故在胰腺的后面应沿着此间隙分离。最后,分离胰腺的上缘,此处常遇到小血管,需要小心结扎。完全游离胰腺体尾部后,在距肿瘤右侧 2 cm 处,用超声刀由胰腺下缘分离胰腺后壁至胰腺上缘,上下贯通,建立胰后隧道。应用内镜下切割闭合器横断胰腺,完整切除胰腺体尾部及肿瘤,保留脾,观察脾血供良好(图 7-5-4)。

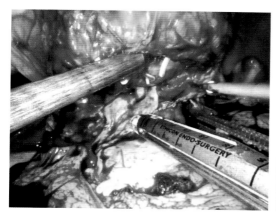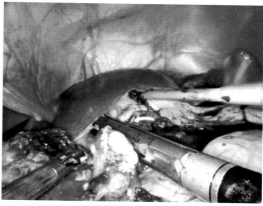

图 7-5-4　胰后隧道的建立及横断胰腺

4. 取出标本和引流　延长辅助孔做一横切口,逐层进腹,取出标本,移去机器人手术系统,解除气腹。检查无活动性出血后,于胰腺残端放置双腔引流管 1 根(图 7-5-5)。逐层关闭各穿刺孔及左下腹横切口。

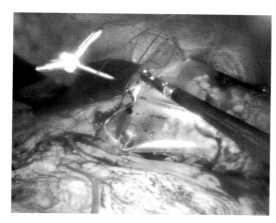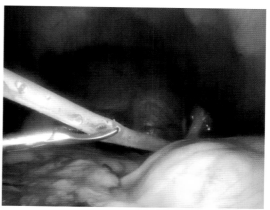

图 7-5-5　取出标本、放置引流管

七、术后处理

术后处理是机器人胰腺手术的一个重要阶段,术后处理得当,能使术后应激反应减轻到最低限度。

1. 血糖控制　通常情况下胰腺肿瘤术后患儿的空腹血糖水平均高于正常,因此术后应常规检测血糖,并使用胰岛素有效控制血糖。术后空腹血糖水平高于 8.3 mmol/L 的患儿死亡及胰瘘、出血、感染等严重并发症的发生率显著高于术后空腹血糖水平不高于 8.3 mmol/L 的患儿。术后空腹血糖水平不高于 6.1 mmol/L 的患儿死亡和出血的发生率显著高于术后空腹血糖水平为 6.1～8.3 mmol/L 的患儿。通过术后持续静脉滴注葡萄糖＋

普通胰岛素治疗可以有效、平稳地控制血糖,将围手术期空腹血糖水平控制在 6.1～8.3 mmol/L 是安全合理的,能够降低术后并发症发生率和死亡率。

2. 营养支持　胰腺疾病患儿可出现厌食、体重下降、贫血、低蛋白血症等,营养不良不仅损害机体组织、器官的生理功能,而且增加手术危险性、增高术后并发症发生率及死亡率、影响原发病的治疗过程,甚至影响预后。由于肿瘤、糖尿病等对机体营养的消耗,再加上手术的应激及创伤,术后应加强营养支持。在术后禁食期间可予以全胃肠外营养(total parenteral nutrition, TPN)。

3. 防治感染　术后发生感染不仅影响患儿的术后恢复、延长住院时间,而且会增加患儿和医院的负担。发现和控制感染一直是外科重要的课题。术后发生的手术部位感染(surgical site infection, SSI)居医院感染第三位。当患儿术后出现发热、白细胞计数升高时,需积极寻找感染源,排除肺部感染、切口感染、深静脉感染,或腹腔引流管逆行性感染等。术后第 6～14 天为胰腺外科 SSI 的好发时间,约占术后 SSI 的 77.08%,因感染好发时间已超出预防用药的平均时间,故不能通过延长术后抗菌药物应用时间来防止 SSI 的发生,以避免发生二重感染。

4. 防治胰瘘　胰瘘是胰十二指肠切除术术后主要的并发症之一,胰腺手术术后都可能发生胰瘘。胰瘘可致腹腔感染和腹内腐蚀性出血,危害性大,是术后死亡的主要原因之一,因此防治胰瘘备受外科重视。目前认为,吻合方式、胰管直径及胰腺质地均为胰瘘的影响因素,术前黄疸持续时间较长、肌酐清除率异常、术中出血量大及手术时间长者,术后发生胰瘘的概率较高。胰瘘一经证实,应予以积极处理。关键是采取有效的引流措施,必要时可进行三腔引流管持续冲洗,只有充分引流,才不会导致病情恶化。经过抑制胰酶分泌、营养支持及抗感染治疗,胰瘘大多能在 2～4 周得到控制,逐渐治愈。

八、并发症及其防治

文献报道,目前开展机器人胰腺手术最多的外科医生 Giulianotti 在美国及意大利的两家治疗中心共进行了 134 例该类手术,术后并发症的发生率为 26%。上海交通大学医学院附属瑞金医院自 2010 年 3 月开展机器人胰腺手术以来,共进行了 90 例该类手术,在国内占据领先地位;术后发生短期并发症 49 例(54%),常见的并发症有胰瘘、胆瘘、吻合口出血、胃肠道出血等。由此可见,对术后并发症的合理处理,在机器人胰腺手术患儿的术后恢复中占有十分重要的地位。

1. 胰瘘　禁食可以除去来自食物的刺激,从而减少胰液的分泌;营养支持是维持机体各项生理功能的重要因素,也是术后促进蛋白质合成和修复的重要方法;抗生素可以防治胰瘘后的腹腔感染,特别是革兰氏阴性菌感染;生长抑素类药物是一种天然的多肽激素,具有抑制胃肠道分泌功能的作用。文献表明芒硝外敷对于急性胰腺炎具有消炎止痛、预防感染、吸收腹腔渗液、促进脓肿吸收、促进与恢复消化道功能等功效。采取有效的引流措施,必要时可进行三腔引流管持续冲洗。保守治疗无效者,需再次手术,行外引流或胰胃吻合术。

2. 胆瘘　在充分引流的情况下,给予足够的营养支持、白蛋白支持、抗生素对症治疗一般能够治愈。保守治疗未愈合,并且进一步加重,导致生命体征不稳定、剧烈腹痛、胆汁性腹膜炎及多脏器功能衰竭时,则需要急诊手术治疗。手术方式包括缝合瘘管、清创引流以及重建胆肠吻合等。此外,需要进行术后持续冲洗引流,清除感染灶。

3. 术后出血　可分为腹腔出血及消化道出血。处理重点为明确出血原因,积极处理。可以视出血的严重程度,给予止血药物、介入治疗以及再次手术治疗。

4. 术后感染　可分为切口感染及腹腔感染。对术后切口感染的处理,关键在于早期发现、早期治疗,及时给予乙醇湿敷,必要时敞开引流,一般均可愈合。腹腔感染的防治重点是充分引流,必要时可在彩超引导下再次穿刺引流,同时经验性使用抗生素,其后根据药敏试验结果及时调整药物。若感染无法控制,必要时行再次手术清创引流。

5. 消化功能不良　可适当给予胃肠动力药物及复方消化酶制剂。消化功能的恢复可能是一个长期的过程,需要长期进行内科治疗。

6. 吻合口梗阻　对于吻合口梗阻的治疗,传统上多采用保守的营养支持治疗,以提高胶体渗透压水平,消除吻合口水肿。若保守治疗无效,则需手术治疗,拆除原吻合口,进行重建或采用转流手术。为了避免胰-肠吻合口狭窄及胰-胃吻合口狭窄,术中常规在主胰管内放置支架。

九、技术现状及展望

目前,相对于小儿泌尿外科、小儿心胸外科、小儿胃肠外科等亚专科来说,小儿肝胆外科肿瘤的机器人手术起步更晚。其中儿童胰腺肿瘤因在儿童肿瘤中的占比不超过 1%,更是罕见。但小儿外科医生从来不因其罕见而放弃救治,一直在不停探索。从目前的文献报道来看,我国儿童胰腺肿瘤机器人手术报道病例较国外多。虽然术式以机器人胰腺体尾部切除术为主,但也有少数与成人外科协作完成胰头肿瘤切除术等难度较大术式的报道。换而言之,机器人手术治疗儿童胰腺肿瘤的发展仍需同行们共同奋进,也需要大样本、多中心的临床研究综合比较其与腹腔镜手术的优缺点,以便于更科学地服务更多的儿童胰腺肿瘤患者。

早前有学者指出最有前景的机器人手术是小儿外科手术。但目前机器人手术系统更适用于成人手术,年龄过小、体重过轻、腹腔容积过小的儿童开展机器人手术极具挑战,亟须开发体积更小、更完美、更适合小儿外科手术的机器人手术系统。相信随着技术的更新、设备的普及,会有越来越多儿童胰腺肿瘤得益于机器人手术的精细、高难度操作。

参 考 文 献

［1］　汤绍涛.机器人手术在小儿外科中的发展现状及展望［J］.机器人外科学杂志(中英文),2021,2(4):241-247.

［2］　沈柏用,彭承宏.机器人胰腺外科手术学［M］.上海:上海科学技术出版社,2014.

［3］　刘荣,刘渠.机器人胰腺外科的应用与发展［J］.外科理论与实践,2017,22(2):96-98.

［4］　《机器人肝胆胰手术操作指南》制定委员会.机器人肝胆胰手术操作指南［J］.中华腔镜外科杂志(电子版),2019,12(1):18-33.

［5］　胡明根,肖元宏,宋栋达,等.机器人保留脾血管胰体尾切除术治疗儿童胰岛素瘤报道［J］.中华腔镜外科杂志(电子版),2016,9(5):268-272.

［6］　肖元宏,王刚,宋栋达,等.机器人保留脾血管的胰体尾切除术在 2 例儿童胰腺肿瘤中的应用［J］.解放军医学院学报,2019,40(1):81-86.

［7］　SCHULTE AM ESCH J,KRÜGER M,BARTHLEN W,et al. Technical aspects of paediatric robotic pancreatic enucleation based on a case of an insulinoma［J］. Int J Med Robot,2021,17(6):e2317.

［8］　LIU R,WAKABAYASHI G,PALANIVELU C,et al. International consensus statement on robotic pancreatic surgery［J］.Hepatobiliary Surg Nutr,2019,8(4):345-360.

［9］　HAGENDOORN J,NOTA C L M A,BOREL RINKES I H M,et al. Robotic pancreatoduodenectomy for a solid pseudopapillary tumor in a ten-year-old child[J]. Surg Oncol,2018,27(4):635-636.

[10] LALLI R,MERRITT N,SCHLACHTA C M,et al. Robotic-assisted, spleen-preserving distal pancreatectomy for a solid pseudopapillary tumour in a pediatric patient:a case report and review of the literature[J]. J Robot Surg,2019,13(2):325-329.

[11] HU M G,XIAO Y H,SONG D D,et al. First experience of robotic spleen-preserving distal pancreatectomy in a child with insulinoma[J]. World J Surg Oncol,2017,15(1):199.

[12] ESPOSITO C,MASIERI L,CASTAGNETTI M,et al. Current status of pediatric robot-assisted surgery in Italy:epidemiologic national survey and future directions [J]. J Laparoendosc Adv Surg Tech A,2023,33(6):610-614.

[13] 董蒨. 小儿肿瘤外科学[M]. 北京:人民卫生出版社,2009.

[14] 丁自海,钟世镇. 腹腔镜胰腺外科的应用解剖[J]. 腹腔镜外科杂志,2010,15(5):321-323.

[15] GROSFELD J L,VANE D W,RESCORLA F J,et al. Pancreatic tumors in childhood:analysis of 13 cases[J]. J Pediatr Surg,1990,25(10):1057-1062.

[16] HEYMANN J J,SIDDIQUI M T. Ancillary techniques in cytologic specimens obtained from solid lesions of the pancreas:a review[J]. Acta Cytol,2019,64(1-2):103-123.

[17] GANDHI D,SHARMA P,PARASHAR K,et al. Solid pseudopapillary tumor of the pancreas:radiological and surgical review[J]. Clin Imaging,2020,67:101-107.

[18] 金佳斌,赵诗葳,彭承宏,等. 机器人胰腺外科的发展[J]. 外科理论与实践,2019,24(3):12-16.

（刘　潜　刘海金）

第六节　肠系膜囊肿切除术

一、概述

肠系膜囊肿（mesenteric cyst,MC）是位于肠系膜的囊性肿瘤,与腹腔内其他脏器无关联,临床上较为罕见。MC可发生于任何年龄的患者,其发病率在成人中为1/100000,小儿中为1/200000,与性别没有明显关系。MC的病理类型多种多样,不同病理类型的MC发病原因也不同,可分为以下六类:①淋巴管囊肿及淋巴管瘤,与胚胎淋巴系统的异常发育有关;②间皮囊肿,可能与肠系膜发育过程中融合异常有关;③肠源性囊肿,包括肠重复畸形及单纯肠源性囊肿;④泌尿生殖源性囊肿,可能与米勒管及沃尔夫管的残留有关;⑤成熟性囊性畸胎瘤（皮样囊肿）;⑥假性囊肿,继发于创伤、感染等。绝大多数MC为良性,极少数（不足3%）为恶性,恶性MC病理分型多为上述间皮囊肿中的恶性间皮瘤。MC可发生于肠系膜的任何部位,其中以小肠最为多见,占50%~80%;位于结肠者占15%~30%;部分囊肿可位于腹膜后,占 7%～20%。MC 的临床表现与囊肿的位置、大小以及有无相关并发症等相关:囊肿较小的病例可能终身无症状,在腹部影像学检查或手术中偶然发现;随着囊肿增大,患者可能有腹胀、纳差、便秘等表现,部分患者可触摸到腹部的包块;若因囊肿的压迫、牵拉、感染等引发肠扭转、肠梗阻、腹膜炎等,可出现急腹症的症状,约占 MC 的 10%;部分新生儿可在产前检查发现腹腔内囊性占位。因 MC 无特异性的临床表现及实验室检查指标,其诊断依赖影像学检查如超声及 CT,还需注意与腹腔内其他囊性病变相鉴别。一旦发现 MC,应尽早手术治疗。

　　MC 最早在 16 世纪由意大利学者 Benevieni 报道,而目前公认的最早成功的 1 例手术是 1880 年由法国医生 Tillaux 完成的。此后陆续有关于 MC 的病例报道,至 1954 年,已有 600 余例。20 世纪 80 年代腹腔镜技术兴起后,腹腔手术也进入了微创时代。1993 年 6 月,美国的 Mackenzie 等报道了第 1 例腹腔镜 MC 切除术,1 个月后,德国的 Herfahrt 等也报道了 1 例腹腔镜 MC 切除术,这两例均为成年患者。1995 年,Powel 等开展了儿童的腹腔镜 MC 切除术。近年来随着机器人手术技术的发展,机器人腹腔内肿物的切除手术,如腹膜后肿瘤切除术、卵巢囊肿切除术、消化道重复畸形切除术亦有相关报道,而机器人 MC 切除术最早在 2019 年由美国医生 Chandradevan 等报道,病例为 1 例 25 岁的女性患者。该报道提出对于囊肿较大的患者,机器人手术的优势更加明显。从技术上讲,MC 切除术难度的跨度很大,不是所有病例都适合微创手术,再加上目前机器人手术处于探索改进阶段,MC 的发病率也不高,故而机器人 MC 切除术的相关报道寥寥无几。笔者所在单位对小儿机器人 MC 切除术也进行了探索,现将经验总结,以供参考。

二、MC 切除术的应用解剖

　　肠系膜由两层腹膜组成,呈扇形,包括小肠系膜、横结肠系膜、乙状结肠系膜、阑尾系膜。

　　小肠系膜根长约 15 cm,从腹后壁第 2 腰椎左侧斜向右下方,跨越脊柱及十二指肠水平部、腹主动脉、下腔静脉、右输尿管和右腰大肌等,止于右骶髂关节前方。小肠系膜两层之间主要有空肠、回肠的动脉、静脉、淋巴管、淋巴结、神经、脂肪等。横结肠系膜两端短、中部长,系膜根附于十二指肠降部、胰与左肾前面。横结肠及横结肠系膜将腹膜腔分为结肠上区和结肠下区。乙状结肠系膜连于骨盆侧壁,活动度较大,可降低至盆腔,有时也移至右下腹。阑尾系膜连于小肠系膜下方,呈三角形(图 7-6-1)。

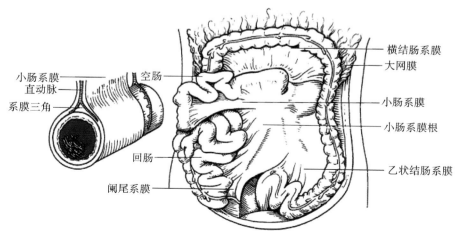

图 7-6-1　肠系膜的解剖

肠系膜的血管:肠系膜上动脉在相当于第1腰椎水平起于腹主动脉前壁,其根部多位于脾静脉与左肾静脉之间,发出后在胰腺后方下行至十二指肠水平部与胰腺体部下缘之间,进入小肠系膜根的两层腹膜中,继续向右下行,越过下腔静脉、右腰大肌和右输尿管的前方至髂窝。行程中向左下方弯凸,凹侧与肠系膜上静脉伴行,凸侧发出12～16支空肠动脉、回肠动脉;凹侧发出结肠中动脉、右结肠动脉及回结肠动脉3支。左结肠动脉及乙状结肠动脉均发自肠系膜下动脉,乙状结肠动脉发出后经腹膜壁层进入乙状结肠系膜内,其间越过左输尿管、左睾丸(卵巢)血管和左腰大肌前面,在乙状结肠系膜内分出升降支。空肠静脉、回结肠静脉、右结肠静脉、中结肠静脉基本与同名动脉伴行,汇入肠系膜上静脉。结肠左区以下的静脉经左结肠静脉、乙状结肠静脉汇入肠系膜下静脉。

三、适应证和禁忌证

1. 适应证　①诊断明确的中、小型 MC;②小肠系膜巨大囊肿。

2. 禁忌证　①囊肿继发感染且伴有腹膜炎;②囊肿破裂,存在腹内严重粘连;③巨大囊肿并心肺功能不佳。

四、术前准备

(1)无合并症者,按腹部手术常规准备。

(2)MC 发生出血、扭转、感染或破裂时,应行急诊手术,按急腹症手术准备。

五、手术步骤

(一)麻醉和体位

1. 麻醉　新生儿采用静脉、气管内插管和骶管复合麻醉,较大儿童可选用静脉、气管内插管和连续硬膜外阻滞麻醉。常规检测呼气末 CO_2 分压。

2. 体位　常规取平卧位。

(二)手术过程

(1)套管位置及机器人对接:一般在脐部放置第一个套管,后根据囊肿的部位及菱形原则决定其他套管放置位置。沿脐部环形切开腹壁各层,直视下置入 12 mm 套管,放置镜头。对于中、小型囊肿,可建立 CO_2 气腹;如为巨大囊肿,在置入套管前,可经脐部切口,先行囊肿穿刺抽液,待囊肿体积缩小后,再置入套管建立气腹。

(2)大致明确囊肿位置后,依据菱形原则在两侧角穿置 8 mm 套管。详细探查囊肿的部位、大小、与附着肠管及其血供的关系(图 7-6-2)。

(3)对囊肿不大者,可使用电刀或超声刀紧贴囊壁切断附着系膜,游离并切除囊肿(图 7-6-3);如囊肿供应血管较粗,可先行血管结扎,再切断,注意保护肠系膜血管(图 7-6-4)。

(4)对囊肿较大、切除困难者,可经 5 mm 套管孔或就近经腹壁行囊肿穿刺抽液(图 7-6-5),待囊肿体积缩小后再行囊肿切除。

(5)对囊肿附着范围较大,且囊肿与肠管粘连紧密、无法分离者,可破开囊壁先行大部分切除,再将遗留的部分囊壁从附着肠壁上剥离(图 7-6-6)。

(6)若囊肿伴有感染并与肠腔相通、囊壁增厚但粘连不重,可抽吸后分块切除并同时切除部分肠壁,再将肠壁破口用可吸收线横向缝合关闭。冲洗腹腔,放置多孔引流管,将切除

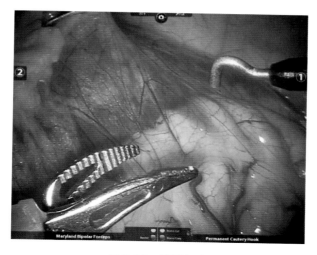

图 7-6-2 囊肿探查

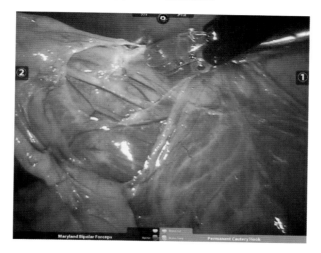

图 7-6-3 游离并切除囊肿

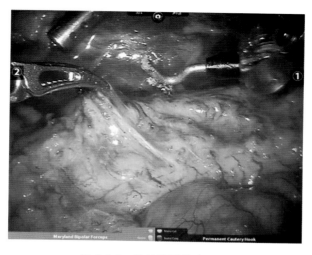

图 7-6-4 结扎囊肿供应血管

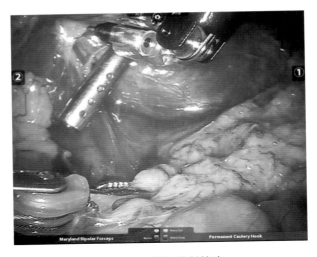

图 7-6-5　囊肿穿刺抽液

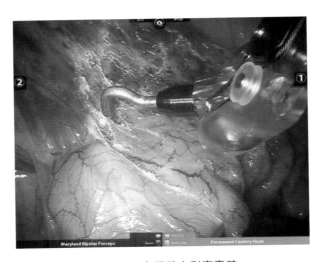

图 7-6-6　自肠壁上剥离囊壁

的囊壁放入取物袋由脐部切口取出。

（7）若囊肿位于小肠系膜内、附着范围较大且与肠管或系膜血管无法分离，可扩大脐部切口后将囊肿牵出腹外，抽吸囊肿内液体后连同肠管切除吻合。

六、术后处理

（1）根据囊肿情况决定是否给予抗生素预防感染。

（2）有合并症者，术后胃肠减压、补液，待肠功能恢复后进食。

（3）术后早期下床活动以防止肠粘连的发生。

七、并发症及其防治

1. 术后腹腔积液或感染　根据囊肿大小、剥离创面及囊壁周围组织炎症情况可选择性放置腹腔引流管，预防性使用抗生素。

2. 肠粘连　创面大时术后容易发生粘连，术后应早期下床活动，以防止肠粘连的发生。

3.囊肿复发　残留囊壁处理不当或将囊肿切开引流、遗漏多发的囊肿均可导致囊肿复发。术中应尽量切除囊壁并仔细探查,避免遗漏多发囊肿。

八、技术现状及展望

MC个体间差异较大,较小囊肿可能仅有几厘米,使用机器人手术切除有"大材小用"之感,巨大囊肿则存在中转开腹风险,给临床医生选择机器人手术带来了干扰。急腹症就诊患者病情更复杂,机器人手术稳定、清晰、灵活的优势对此类患者有一定的有利作用,但往往因术前准备不充分、机器人手术资源有限,使该类患者亦难以开展机器人手术。未来随着术前诊断技术的进步,以及机器人的普及、机器人手术系统的改进,相信会有越来越多的MC病例选择机器人手术,尤其对巨大囊肿、腹膜后囊肿、基底面较广的囊肿,机器人手术优势更明显。

参 考 文 献

[1]　CHANDRADEVAN R,RUTKOFSKY I,SIRJU K,et al."Look before you leap":robotic resection of a jejunal mesenteric pseudocyst[J].Cureus,2019,11(5):e4750.

[2]　FELEMBAN A,TULANDI T.Laparoscopic excision of a mesenteric cyst diagnosed preoperatively as an ovarian cyst[J].J Am Assoc Gynecol Laparosc,2000,7(3):429-431.

[3]　吴强,兰梦龙,柴成伟,等.儿童肠系膜囊肿21例诊疗分析[J].现代医院,2017,17(5):737-739.

[4]　刘朝阳,周小渔,肖雅玲,等.腹腔镜在小儿腹腔巨大囊性肿块手术中的临床应用体会[J].临床小儿外科杂志,2005,4(5):368-369.

[5]　刘坚,杨潇.小儿肠系膜乳糜囊肿五例诊治分析[J].腹部外科,2016,29(4):307-309.

[6]　BONO D,TOMASELLI F,CAPONI R,et al.Laparoscopic excision of a voluminous mesenteric cyst:case report of a rare entity and review of literature[J].Int J Surg Case Rep,2020,77S(Suppl):S64-S66.

[7]　CUDIA B,D'ORAZIO B,CALÌ D,et al.Lymphatic mesenteric cyst,a rare cause of surgical abdominal pain:case report and review of the literature[J].Cureus,2020,12(11):e11766.

[8]　DE CARVALHO N M N,LOPES FILHO J A,PLENS I C M,et al.Mesenteric cyst presenting with acute abdomen pain and bowel obstruction:case report and brief literature review[J].Ann Med Surg(Lond),2020,58:134-137.

[9]　张镟,李建宏,段守兴,等.肠系膜淋巴管瘤致小儿急腹症的诊治分析[J].中华小儿外科杂志,2016,37(6):444-448.

[10]　杜俊鹏.腹腔镜下新生儿腹部囊肿的手术治疗效果分析[J].现代肿瘤医学,2019,27(11):1949-1952.

[11]　DE PERROT M,BRÜNDLER M,TÖTSCH M,et al.Mesenteric cysts.Toward less confusion?[J].Dig Surg,2000,17(4):323-328.

（曹国庆）

第七节　先天性巨结肠手术

扫码看视频

一、概述

先天性巨结肠(Hirschsprung disease,HD)是最常见的肠神经系统(enteric nervous system,ENS)发育障碍性疾病。其发病率为(1.0~1.4)/5000,亚洲人高发,位于小儿消化道畸形第二位。HD的发病有明显的性别差异,其中短段型HD男女性患者比例约为4∶1,而在长段型和全结肠型HD中男女性患者比例则约为1∶1,病变越短,男性患者越多。由于基因突变,肠神经嵴细胞(enteric neural crest cells,ENCCs)从头端向尾端迁移障碍,消化道远端肠壁黏膜下和肌间神经丛内神经节细胞缺如。近年基因研究至少确定了15个基因(RET、GDNF、NRTN、SOX10、EDNRB、EDN3、ECE1、ZFHX1B、TCF4、PHOX2B、KBP、L1CAM、SEMA3C、NRG1、SEMA3D)突变与HD表型有关。HD以散发型多见,有家族史者仅占5%~20%;HD根据无神经节细胞肠段长度分为短段型(S-HD,占80%,无神经节细胞肠段未超过乙状结肠上段)、长段型(L-HD,占15%,无神经节细胞肠段达脾曲或横结肠)、全结肠型(TCA,占5%,无神经节细胞肠段累及全结肠和一小段末端回肠)。新生儿HD早期表现为肠梗阻症状,部分患儿以先天性巨结肠相关性小肠结肠炎(Hirschsprung associated enterocolitis,HAEC)为主要症状。HAEC是一种以腹胀、腹泻和发热为特征的疾病,其发病机制尚不清楚。大龄儿童或成人患HD时表现为顽固性便秘。HD确诊金标准是直肠活检证实没有神经节细胞和外源性神经纤维肥大和增生。肛门测压在诊断中有辅助作用,若有正常的直肠肛门抑制反射(rectoanal inhibitory reflex,RAIR),可排除HD。在大多数情况下,钡剂灌肠可以显示扩张结肠和收缩的无神经节细胞狭窄段肠管之间的移行区(transition zone,TZ),然而钡剂灌肠不足以确诊或排除HD。

1948年Swenson等采用病变肠管切除、经直肠拖出吻合术开创了巨结肠的根治手术方法。此后,Duhamel、Rebhein和Soave等相继采用了多种术式,构建了HD根治术的四大经典术式。这几种术式都对HD的治疗起了重要的作用,但没有哪一种术式效果是完全令人满意的,或多或少有各种并发症。因此小儿外科医生一直不断进行手术技术改良和更新。随着对括约肌功能解剖的进一步了解,众多改良术式衍生出来,主要针对齿状线的保护、内括约肌的部分切除等。传统手术通常需二至三期完成,一期行结肠造瘘术以降低近端扩张肠管的压力,3~12个月后行二期直肠切除结肠拖出术,结肠造瘘闭合术可同期完成或3~6个月后行三期手术完成。20世纪80年代初,So和Carcassonne分别报道了一期HD拖出术并取得满意的疗效,但直到微创技术(包括腹腔镜手术和完全经肛门手术)发展后一期拖出术才得以广泛应用。1994年美国医生Smith报道腹腔镜辅助Duhamel手术;1995年美国医生Georgeson报道腹腔镜辅助Soave手术,这种术式很快风靡全球,随后腹腔镜辅助Swenson手术得到开展。1998年De la Torre-Mondragón等成功应用完全经肛门Soave手术,接着医生们顺利实施了Swenson手术,目前还没有完全经肛门Duhamel手术的报道。微创手术的近期疗效优势明显,远期疗效与开放手术相似,少部分研究报道完全经肛门手术稍显逊色,需要更多高级别研究证实。

随着微创理念和技术的不断创新,腹腔镜巨结肠手术已经进入全面成熟和广泛认可的时代,机器人手术在HD治疗中逐渐开展。2011年,美国医生Hebra等报道了机器人辅助巨结肠 Swenson 拖出术，患儿最小年龄 6 周龄，平均手术时间 230 min。与传统腹腔镜手术相比，机器人手术尽管手术时间延长了，但更加完整地解剖和切除了直肠，更好地保护了盆腔自主神经的功能，术中出血量也更少。2020 年意大利 Pini Prato 等详细介绍了 11 例 HD 患儿的手术技术，患儿年龄从 11 月龄至 17 岁，病变范围从直肠乙状结肠到全结肠，手术总时间 270～645 min，完全采用机器人单极电钩游离直肠黏膜至齿状线上 1～2 cm，其他肠管或系膜用机器人手术系统或在常规腹腔镜监视下完成游离。他们得出的结论是，完全机器人 Soave 拖出术适合需要进行更长时间直肠内解剖的大龄患儿，直肠须解剖得更加精细。笔者所在团队于 2015 年完成了 3 例 HD 的 da Vinci 机器人直肠内拖出术，2 例为直肠乙状结肠型、1 例为长段型，患儿最小年龄 10 月龄。这与以往技术不同的是，套管之间距离短（5 cm），更有利于盆底深处直肠解剖，直肠解剖层面在直肠固有筋膜层与直肠纵肌之间，向尾侧游离至齿状线附近；手术时间分别为 160 min、170 min 和 200 min，未出现术中并发症，随访 3 个月无并发症发生。该研究显示机器人手术操作灵活、画面稳定，能更清楚地显示直肠的精细解剖结构，缩短肛门牵拉和经肛门操作时间。

二、机器人巨结肠手术的应用解剖

（一）直肠的应用解剖

1. 直肠的结构 直肠是大肠末端的固定部分，位于盆腔内，固定在盆腔腹膜的结缔组织中，与乙状结肠相接，有储存粪便的作用。其在新生儿中长 5.2～6 cm，约 10 岁时可达成人长度，为 12～15 cm。直肠上段指骶岬至第 2 骶椎下缘，其前面和两侧由腹膜覆盖，后面为结缔组织、淋巴管、血管与后腹膜间隙相连的直肠系膜；直肠中段指第 2 骶椎下缘至腹膜反折，只有前面被腹膜覆盖，然后就向前反折覆盖于膀胱和子宫上，形成直肠膀胱陷凹及直肠子宫陷凹；其后壁及直肠下段完全位于腹膜外。直肠壁的组织结构与结肠相同。直肠全层由内向外分为黏膜层、黏膜下层、肌层和外膜四层（图 7-7-1）。黏膜层：分为黏膜、黏膜固有层、黏膜肌层（又称黏膜肌板）。黏膜下层：此层极为疏松，易与肌层分离。肌层：直肠的肌层为不随意肌，外层是纵肌，内层是环肌。外膜：由直肠固有筋膜和腹膜组成，直肠覆盖有腹膜的部分，其固有筋膜不明显；而直肠的腹膜外部分固有筋膜则很清楚。直肠近端 1/3 被前面及侧面的腹膜覆盖；中间 1/3 的前面被腹膜覆盖并反折成直肠膀胱陷凹（男）或直肠子宫陷凹（女），即道格拉斯（Douglas）腔；下 1/3 全部位于腹膜外，使直肠在腹膜内外各占一半。直肠后面无腹膜覆盖。

Denonvilliers 筋膜也称邓氏筋膜，是直肠与精囊之间的一层类似肉膜样的膜状结构。传统开放手术用电刀切开，肉眼难以辨认分层结构，而腹腔镜手术或机器人手术的高倍视野为 Denonvilliers 筋膜的活体解剖认识提供了条件。该筋膜分两层，较厚的前层附着于前列腺精囊表面，后层（直肠固有筋膜）与直肠间有一层薄的疏松结缔组织。在游离直肠下段时若未辨认出 Denonvilliers 筋膜前层而在两层之间操作，将导致泌尿系统损伤或阴道后壁损伤。女性的 Denonvilliers 筋膜位于直肠阴道之间，称直肠阴道隔，较薄，不分层，向下呈楔形，由直肠与阴道之间的盆内筋膜及肛提肌部分中线交叉纤维组成（图 7-7-2）。从解剖学上讲，直肠是没有系膜的。直肠外侧壁连至盆壁形成直肠侧韧带，它是直肠固定于骨盆的最坚固的支持物。在女性，此韧带分两层，一层在直肠后方，另一层在直肠与阴道之间。在男性，直肠侧韧带包绕直肠、前列腺和膀胱。直肠下血管经直肠侧韧带到达直肠。盆内脏神经在直肠侧韧带内有许多细小分支，游离直肠时应注意保护。直肠系膜只是一个外科概念。

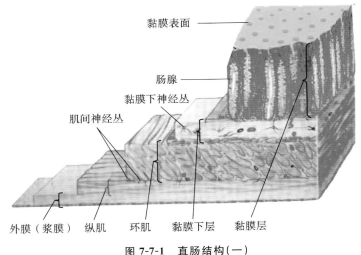

图 7-7-1 直肠结构(一)

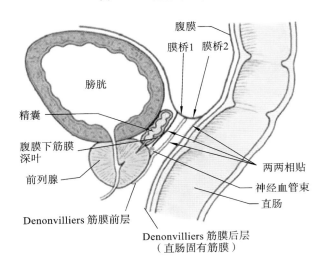

图 7-7-2 直肠结构(二)

Heald 所指的直肠系膜是指直肠固有筋膜所包绕的直肠后方及两侧呈半环状的结缔组织，内含丰富的血管、神经、淋巴组织和脂肪组织，系膜内血管主要是直肠下动脉，在距中线 4 cm 处跨过第 3 骶神经的近侧。在骶前筋膜和直肠固有筋膜之间为一无血管间隙，其深面是骶前静脉丛和骶正中动脉，因此该间隙是游离直肠后壁的最佳间隙。

2. 直肠周围神经血管丛 在直肠周围还有一些重要的神经和血管，如盆腔自主神经（pelvic autonomic nerve，PAN）和直肠中动脉。PAN 包括腹下神经（交感神经）和盆内脏神经（副交感神经）。①腹下神经位于第 5 腰椎、第 1 骶椎上部前面的腹主动脉末端及其分叉处，司射精功能，此丛常称为骶前神经（presacral nerve）。此神经在骶岬前距中线 1 cm、距两侧输尿管约 2 cm 处（成人），于腹膜后盆腔脏层筋膜前，沿输尿管和髂内动脉向侧、尾方向走行，与盆内脏神经（副交感神经）组成自主神经丛即盆丛。精囊的尖部与腹下神经的前部相对。因此，精囊是辨认此神经丛的重要标志。②盆内脏神经第 2～4 骶神经根发出后，向下向前走行 3 cm 发出分支进入直肠系膜。腹下神经对于膀胱功能及射精功能是至关重要的，而盆内脏神经主要负责阴茎的勃起。PAN 位于精囊血管或子宫颈水平，为菱形的致密神经组织斑,如有直肠中动脉存在,此动脉正好穿过该结构。PAN 的神经纤维多支配泌尿生殖器官功能,也有一些小的分支进入直肠系膜支配直肠。在巨结肠手术中,应该完整保护这些神经的功能。直肠中动脉位于前列腺和阴道穿窿水平,由阴部动脉分出,向直肠方向走行,在距中线 4 cm 处跨过第 3 骶神经的近侧。直肠中动脉与第 3 骶神经具有固定解剖关系,所以可以作为寻找第 3 骶神经的标志。直肠周围神经血管束(neurovascular bundle,NVB)由盆丛发出的脏支和阴部内动、静脉发出的末梢支共同组成,在前列腺后外侧(相当于直肠的 2 点钟、10 点钟方向)聚集成海绵状盘绕,其分支形成阴茎海绵体神经。Clausen 等发现盆丛在直肠系膜周围存在两个神经纤维高密度区,分别为 Denonvilliers 筋膜两侧(即 NVB)和直肠系膜两侧(即直肠侧韧带)。

(二)肛管和括约肌的应用解剖

1. 肛管　外科肛管从肛提肌复合体的近端水平延伸至肛缘,成人长约 4 cm,儿童较短(图 7-7-3)。在侧位片上,直肠和肛管之间有一个夹角,即直肠肛管角(图 7-7-4),正常值平均为 90°,排便时为 137°。直肠肛管角是由"U"形的耻骨直肠肌悬吊而成的。排便时耻骨直肠肌松弛,此角变大。肛管周围的解剖结构在整个肛管内各不相同。因此,肛管通常被描述为三个水平,即高位(近端)、中位和低位(远端)。高位肛管由直肠黏膜(柱状上皮)构成,呈纵向皱褶(肛柱),终止于肛管中部的齿状线;上皮下层是齿状线(黏膜下层)附近的高度血管性结构,含有多个感觉神经末梢。低位肛管内衬有肛膜(改良的鳞状上皮)和稀疏的上皮下层。肛膜没有汗腺、皮脂腺和毛囊,即"三无"皮肤;上皮下层由平滑肌纤维、肛门内括约肌(internal anal sphincter,IAS)和自主控制的肛门外括约肌(external anal sphincter,EAS)组成圆形环。在 IAS 和 EAS 之间是直肠纵肌(longitudinal muscle,LM)在肛管中的延续。肛管两侧为坐骨直肠窝,其前方男性有尿道膜部和前列腺,女性有阴道后壁和会阴体,后方有尾骨。

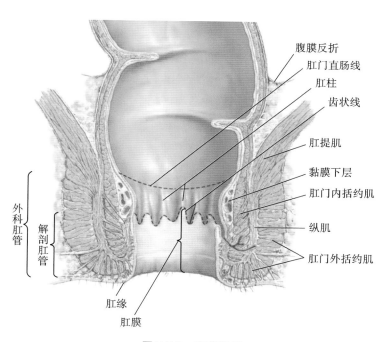

图 7-7-3　肛管解剖

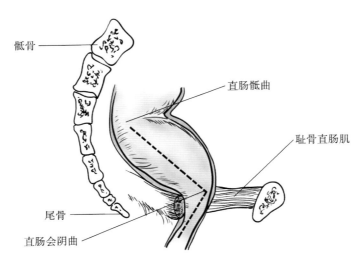

图 7-7-4 直肠肛管角

2.肛门内括约肌(IAS) IAS位于肛管上部2/3的肠壁内,是直肠环肌平滑肌层的增厚延续,在肛管下部不存在(图7-7-3)。IAS受自主神经系统和肠神经系统的支配。其具有能维持长时间的收缩状态而不疲劳的特点,又具有直肠环肌容易痉挛的特性,任何病理原因都能引起其长时间痉挛,长期痉挛就会发生内括约肌失弛缓症,导致出口梗阻性便秘,甚至需要手术切除部分才能治愈。正常的IAS在静止时有肌张力,在直肠扩张(直肠抑制反射)和排便时暂时放松。IAS的松弛依赖于完整的肠神经系统。

3.纵肌(LM) 此为直肠纵肌在肛管中的延续,平滑肌纤维与耻骨直肠肌的横纹肌纤维和胶原组织混合在一起。纵肌的纤维通过EAS到达低位肛管的肛周皮肤(图7-7-3)。纵肌的功能未知,可能对肛管压力没有贡献,但它可能参与排便过程。

4.肛门外括约肌(EAS) EAS由环形横纹肌纤维组成,被直肠纵肌和肛提肌纤维穿过而分为皮下部、浅部和深部,实际上三者之间的界线不是非常清楚。在肛管上部,EAS与肛提肌的耻骨直肠肌关系密切(图7-7-3)。在肛管中、下部,EAS通过肛尾韧带(anococcygeal ligament,ACL)在尾骨后部附着,在会阴体内前部附着。会阴浅横肌是泌尿生殖膈的后部,与肛管下部的前外侧会阴肌相邻(图7-7-5)。尽管EAS由骨骼肌细胞组成,但它保持恒定的张力,并对肛门静息压力做出贡献。作为对直肠充盈感觉或腹内压力突然增加(如咳嗽)的反射反应,EAS收缩以保持可控,并在排便时放松。EAS也可以在一定期限内(挤压)自主收缩。EAS由躯体骶神经支配,其功能独立于肠神经系统。

三、适应证和禁忌证

1.适应证 ①常见型HD;②长段型HD;③肠造瘘术后的巨HD;④手术后复发性HD肠。探索性手术适应证:全结肠型HD。

2.禁忌证 ①生命体征不稳定,不能耐受麻醉和气腹;②合并严重畸形如复杂性先天性心脏病、肺部疾病等;③灌肠后仍高度腹胀;④腹腔和盆腔内严重粘连;⑤一般情况差,合并重度小肠结肠炎。

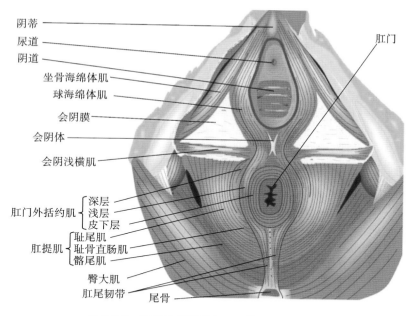

图 7-7-5　肛门外括约肌(EAS)横断解剖示意图

四、术前准备

(1)术前检查包括血常规、尿常规、大便常规,肝肾功能、电解质、凝血功能、甲状腺功能全套、心电图、胸部 X 线、心脏 B 超、钡剂灌肠、肛门直肠测压或者直肠黏膜活检等。

(2)术前行营养评估,对严重营养不良者应行 1～2 周的营养支持治疗以改善营养状态。纠正贫血和水、电解质、酸碱失衡。

(3)温生理盐水结肠灌洗,根据患儿年龄和肠管扩张情况决定灌肠时间。若为婴儿或肠管扩张不严重者,灌肠 2～5 天;大龄患儿或肠管扩张严重者,需灌肠 7～14 天或更长时间。

(4)术前 1 天禁水、禁食,同时建立静脉通道,全量补液以及应用抗菌药物预防术后感染。做好肠道准备后,在手术室插入胃管和导尿管。

五、手术步骤

(一)麻醉和体位

1. 麻醉　新生儿采用静脉、气管内插管和骶管复合麻醉,较大儿童可选用静脉、气管内插管和连续硬膜外阻滞麻醉。常规监测呼气末 CO_2 分压。

2. 体位　新生儿、婴幼儿横放在手术台末端,取仰卧蛙状位(图 7-7-6)。较大儿童采用截石位,腹部、臀部、会阴部及双下肢消毒,并用无菌巾包裹双下肢(图 7-7-7)。

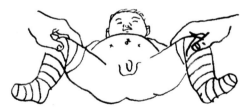

图 7-7-6　仰卧蛙状位

(二)手术过程

1.常见型和长段型 HD 行左半结肠切除的 Soave 拖出术

(1)套管位置及机器人对接:沿脐部纵向切开,置入 12 mm 套管,放置镜头,注入 CO_2 气体建立气腹,压力为 8~12 mmHg、气体流量为 2.5~4.5 L/min。右上腹和左上腹分别置入 1 个 8 mm 套管(操作孔)以放置操作器械,分别距离镜头孔 5~8 cm,右侧放入单极电钩,左侧放入马里兰双极钳(图 7-7-8)。左下腹放置 5 mm 套管作为辅助孔,用以放置吸引器、施夹钳、针线等。若省略辅助孔,这些也可以从左侧或右侧操作孔放入。将手术台调整至头低位,da Vinci 机器人手术系统从患儿脚侧完成对接(图 7-7-9)。

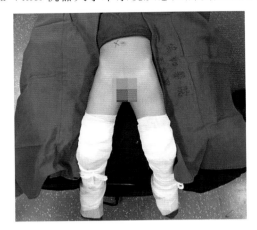

图 7-7-7　截石位

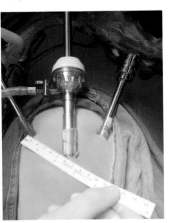

图 7-7-8　套管位置

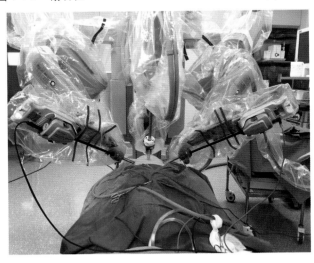

图 7-7-9　对接 da Vinci 机器人手术系统

(2)探查腹腔明确病变部位,找到狭窄肠段与扩张肠段的移行区。于移行区近端肠管取肠壁浆肌层或全层组织送快速活检(图 7-7-10),查找神经节细胞,确保切除全部无神经节细胞肠段。

(3)机器人直视下辨清双侧输尿管、髂血管、卵巢或睾丸血管。从腹膜反折上方 1~2 cm 处开始切开直肠前壁和两侧壁的外膜(直肠浆膜层和固有筋膜层)(图 7-7-11、图 7-7-12),在直肠外膜和直肠纵肌之间游离,此间隙内有小血管,单极电钩能可靠止血(图 7-7-13、图 7-7-14)。

直肠后壁为直肠系膜,先用单极电钩靠近肠壁从右侧将直肠系膜切开一小孔(图 7-7-15),然后在直肠固有筋膜与骶前筋膜之间游离,此间隙结构疏松,无血管、神经组织(图 7-7-16)。

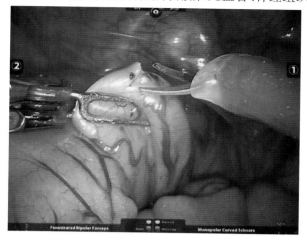

图 7-7-10 浆肌层取组织活检

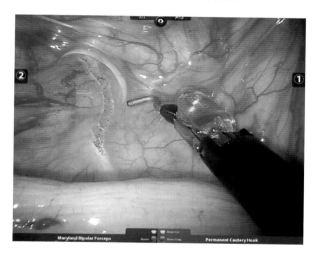

图 7-7-11 切开直肠外膜

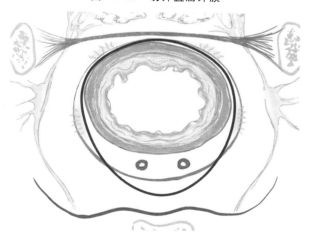

图 7-7-12 直肠前壁、两侧壁和后壁解剖示意图

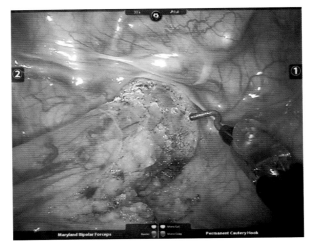

图 7-7-13　在直肠外膜和直肠纵肌之间游离

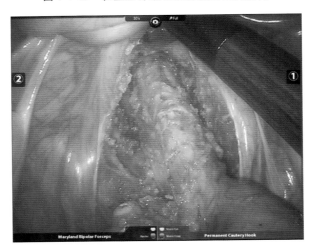

图 7-7-14　显示直肠纵肌

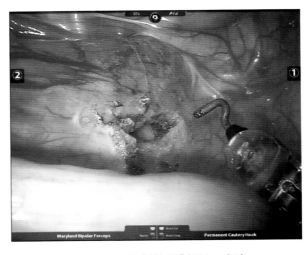

图 7-7-15　将直肠系膜切开一小孔

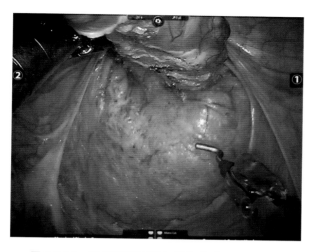

图 7-7-16　直肠固有筋膜与骶前筋膜之间的间隙

（4）游离直肠中段或下段需要另置缝线向腹前壁牵引膀胱颈或子宫颈（图 7-7-17）。继续向尾侧对称游离直肠，必要时左、右侧的器械交换以便于直肠侧壁的分离（图 7-7-18）。左

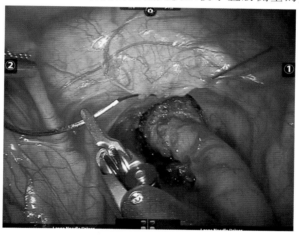

图 7-7-17　牵引膀胱颈

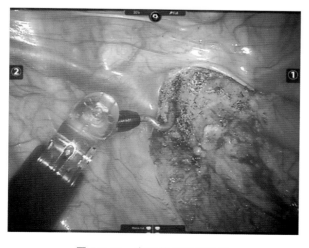

图 7-7-18　左手使用单极电钩

手持马里兰双极钳向头侧牵拉直肠,使盆底变浅(图 7-7-19),当直肠后两侧可见耻骨尾骨肌肌腹时,表明已经到达齿状线附近(图 7-7-20)。

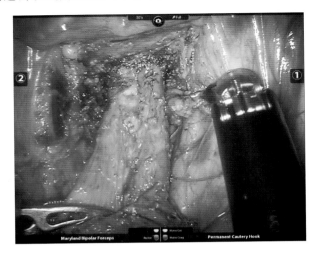

图 7-7-19　牵拉直肠使盆底变浅

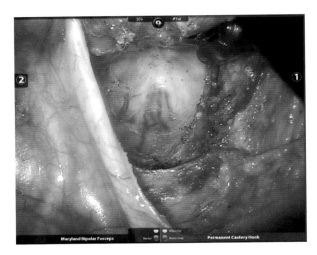

图 7-7-20　直肠后两侧可见耻骨尾骨肌肌腹

　　(5)用超声刀和单极电钩向近端沿血管弓下缘切割近端乙状结肠、降结肠系膜,保留结肠边缘血管弓,直至预计切除水平。评估结肠蒂能否无张力拖至盆腔底。

　　(6)解除机器人手术系统与患儿的对接。转至会阴部手术,应用 Lone Star 肛门牵拉器显露肛门,保护齿状线。在齿状线上方 0.5 cm 处用针形电刀环形切开黏膜层,近端用缝线牵引(图 7-7-21)。

　　(7)用针形电刀向四周建立黏膜下层和肌层之间的平面,此时清晰可见 IAS 边缘。向近端解剖直肠黏膜,约 5 mm 处切开直肠肌层,即可遇到机器人解剖层面(图 7-7-22、图 7-7-23)。

　　(8)将直肠黏膜管末端结扎消毒并送入腹腔,腾出肛道空间,显露肌套。将肌鞘后壁"V"形部分切除,尖端到达齿状线。

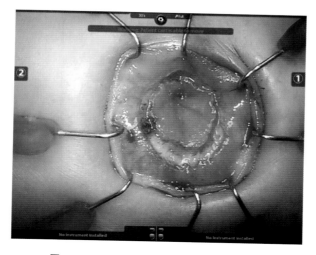

图 7-7-21 在齿状线上方环形切开黏膜层

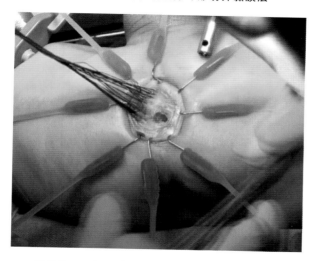

图 7-7-22 切开直肠肌层,可见机器人解剖层面

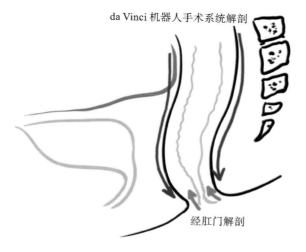

da Vinci 机器人手术系统解剖

经肛门解剖

图 7-7-23 机器人手术解剖路径

　　(9)在腹腔镜监视下拖出结肠,注意保持正确方向,以免肠管扭转、内疝和过度牵引(图 7-7-24)。将近端正常的结肠与齿状线上的直肠用 5-0 可吸收线间断或连续吻合(图 7-7-25)。不留置鼻胃管,术后留置导尿管 24 h,放置肛管 3~5 天。

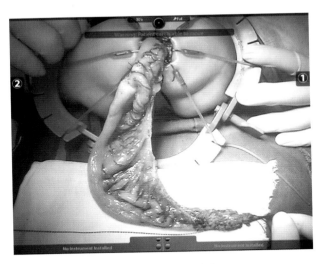

图 7-7-24　拖出结肠

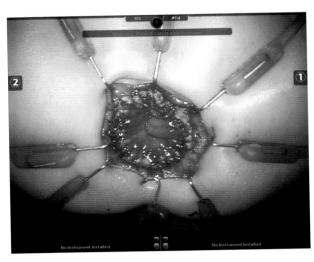

图 7-7-25　完成吻合

2. 长段型 HD 行大部分结肠切除和全结肠型 HD 的 Duhamel 拖出术

　　(1)套管位置及常规腹腔镜操作:一般采用 4 套管技术,脐部、右上腹和左上腹套管与上述 Soave 拖出术相同,右下腹放置 5 mm 套管(图 7-7-26)。对于先行肠造瘘的患儿,造瘘的腹壁孔可以用于放置套管。目前普遍认可的手术路径有经典路径和改进路径。经典路径就是先游离直肠、乙状结肠,然后游离近端的降结肠、横结肠以及升结肠,再将正常肠管拖至盆腔,完成 Deloyers 升结肠翻转术,采用的是"下-上-下路径"。由于大范围切除肠管,腹腔镜手术特别是机器人手术过程中,操作者、屏幕和机械的大范围移动或转位很麻烦,手术时间长。改进路径是先解剖横结肠、升结肠和降结肠,完成 Deloyers 升结肠翻转术和阑尾切除,然后解剖乙状结肠和直肠,应用的是"上-下路径",减少了上下区移动的次数,可缩短手术时间 0.5～1.0 h。改进路径中,"上路径解剖"用常规腹腔镜完成,因为在解剖侧腹膜和肠系膜方面,机器人和腹腔镜超声刀效果相当,且腹腔镜移动更灵活。细节方面,采用"先外后内"的方式,即先游离胃结肠韧带、降结肠和升结肠的侧腹膜,再解剖结肠系膜及血管,这样可以达到解剖清晰、层次分明、出血少的效果。

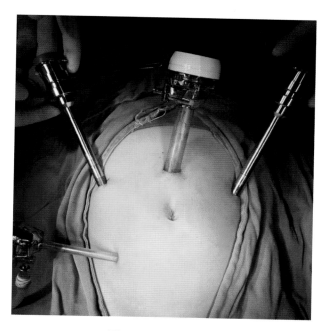

图 7-7-26　套管位置

（2）将手术台调整至头低位,da Vinci 机器人手术系统从患儿脚侧完成对接（图 7-7-27）。在靠近肠壁处向尾侧用超声刀或单极电钩联合双极电凝切割和游离乙状结肠和直肠系膜（图 7-7-28）。

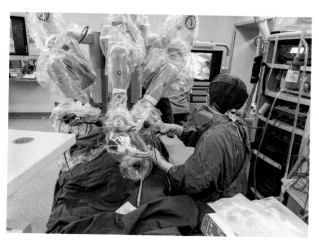

图 7-7-27　对接 da Vinci 机器人手术系统

（3）机器人直视下辨清双侧输尿管、髂血管、卵巢或睾丸血管。用单极电钩在直肠外膜

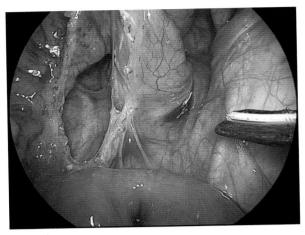

图 7-7-28　游离直肠系膜

下游离直肠两侧韧带(图 7-7-29),切开直肠前壁腹膜反折(图 7-7-30)。在直肠后间隙即直肠固有筋膜与骶前筋膜之间分离直至尾骨尖水平(图 7-7-31)。

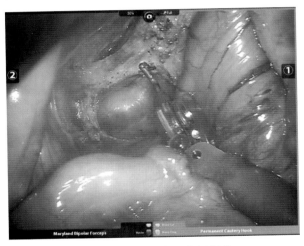

图 7-7-29　游离直肠左侧韧带

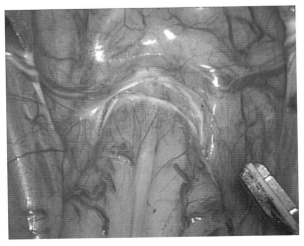

图 7-7-30　切开直肠前壁腹膜反折

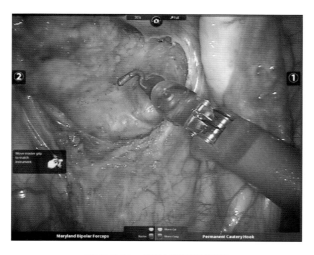

图 7-7-31　解剖直肠后间隙

（4）转至会阴部手术，应用肛门牵拉器显露肛门，保护齿状线。在齿状线上方 0.5 cm 处用针形电刀在直肠后壁做一个 1.5～2 cm 的全层横切口（图 7-7-32）。近端用缝线牵引以便于分离，钝性分离直肠后间隙至与盆腔直肠后间隙相通（图 7-7-33）。

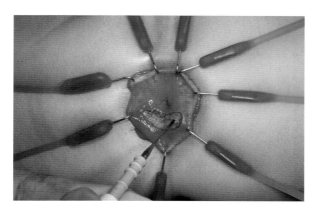

图 7-7-32　直肠后壁 2 cm 全层横切口

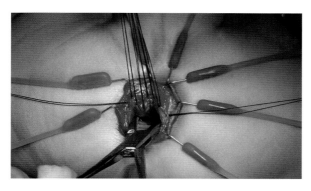

图 7-7-33　分离直肠后间隙

（5）在腹腔镜监视下，术者经肛门通过直肠后壁切口用卵圆钳夹住已经游离的直肠上段后壁（图 7-7-34、图 7-7-35）。将肠管折返拖出至肛门外（图 7-7-36、图 7-7-37）。尽量下拖直肠，用 Endo-Cutting 切缝器在肛门外横断直肠（图 7-7-38），使直肠残端保留 4 cm 左右，回纳直肠于盆腔内。

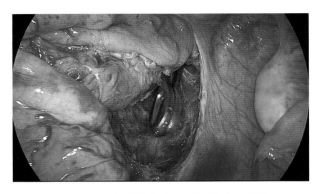

图 7-7-34　卵圆钳自直肠后间隙进入盆腔

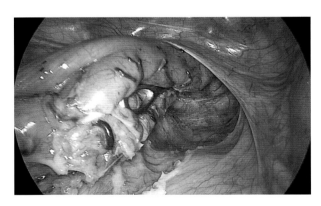

图 7-7-35　用卵圆钳夹住直肠上段后壁

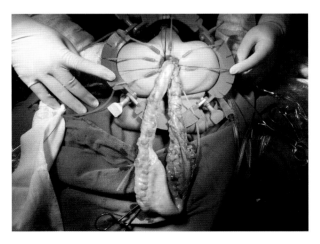

图 7-7-36　将结肠折返拖出至肛门外

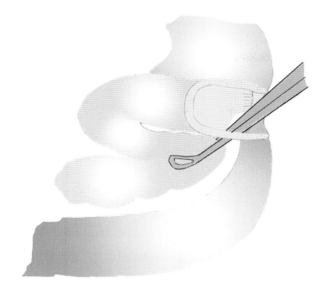

图 7-7-37　拖出直肠示意图

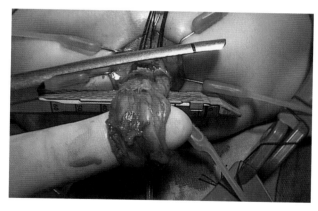

图 7-7-38　肛门外横断直肠

（6）拖下升结肠，保留升结肠 15～20 cm，注意不要将回盲部拖到直肠隧道中，以免引起梗阻。此时需要助手医生再次建立气腹以进一步完成腹腔镜下 Deloyers 升结肠翻转术，避免肠管扭转。分别吻合升结肠前壁与直肠后壁上缘（图 7-7-39）以及升结肠后壁与直肠后壁下缘（图 7-7-40）。前壁采用间断吻合，后壁采用连续吻合；前壁缝线保留，以供牵引时使用。

（7）将 Endo-Cutting 切缝器的两肢分别放入直肠和下拖肠管中（图 7-7-41）。用力向盆腔方向使 Endo-Cutting 切缝器上肢的顶端到达直肠盲端顶部，同时向外牵拉直肠与升结肠吻合缝线，激发 Endo-Cutting 切缝器切除直肠后壁与下拖肠管前壁的间隔，同时完成直肠与下拖肠管的侧侧吻合，此为紧顶技术（图 7-7-42、图 7-7-43）。

（8）撤离肛门牵拉器前置入肛管，保留 5 天左右（图 7-7-44）。更换无菌手套，再次重建人工气腹，仔细观察肠管血运，有无扭转、内疝、出血等（图 7-7-45）。拔出套管，解除气腹，缝合套管切口。

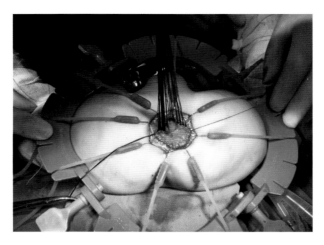

图 7-7-39　用 3-0 丝线间断吻合升结肠前壁与直肠后壁上缘

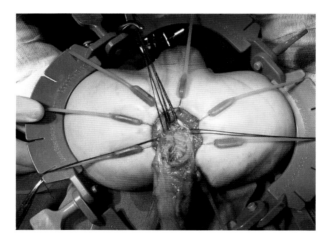

图 7-7-40　用 5-0 可吸收线吻合升结肠后壁与直肠后壁下缘

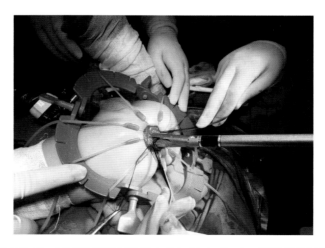

图 7-7-41　于直肠和下拖肠管中放入 Endo-Cutting 切缝器的两肢

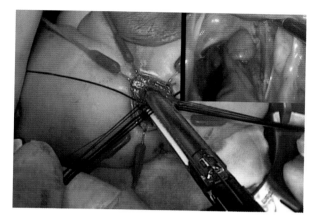

图 7-7-42　利用紧顶技术完成间隔切除

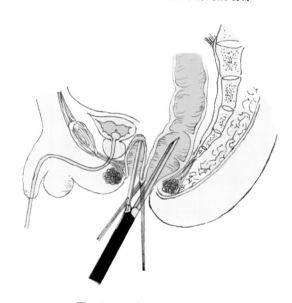

图 7-7-43　紧顶技术示意图

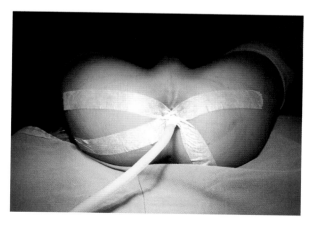

图 7-7-44　置入肛管

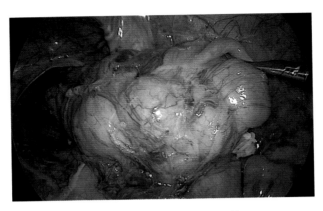

图 7-7-45　用腹腔镜检查肠管

六、注意事项

(1)机器人手术要求套管之间的距离为 8 cm,这样机器人手术机械在体内、体外不容易发生碰撞。但在进行盆底深部操作时,8 cm 的距离使手术机械进入盆底困难,而 5 cm 左右的距离更容易让手术机械进入盆腔深处。

(2)虽然机器人手术中单极或双极电凝止血效果很好,但使用电凝后游离肠系膜时需要更多时间,采用机器人超声刀切割肠系膜可节约手术时间。一般乙状结肠、近端肠系膜以及直肠上动、静脉用超声刀游离,远端直肠应用单极电钩解剖。

(3)直肠的前壁和侧壁在直肠纵肌外游离,不要突破直肠的外膜层(由固有筋膜层和浆膜层组成),可避免直肠周围的神经血管丛损伤,与经典 Soave 手术原理相似。对于已经接受一次或多次手术的患儿,盆腔可见明显粘连,但此层面仍然较为清楚。直肠后壁的游离层面在直肠固有筋膜与骶前筋膜层之间,此间隙非常疏松,无神经和血管结构,这也是 Duhamel 手术和成人的直肠癌手术的解剖平面。

(4)小儿特别是婴幼儿盆底空间狭小,越深间隙越小。扩大空间的措施一是悬吊膀胱颈或子宫颈,二是操作者用左手将直肠向头侧牵拉使盆底变浅,此时牵拉的是肌性结构,不容易破裂。

(5)Lone Star 肛门牵拉器能够清楚显露齿状线,采用直肠黏膜或直肠全层分离 3～5 mm 后即可完成直肠的切除。适当切除吻合口周围肠脂垂、网膜,保证吻合口内不夹带过多组织。

(6)如病变肠管累及降结肠近端,从左侧下拖结肠存在困难时,需要做肠管翻转从右侧拖入盆腔,即 Deloyers 升结肠翻转术,此时需要牺牲少部分正常肠管。

(7)直肠盲袋保留 4 cm 左右,太短形成不了壶腹,太长直肠结肠间隔完整切除困难,可致盲袋炎。

七、术后处理

术后 24 h 左右肠功能恢复后可拔除胃管,1～2 天拔除导尿管,应用抗生素 3～5 天。肛管保留 3～5 天可减少腹胀和近期肠炎的发生,术后 7～10 天出院,术后 2～3 周行肛诊以决定扩肛程序。术后在门诊定期复查,注意小肠结肠炎的及时发现和治疗。

八、并发症及其防治

机器人巨结肠手术常见并发症的种类基本同腹腔镜巨结肠手术。

1. 出血　主要是牵拉结肠损伤肠壁或血管、系膜血管凝固不牢而导致出血。术中用操作钳牵拉肠壁时要轻柔,系膜血管较粗时应多重凝固,再切断,若不可靠可行夹闭。机器人手术系统缺乏触觉反馈,初期手术出血发生率较高,随着技术、经验的积累,出血发生率会逐渐降低。

2. 肌鞘内感染　Soave 手术特有的并发症,与缺血、盆腔污染、黏膜剥离不全、肌鞘出血继发感染有关,目前罕见。局部通畅引流可好转,极少数在直肠周围形成瘘管或窦道,长期不愈,需要行肠造瘘术。

3. 盲袋炎　Duhamel 手术特有的并发症,与直肠结肠间隔切除不全或直肠盲袋太长有关。应重新切除直肠结肠间隔或切除过长的直肠盲袋。保留较短的直肠盲袋和尽可能切除间隔可避免该并发症的发生。

4. 吻合口出血　术后少见并发症,与吻合技术或吻合器型号选择不当有关,出血明显时需要再次缝合,小量大便带血一般 1～2 周可自愈,少数可持续数月。

5. 吻合口瘘　术后少见并发症,与吻合口张力过高、血运不良、吻合口两侧肠管直径相差大和缝合不严密有关。出现吻合口瘘时应及时行肠造瘘粪便转流,少数瘘发现早时炎症轻,可在麻醉下直接缝合,预后良好。

6. 输尿管损伤　机器人手术系统以高清裸眼 3D,可放大 10～15 倍视野区域,使直肠周围筋膜、神经及血管清晰辨认,可降低输尿管损伤率。游离直肠后间隙时两侧输尿管很近,特别是左侧更近,对新生儿更要小心。机器人手术沿用开放 Soave 手术理念,在浆膜和固有筋膜下游离直肠,理论上损伤率比常规腹腔镜手术更低。

7. 吻合口狭窄　与吻合口炎、吻合口两侧肠管直径不对称、缝线和体质相关。明显扩张肥厚的肠管需要切除,拖出结肠肠管时张力不可过大,吻合时应"V"形切开直肠肌鞘后壁,应用可吸收线可以减少吻合口狭窄的发生。一般狭窄行扩肛能够好转,少数需要在全身麻醉下切开狭窄环后壁。

8. 肛周糜烂　巨结肠手术后常见并发症,多发于结肠大部切除和结肠全切除术患儿,通常术后 3～6 个月消失。术后应用隔离霜涂抹肛周并用电吹风保持局部干燥,可减少该并发症的发生或减轻严重程度。随着术后恢复,大便次数逐渐减少,肛周皮肤将会愈合。造瘘师的护理对于预防和治疗肛周糜烂非常有帮助。

9. 小肠结肠炎　术后小肠结肠炎的发生率为 9%～37%,与开放手术相近,是目前导致HD 死亡的主要原因。高危因素包括唐氏综合征、长段型 HD、术前小肠结肠炎和各种原因导致的出口梗阻。发病原因未完全阐明,目前的假说有肠道微生物群的生态失调、肠黏膜屏障功能受损、先天性免疫异常和细菌易位。早期诊断并及时治疗对于小肠结肠炎的预后很重要。一般通过输液、灌肠、抗生素治疗等能够缓解,少数重症患儿需要行肠造瘘。有艰难梭状芽孢杆菌感染的患儿选择甲硝唑或万古霉素治疗。如果 HD 术后反复发作小肠结肠炎,应考虑到可能存在机械性因素。大多数患儿的小肠结肠炎发生于术后 1～2 年,随着时间的推移得到改善。

10. 便秘复发　HD 术后的长期问题之一,腹腔镜手术与开放手术中其发生率相当,为10%～33%。常见原因包括病变肠管切除不够导致遗留移行区或无神经节细胞肠段,近端肠管肠动力异常,机械梗阻如吻合口狭窄、Soave 手术肌鞘翻转,内括约肌失弛缓症以及排便习惯等。根据不同病因采取相应措施。我国医疗技术水平发展不平衡,HD 整体诊断年龄大于发达国家,术中常规活检以明确移行区未普遍开展,术后便秘复发、小肠结肠炎和吻合口感染发生率可能被低估。

11. 污便　真正的肛门失禁很少见,污便时有发生。开放手术术后污便发生率为 4%～27%,近期报道微创手术术后污便发生率高达 56%。因机器人手术长期资料缺乏,相关机制尚不明确,推测可能与排便神经、括约肌损伤或吻合口离齿状线太近有关。Soave 手术在直肠内解剖,可最大限度地减少直肠周围神经损伤。经肛门操作越多,对肛门括约肌的过度牵拉和损伤的机会越多。应用肛门牵拉器可减少括约肌的牵拉性损伤。黏膜切口至少距离齿状线 0.5 cm,吻合时不要损伤齿状线。保持正常的直肠肛管角有助于大便保留在直肠,下拖肠管时张力太大会使直肠肛管角消失,排便频率增加。污便对 HD 患儿生活质量有较大影响,大多数患儿随着时间的推移逐渐好转。污便通常在术后 1 年发生频率明显减少,采取合理的管理措施如施行饮食疗法和使用大便增量剂可改善预后。如果患儿在已进行排便训练之后仍然发生污便,可以用洛哌丁胺(loperamide)或甘油灌肠剂(glycerin enema)治疗。

九、技术现状及展望

目前应用较广泛的 HD 手术是 Swenson 手术、Duhamel 手术和 Soave 手术及它们的改良术式,大多数患儿可在开放手术术后 5 年内获得满意效果,长期随访发现大多数(80% 以上)患儿术后排便功能、性功能、生活质量及社会满意度接近正常人。Puri 等的文献综述和 Meta 分析结果显示,微创手术(包括腹腔镜手术和完全经肛门手术)长期结果与开放手术类似,主要问题仍然是持续性便秘和大便失禁或污便,前者占 1/3,后者占 4%～27%。近期报道微创手术术后大便失禁或污便发生率高达 56%,一种可能是既往回顾性研究中发生率可能被低估;另一种可能是微创手术术后大便失禁或污便发生率确实增高。2006 年 Moore 等的长期随访结果表明,与 Duhamel 手术和 Swenson 手术相比,Soave 手术术后性功能障碍和排尿功能障碍的发生率明显降低。Soave 手术在直肠内解剖,直肠周围组织不受影响,因此避免了对盆底性神经和排便、排尿神经的损伤。微创手术沿用了 Soave 手术的理念,但增加了经肛门操作,理论上肛门括约肌会受到过度牵拉或损伤,临床中也有不少研究证实了肛门括约肌损伤的存在。因此,如何开展微创手术,且保护括约肌不被损伤是未来手术技术发展的关键。

机器人 HD 手术是新一代的微创手术,视野放大 10～15 倍,其中 EndoWrist® 机械手如人手一般灵活,画面和解剖动作稳定,可再现直肠在活体的真实解剖,使医生能够在盆腔狭小的空间里完成直肠内的解剖,一是避开了直肠周围的神经血管丛,二是减少了经肛门的操作,降低了肛门括约肌过度牵拉和损伤的可能性。随着机器人手术系统和操作器械的小型化,机器人手术有可能成为未来 HD 治疗的发展方向。

参 考 文 献

[1]　中华医学会小儿外科学分会内镜外科学组. 腹腔镜先天性巨结肠症手术操作指南(2017 版)[J]. 中华小儿外科杂志,2017,38(4):247-254.

[2]　李龙. 我国小儿腔镜外科的现状和展望[J]. 中华小儿外科杂志,2016,37(10):721-723.

[3]　谢崇,潘伟康,高亚,等. 我国大陆地区先天性巨结肠症诊疗情况调查[J]. 中华小儿外科杂志,2018,39(6):411-418.

［4］　汤绍涛,常晓盼.对微创外科在先天性巨结肠症应用现状及未来趋势的思考[J].临床小儿外科杂志,2020,19(1):1-6.

［5］　HEBRA A,SMITH V A,LESHER A P. Robotic Swenson pull-through for Hirschsprung's disease in infants[J]. Am Surg,2011,77(7):937-941.

［6］　PINI PRATO A,ARNOLDI R,DUSIO M P,et al. Totally robotic soave pull-through procedure for Hirschsprung's disease:lessons learned from 11 consecutive pediatric patients[J]. Pediatr Surg Int,2020,36(2):209-218.

［7］　DELGADO-MIGUEL C,CAMPS J I. Robotic Soave pull-through procedure for Hirschsprung's disease in children under 12-months:long-term outcomes[J]. Pediatr Surg Int,2022,38(1):51-57.

［8］　QUYNH T A,HIEN P D,DU L Q,et al. The follow-up of the robotic-assisted Soave procedure for Hirschsprung's disease in children[J]. J Robot Surg,2022,16(2):301-305.

［9］　黄格元,蓝传亮,刘雪来,等.达芬奇机器人在小儿外科手术中的应用(附 20 例报告)[J].中国微创外科杂志,2013,13(1):4-8.

［10］　张茜,汤绍涛,曹国庆,等.da Vinci 机器人辅助腹腔镜 Soave 拖出术治疗先天性巨结肠症[J].中国微创外科杂志,2016,16(2):165-167.

［11］　ZHANG M X,ZHANG X,CHANG X P,et al. Robotic-assisted proctosigmoidectomy for Hirschsprung's disease:a multicenter prospective study[J]. World J Gastroenterol,2023,29(23):3715-3732.

［12］　ZANI A,EATON S,MORINI F,et al. European Paediatric Surgeons' Association survey on the management of Hirschsprung disease[J]. Eur J Pediatr Surg,2017,27(1):96-101.

［13］　AUBDOOLLAN T H,TANG S T,YANG L,et al. Hybrid single-incision laparoscopic approaches for endorectal pull-through in Hirschsprung's disease[J]. J Laparoendosc Adv Surg Tech A,2015,25(7):595-598.

［14］　AUTORINO R,KAOUK J H,STOLZENBURG J U,et al. Current status and future directions of robotic single-site surgery:a systematic review[J]. Eur Urol,2013,63(2):266-280.

［15］　RINTALA R J,PAKARINEN M P. Long-term outcomes of Hirschsprung's disease[J]. Semin Pediatr Surg,2012,21(3):336-343.

［16］　MOORE S W,ALBERTYN R,CYWES S. Clinical outcome and long-term quality of life after surgical correction of Hirschsprung's disease[J]. J Pediatr Surg,1996,31(11):1496-1502.

［17］　YANCHAR N L,SOUCY P. Long-term outcome after Hirschsprung's disease:patients' perspectives [J]. J Pediatr Surg,1999,34(7):1152-1160.

［18］　阳历,张茜,汤绍涛.手术机器人在小儿外科领域应用的机遇与挑战[J].中华小儿外科杂志,2015,36(10):791-794.

［19］　GEORGESON K E,COHEN R D,HEBRA A,et al. Primary laparoscopic-assisted endorectal colon pull-through for Hirschsprung's disease:a new gold standard[J]. Ann Surg,1999,229(5):678-682.

［20］　RICKEY J,ROBINSON C C,CAMPS J I,et al. Robotic assisted Soave procedure in

an 18-year-old man with adult short segment Hirschsprung's disease[J]. Am Surg,
2013,79(6):E223-E225.

[21] MATTIOLI G,PIO L,LEONELLI L,et al. A provisional experience with robot-
assisted soave procedure for older children with Hirschsprung disease:back to the
future? [J]. J Laparoendosc Adv Surg Tech A,2017,27(5):546-549.

（汤绍涛）

第八节　先天性肛门直肠畸形手术

扫码看视频

一、概述

先天性肛门直肠畸形(congenital anorectal malformation,CARM)是胚胎尾端发育异常
的一组综合征,为小儿最常见消化道畸形,发病率在新生儿中为 1/5000～1/1500。男、女性
发病率大致相等,以男性稍多。关于病因,多数学者认为是遗传因素与环境因素共同作用的
结果。人类 CARM 致病基因非常复杂,主要包括 Hox 基因(Homeobox 基因)和 Shh 基因
(Sonic hedgehog 基因),前者包括 39 个基因,定位于第 2、7、12、17 号染色体上;后者定位于
第 7 号染色体上。CARM 的病理改变不仅是肛门、直肠本身发育缺陷,同时盆底肌肉、骶
骨、神经及肛周皮肤等均有不同程度的病理改变,肛门直肠畸形的位置越高,这种改变越严
重。CARM 往往伴发其他畸形,发生率为 28%～72%。伴发的畸形最多见为泌尿生殖系统
畸形,其次为脊柱畸形,特别是骶椎畸形,再次为消化道、心脏以及其他各种畸形。有人将肛
门直肠畸形及其伴发畸形归纳为 VATER 综合征(V——脊柱、心血管;A——肛门;T——
气管;E——食管;R——肾脏和四肢)。CARM 可以同时伴发多种畸形,例如肛门直肠畸形
合并骶骨发育不良、骶前肿物称 Currarino 综合征。有的伴发畸形可直接影响预后,甚至危
及患儿生命。传统上根据直肠盲端与耻骨直肠肌的关系将肛门直肠畸形分为高位、中位和
低位三类畸形,即 Wingspread 分型(1984)。2005 年 5 月在德国 Krinkenbeck 小镇举行的肛
门直肠畸形诊疗分型国际会议,提出了新的诊断分型标准,即 Krinkenbeck 分型法,其目的
是使分型方法进一步实用化,为临床术式选择提供具体指导。

肛门直肠畸形诊断分型(Krinkenbeck 分型法)如下。①主要临床分型:会阴(皮肤)瘘、
直肠尿道瘘(前列腺部瘘、尿道球部瘘)、直肠膀胱瘘、直肠前庭(舟状窝)瘘、一穴肛(分为共
同管长度<3 cm、共同管长度>3 cm)、肛门闭锁(无瘘)、肛门狭窄。②罕见畸形:球形结肠、
直肠闭锁/狭窄、直肠阴道瘘、"H"瘘、其他畸形。

与 Wingspread 分型法相对应,上述分型中的会阴(皮肤)瘘、直肠前庭(舟状窝)瘘和肛
门狭窄属于低位畸形,尿道球部瘘、肛门闭锁(无瘘)和多数直肠阴道瘘属于中位畸形,前列
腺部瘘和直肠膀胱瘘为高位畸形。

倒置位 X 线检查可以初步判断直肠末端的高度,测量骶尾指数是预测肛门直肠畸形术
后控便功能重要的指标。尿道膀胱造影和瘘管造影可以确定瘘管的走向、长度和直肠末端的
水平。超声显像可以显示直肠盲端与肛门皮肤之间的距离,用于观察瘘管的走向、长度。MRI
检查能直观清晰地显示直肠盲端及横纹肌复合体的关系,有助于准确地判定畸形的程度和类
型;MRI 检查还能够评估横纹肌复合体的发育状态以及发现伴发畸形,尤其是脊柱及泌尿生
殖系统畸形。MRI 检查还能较全面地显示 Currarino 综合征的各个特征,包括直肠肛门狭窄、骶

骨发育不良、骶前肿物。此外,MRI 检查对评估术后持续大便失禁具有重要意义。

CARM 手术的发展过程分为 4 个阶段,第一阶段(1953 年以前),直肠会阴贯通术:将直肠经会阴拖出与皮肤相吻合,解决了大便排出问题,但是高、中位畸形患儿术后几乎均存在大便失禁和肛门狭窄等问题。第二阶段(1953—1982 年),骶会阴肛门成形术。Stephen 发现耻骨直肠肌球在排便控制中的作用是最为重要的,他设计了骶部切口以便游离直肠,直视下修补直肠泌尿系瘘口和准确定位耻骨直肠肌环的位置,将直肠从中拖出。此术式使高、中位畸形患儿术后排便控制功能有了一个飞跃性的提高。第三阶段(1982—2002 年),后纵入路肛门成形术。1982 年,de Vries 和 Peña 提出了横纹肌复合体的概念,指出直肠只有位于其中心,才能最大限度和最有效地发挥肛门周围肌肉参加排便控制的功能。他们准确地从正中劈开横纹肌复合体,确切地建立了直肠位于横纹肌复合体中心的解剖关系,使患儿术后的排便控制功能有了进一步的提高。第四阶段(2002 年至今),腹腔镜/机器人辅助肛门成形术。Georgeson 等首次报道了腹腔镜辅助肛门成形术(laparoscopy-assisted anorectoplasty,LAARP),该手术损伤小、恢复快,不需要劈开横纹肌复合体,有取代 Peña 手术的趋势。机器人手术操作更加容易、精准。腹腔镜手术对于中位肛门闭锁的治疗存在争议,位置越低,瘘管处理越困难,尿道损伤的发生率也越高。机器人手术系统具有高清成像和操作灵活的优势,在完成复杂手术操作方面具有明显优势。2011 年 Albassam 等首次报道 5 例应用 da Vinci 机器人手术系统辅助治疗 CARM(2 例尿道球部瘘,3 例前列腺部尿道瘘)的病例,治疗原则与 LAARP 一致,无感染、肛门狭窄等并发症发生,肛门外观及位置良好。2016 年,Ruiz 等报道 1 例直肠尿道瘘的机器人手术。2018 年,汤绍涛团队报道了 9 例男性 CARM Si 型的 da Vinci 机器人手术,取得了令人鼓舞的近期疗效。

二、肛门直肠畸形手术的应用解剖

正常情况下,直肠位于盆底会阴横纹肌复合体的中央,肛门开口于肛穴的中央,也就是臀沟的中央最凹陷处。肛门内括约肌管和盆底肛门外括约肌管的双管系统对排便控制来说最为重要。前者位于内侧,是直肠环肌的延续,为平滑肌在肛管区域的肥厚增大。它不受意识的支配,平时处于收缩状态,形成肛管高压带的 80%,阻止直肠内容物的外溢。当直肠受到扩张等刺激时,直肠壁内的神经元诱导直肠和肛门内括约肌的松弛反射,导致肛门内括约肌松弛,肛管的压力下降。盆底肛门外括约肌管为横纹肌,随意控制,处于持续的收缩状态,即使在睡眠时也不松弛。它紧密地包绕在肛门内括约肌管的外侧,呈漏斗状,分为纵肌和横肌两部分。纵肌位于内侧,起自盆底肌的内侧面,向下走行,与直肠的外层纵肌融合,穿过肛管,附着在肛穴的真皮上,因为其呈持续收缩状态而形成陷窝。横肌部分位于纵肌的外侧,呈前后环状走行,过去认为其可分为耻骨直肠肌和肛门外括约肌的深部、浅部和皮下部,其实它是一个密不可分的整体。盆底肛门外括约肌管中存在大量的排便感受器,包括肌梭、腱器官和环层小体等,肛门外括约肌收缩反射并产生便意,进而产生排便反射。直肠和肛门内括约肌缺如时,如果将结肠甚至小肠穿过正常的盆底肛门外括约肌管中心,则可以获得排便控制功能。如果盆底肛门外括约肌管损伤或发育不良,尽管直肠和肛门内括约肌正常,仍然会导致大便失禁。

CARM 患儿中,由于直肠没有完全位于盆底肛门外括约肌管的中心,而偏于其上方或前方,盆底肛门外括约肌管呈闭合状态,纵肌纤维位于中央。而盆底肛门外括约肌管的肌纤维和神经支配也存在不同程度的发育不良,表现为肌纤维和排便感受器的数量减少,甚至骶髓运动中枢中的神经元数量减少。手术中最大限度地减少盆底肛门外括约肌管中肌纤维的损伤和最大限度地建立直肠与盆底肛门外括约肌管的正常解剖关系,是获得最佳治疗效果的关键。

三、适应证和禁忌证

1. 适应证　①中、高位肛门闭锁;②造瘘术后直肠膀胱瘘和直肠前列腺部尿道瘘;③造口术后中、高位一穴肛;④造瘘术后无瘘管型肛门闭锁;⑤直肠阴道瘘。

2. 禁忌证　①合并严重畸形如先天性心脏病、肺部疾病、食管闭锁等;②不能耐受麻醉和气腹;③凝血功能障碍;④腹腔和盆腔内严重粘连;⑤早产儿体重过低。

四、术前准备

(1)术前检查包括血常规、尿常规、大便常规,肝肾功能、电解质、凝血功能、心电图、胸部X线、心脏B超、倒置位X线、骶骨X线、盆底及骶尾椎的MRI检查等。

(2)术前半小时应用头孢菌素类抗生素。术前8 h禁食固体食物,术前6 h禁食配方奶,术前4 h禁食母乳或营养素,术前2 h禁糖水。术前用温盐水将肠道灌洗干净,做好肠道准备后,送手术室麻醉后插入胃管、导尿管或膀胱造瘘管。

五、手术步骤

(一)麻醉和体位

1. 麻醉　气管内插管全身麻醉,常规监测呼气末CO_2分压。

2. 体位和套管布局　患儿取仰卧位,位于手术台尾侧,身体垫高,腹部、臀部、会阴部及双下肢消毒,并用无菌巾包裹双下肢。脐部放置8 mm或12 mm套管,左、右上腹旁开脐孔外上约5 cm处分别置入1个8 mm套管(图7-8-1)。

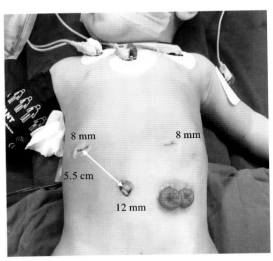

图 7-8-1　套管布局

(二)手术过程

(1)建立气腹,压力为6~10 mmHg,气体流量为2.5~4.5 L/min。右上腹和左上腹8 mm套管孔放置操作器械,右侧放入单极电钩,左侧放入马里兰双极钳。左下腹放置5 mm套管作为辅助孔,放置吸引器、针线等。若省略辅助孔,这些也可以从左侧或右侧8 mm套管孔放入。将手术台调整至头低位,da Vinci机器人手术系统从患儿脚侧完成对接(图7-8-2)。

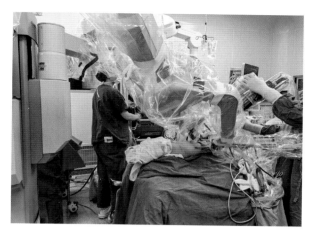

图 7-8-2　从患儿脚侧对接 da Vinci 机器人手术系统

（2）用单极电钩从腹膜反折上方 1～2 cm 处开始切开直肠前壁和两侧壁的浆膜层（图7-8-3），在浆膜层和直肠纵肌层之间向远端游离（图 7-8-4），浆膜层在腹膜反折下延伸为直肠固有筋膜层。直肠后壁游离层面在直肠和骶前间隙之间（图 7-8-5）。

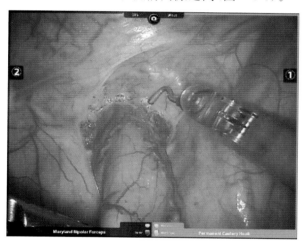

图 7-8-3　切开直肠前壁和两侧壁的浆膜层

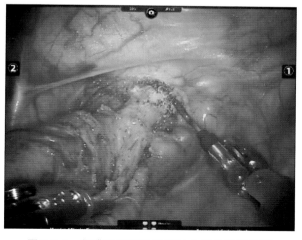

图 7-8-4　浆膜层与直肠纵肌层之间的游离层面

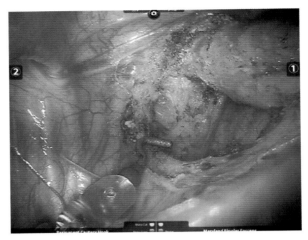

图 7-8-5 游离直肠后壁

（3）向直肠远端分离到瘘管逐渐变细，在末端靠近膀胱壁或尿道壁处切断瘘管（图7-8-6），用 5-0 可吸收线"8"字缝合修补瘘口（图 7-8-7）。对于直肠尿道瘘患儿，需要将膀胱颈悬吊以暴露盆底，便于在盆底深部游离和缝合（图 7-8-8）。

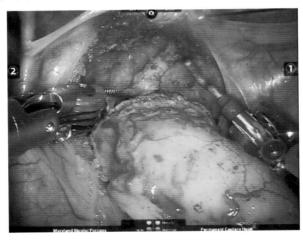

图 7-8-6 切断直肠尿道瘘管

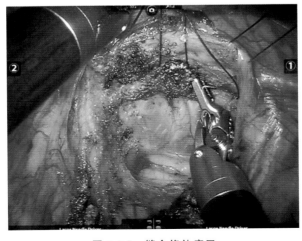

图 7-8-7 缝合修补瘘口

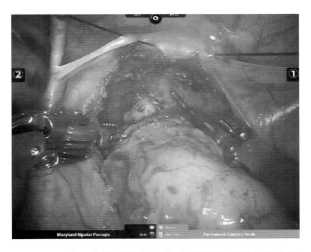

图 7-8-8 对于直肠尿道瘘患儿,悬吊膀胱颈以暴露盆底

(4)转至会阴部操作,具体与腹腔镜下操作相同,在电刺激仪引导下找准肛门外括约肌收缩中心(图 7-8-9),刺激肌肉的同时,在腹腔镜视野中辨认两侧耻骨直肠肌肌腹收缩中心(图 7-8-10)。

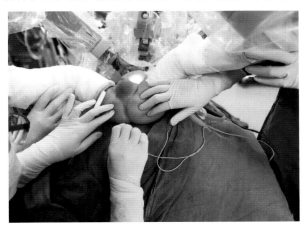

图 7-8-9 肛门外括约肌收缩中心

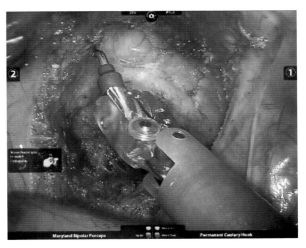

图 7-8-10 肌腹收缩中心

（5）在会阴部肛门外括约肌收缩中心纵向切开皮肤 1～2 cm，用止血钳向盆底方向游离（图 7-8-11）。镜头监视下止血钳从肛门外括约肌和肛提肌中心进入腹腔（图 7-8-12）。

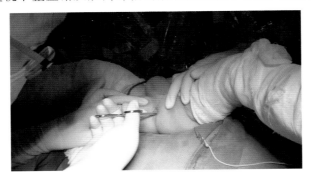

图 7-8-11　用止血钳向盆底方向游离

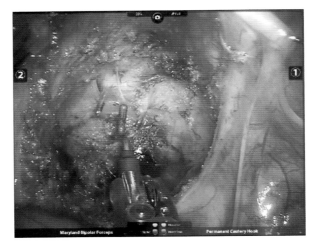

图 7-8-12　止血钳进入腹腔

（6）扩张盆底隧道至 14 号扩肛器能顺利通过，将直肠从该隧道中拖出（图 7-8-13），检查并明确肠管血运良好及肠管无张力。如果不能确定方向，可以在腹腔镜直视下拖出肠管。

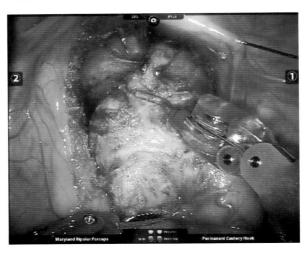

图 7-8-13　拖出直肠

（7）将左、右侧肠壁浆肌层与骶前筋膜各缝合一针固定（图 7-8-14）。拔出套管，解除气腹，缝合套管孔。

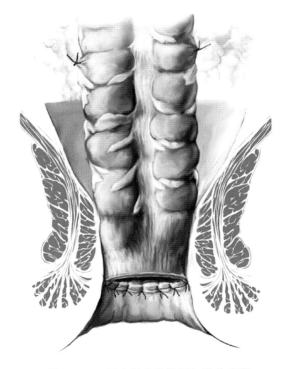

图 7-8-14　固定肠壁浆肌层与骶前筋膜

（8）采用 5-0 可吸收线完成直肠与会阴部皮肤的无张力吻合（图 7-8-15），放置肛管。

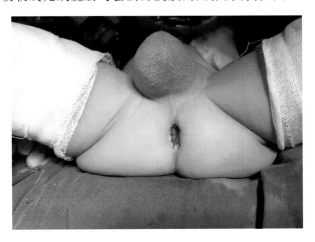

图 7-8-15　直肠与会阴部皮肤吻合

六、注意事项

（1）成人机器人手术要求套管之间的距离为 8 cm，这样手术器械在体内、体外不容易发生碰撞。婴幼儿腹壁的面积和腹腔容积小，8 cm 的距离使手术器械进入盆底困难，而 5 cm 左右的距离更容易让手术器械进入盆腔深处。

（2）术前曾行结肠造瘘的患儿，腹腔内可能有粘连，进腹和分离肠管粘连时注意勿损伤肠管。直肠有积气时，可用导尿管经直肠尿道瘘插入直肠盲端，进行直肠减压；也可在机器人腹腔镜指引下用大号针头经腹壁穿刺直肠盲端抽吸减压。

（3）直肠和瘘管在直肠纵肌层与浆膜层之间游离，不要突破浆膜层（固有筋膜层），可避免盆底神经、血管丛损伤（图7-8-16）。瘘管后壁的游离层面在瘘管与骶前筋膜层之间，此间隙非常疏松，无神经和血管结构。

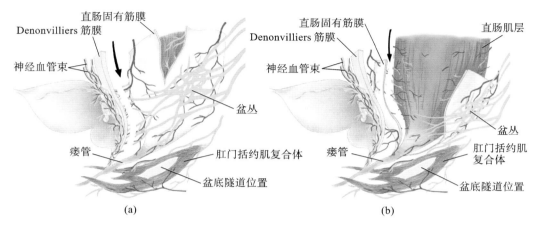

图 7-8-16　直肠解剖层面（箭头方向）

（a）经典腹腔镜下直肠解剖层面；（b）机器人保留神经的直肠解剖层面

（4）婴幼儿盆底空间狭小，越深间隙越小。扩大空间的措施一是悬吊膀胱颈或子宫颈，二是操作者用左手将瘘管向头侧牵拉使盆底变浅，此时牵拉的是肌性结构，不容易破裂。

（5）瘘管要充分游离，紧贴尿道侧缝扎，可以与浆膜层一起缝合，避免复发、尿道憩室形成。

（6）肛门切口宁小勿大，一般长 1.2～1.5 cm 较为合适，术后坚持扩肛；行直肠与会阴部皮肤吻合时，直肠断面与皮肤切口平面平齐，以免术后外翻的黏膜较多；术毕再次查看腹腔，向头侧牵拉直肠使其有一定张力，两侧固定于骶前筋膜，可减少直肠脱垂。

七、术后处理

密切观察患儿腹部体征，给予输液、止血、维生素治疗，应用抗生素 2～3 天。术后第 1 天开始进行肠内营养，逐渐恢复饮食；术后 3～5 天拔除肛管；术后 1～2 周拔除导尿管或膀胱造瘘管。术后 2～3 周开始间断扩肛，坚持 3～6 个月；术后门诊定期随访 2～3 年。

八、并发症及其防治

1. 术中出血　出血常发生于肠系膜、盆腔创面和尿道瘘管残端周围 3 个部位。乙状结肠系膜根部血管粗大，高位畸形需松解，应在二级血管弓游离足够的血管长度、两侧结扎或夹闭确切后离断；一旦近端出血，应用单极电钩或双极电凝止血；直肠近端保留三级血管弓及其向远端走行在直肠壁两侧的终末分支，出血量不大时，可用双极电凝控制止血；直肠远端腹膜反折以下，紧贴直肠壁游离，一旦出血耐心止血。

2. 术后尿性腹腔积液 与尿道瘘修补闭合不佳有关,行充分的膀胱引流可以自愈。输尿管损伤发生较少,需手术治疗。机器人手术时代这种并发症少见。

3. 术后尿潴留 与术中游离直肠远端时靠膀胱侧损伤腹膜反折周围神经丛有关;可通过导尿,口服 B 族维生素、神经营养药和按摩针灸等方法恢复。机器人手术时代这种并发症少见。

4. 伤口感染直肠回缩 发生在术后 1 周左右,与直肠松解不足、吻合口张力过高和直肠血运不良远端坏死有关。如不处理会发展成肛门狭窄和肛周感染,需再次手术清创,切除远端血运不良的直肠壁,充分松解,再次拖出吻合。

5. 尿道憩室 主要发生于中位畸形,与直肠远端残留过多有关。可再次手术,切除憩室,修补尿道瘘口。机器人手术时代这种并发症少见。

6. 肛门狭窄 与直肠远端血运不良、吻合口感染、隧道过窄和术后扩肛不利等因素有关;应首选扩肛治疗,无效则手术切除狭窄段,将近端直肠和肛门皮肤再吻合。

7. 肛周脓肿与肛瘘 与吻合口感染回缩或扩肛直肠远端穿孔感染有关。若肛瘘内口在距离肛缘 1 cm 范围内,可挂线或劈开瘘管;若肛瘘内口深,应行结肠造瘘,必要时行直肠拖出术。

8. 直肠脱垂 与直肠游离过多、直肠与周围组织粘连程度较轻有关,也可能与隧道内口过紧,患儿用力哭闹时直肠逐渐疝出不能还纳有关。术中注意上述因素,同时将直肠与盆腔筋膜缝合固定,一旦出现此并发症,根据情况采用直肠固定或脱垂肠管切除术治疗。

9. 便秘 先保守治疗,随着年龄增长会逐渐好转或治愈;如保守治疗无效,甚至合并巨直肠,发展到顽固性便秘时应手术治疗,切除扩张肥厚、僵硬的直肠,行近端肠管与肛门再吻合等手术。

10. 大便失禁 与肛门括约肌复合体发育不良或严重损伤和直肠错过肌肉中心等有关,常合并第 2、3 以下骶骨发育不良。先采取饮食调节、灌肠、排便训练和生物反馈等保守治疗,随着年龄增长会逐渐好转;保守治疗无效则采取手术治疗。对于直肠错过肌肉中心者,可再次行肛门成形术,重新将直肠固定在肌肉中心。

九、技术现状及展望

2010—2022 年,机器人辅助肛门成形术(robot-assisted anorectoplasty,RAARP)开展了 12 年,共有 6 篇文献报道了 29 例 CARM 患儿,年龄从 4 月龄至 17 岁,最长随访时间 36 个月。2010 年,Albassam 团队首次对其医院完成的小儿 da Vinci 机器人手术病例进行评估,其中 4 例 CARM 患儿均顺利接受机器人手术治疗,术后随访 29 个月,未发生并发症;2011 年,他们再次报道了 5 例 CARM(2 例尿道球部瘘,3 例前列腺部尿道瘘)患儿的机器人手术,技术原则与 LAARP 一致,患儿年龄 4～11 月龄,手术过程顺利,平均手术时间为 213.6 min;随访 6～36 个月,其间有 1 例出现附睾睾丸炎合并尿道憩室、1 例出现直肠黏膜脱垂、1 例出现污便,均经保守治疗后好转。机器人手术在瘘管解剖和缝合方面具有明显优势,能够在盆腔狭小的空间完成瘘管的精准分离与修补。2016 年,Ruiz 等报道了 1 例 5 月龄患儿的机器人辅助直肠尿道瘘手术,随访期间患儿恢复良好,未出现并发症。此术式较 LAARP 可更好地呈现横纹肌复合体结构,将直肠精准置于横纹肌复合体中心。2019 年,Phillips 等报道了 1 例 20 月龄的 McKusick-Kaufman 综合征合并尿生殖窦和 CARM 的患儿,应用机器人手术系统成功完成了该例复杂手术,手术时间 350 min;随访 2 年,该患儿可以自行控制排便排尿。术中清晰解剖直肠、阴道等结构,为病情复杂患儿进行多专科手术合作提供了一定条件。2022 年,Tirrell 等完成了 1 例 17 岁患儿的直肠尿道瘘(先天性前列腺瘘)的机器人手术,术后随访 9 个月,肛门愈合良好,有良好的排便和排尿功能,体现了机器人手术系统在大龄 CARM 患儿手术中的优势。2018 年,汤绍涛团队报道了 9 例 CARM 机器人手术,是国内第一篇关于 CARM 的中文报道;该团队并于 2022 年在 *Surgical Endoscopy* 上发表了包含 17 例 CARM 机器人手术的病例报道,也是迄今最大样本量的病例报道;手术年龄(4.9±1.9)月龄,经过 11.6 个月的随访,13 例恢复了正常排便功能,4 例出现了轻度便秘或大便失禁,2 例合并肛门狭窄。笔者认为机器人手术系统的高清 3D 图像、灵活的仿真手腕机械手和震颤过滤功能,特别适用于狭小的盆腔深处直肠周围筋膜、瘘管、括约肌、神经、血管等组织结构的识别和精细解剖,有利于减少盆底神经和肛门外括约肌系统的损伤,是肛门成形术中保护神经和括约肌的理想方法。

　　CARM 和先天性巨结肠是小儿肛肠外科常见的两种疾病,手术均涉及盆腔直肠的解剖。在成人直肠癌和前列腺疾病中,机器人手术相比腹腔镜手术、开放手术获得了更好的盆底神经和肌肉的保护作用。因为年龄和随访时间的原因,很难评估小儿接受机器人手术后涉及盆底神经、肌肉及相关组织的排便、排尿和性功能情况,但畸形的精准矫治、正常组织的最大保护是获得良好长期预后的重要保障。RAARP 的学习曲线与机器人巨结肠手术可以相互转移,经 5～10 例手术后,可显著缩短机器人手术系统设置时间和总操作时间。从 LAARP 的发展经历看,RAARP 推广速度较慢,机器人手术系统在儿童专科医院的普及率不高是原因之一。随着机器人技术的进步、装机数量的增加以及医生应用的日益熟练,未来 RAARP 的应用范围会逐渐增广和病例数会逐年增多。

参 考 文 献

[1] DE VRIES P A,PEÑA A. Posterior sagittal anorectoplasty[J]. J Pediatr Surg,1982,17(5):638-643.

[2] GEORGESON K E,INGE T H,ALBANESE C T. Laparoscopically assisted anorectal pull-through for high imperforate anus—a new technique[J]. J Pediatr Surg,2000,35(6):927-930.

[3] 施诚仁,金先庆,李仲智. 小儿外科学[M]. 4 版. 北京:人民卫生出版社,2009.

[4] 王果. 小儿外科手术难点及对策[M]. 北京:人民卫生出版社,2006.

[5] 汤绍涛,曹国庆,童强松,等. 腹腔镜下高位肛门闭锁肛门成形术及中期临床评估[J]. 中华小儿外科杂志,2011,32(7):509-514.

[6] 王睿,李碧香,赵斯君. 先天性肛门直肠畸形患儿的临床特征及手术后肛门功能相关因素分析[J]. 临床小儿外科杂志,2022,21(6):535-539.

[7] 汤绍涛. 腹腔镜辅助手术治疗先天性肛门直肠畸形[J]. 中华小儿外科杂志,2014,35(6):466-469.

[8] MEEHAN J J,SANDLER A. Pediatric robotic surgery:a single-institutional review of the first 100 consecutive cases[J]. Surg Endosc,2008,22(1):177-182.

[9] SINHA C K,HADDAD M. Robot-assisted surgery in children:current status[J]. J Robot Surg,2008,1(4):243-246.

[10] ALQAHTANI A,ALBASSAM A,ZAMAKHSHARY M,et al. Robot-assisted

pediatric surgery:how far can we go? [J]. World J Surg,2010,34(5):975-978.

[11]　ALBASSAM A,GADO A,MALLICK M S,et al. Robotic-assisted anorectal pull-through for anorectal malformations[J]. J Pediatr Surg,2011,46(9):1794-1797.

[12]　RUIZ M R,KALFA N,ALLAL H. Advantages of robot-assisted surgery in anorectal malformations:report of a case[J]. J Minim Access Surg,2016,12(2):176-178.

[13]　PHILLIPS M R,LINDEN A F,VINOCUR C D,et al. Robot-assisted repair of a urogenital sinus with an anorectal malformation in a patient with McKusick-Kaufman syndrome[J]. J Pediatr Urol,2019,15(5):481-483.

[14]　CHANG X P,CAO G Q,PU J R,et al. Robot-assisted anorectal pull-through for anorectal malformations with rectourethral and rectovesical fistula:feasibility and short-term outcome[J]. Surg Endosc,2022,36(3):1910-1915.

[15]　TONG Q S,TANG S T,PU J R,et al. Laparoscopically assisted anorectal pull-through for high imperforate anus in infants:intermediate results[J]. J Pediatr Surg,2011,46(8):1578-1586.

[16]　常晓盼,汤绍涛,曹国庆,等. 机器人辅助肛门成形术治疗先天性肛门闭锁 9 例[J]. 中国微创外科杂志,2018,18(6):549-553.

（汤绍涛）

第九节　腹股沟斜疝疝囊或鞘状突高位结扎术

一、概述

扫码看视频

腹股沟斜疝是小儿外科最常见疾病,是出生后鞘状突未闭导致腹腔内脏器通过此途径到腹腔外所导致的疾病。患儿典型的临床症状为腹股沟部有光滑隆起的局限性柔软包块,有的可延至阴囊。患儿哭闹、大便用力,则包块出现或增大,安静或睡眠时包块可不出现或易于还纳入腹腔。小儿腹股沟斜疝的发生率为 0.8%～4.4%,且男性为女性的 9～10 倍。双侧鞘状突未闭的发生率约为 30%。在 7%～15% 的儿童中单侧疝修补后可发生一种异时性对侧疝(metachronous contralateral hernia,MCH)。腹股沟疝患儿发生嵌顿的风险为 3%～16%,随访时发现,进行其他的腹腔镜手术时未行鞘状突高位结扎术的患儿,也有发生嵌顿疝的风险。嵌顿疝和 MCH 在低龄儿中发生率更高。

目前腹腔镜下鞘状突高位结扎术在小儿外科已广泛普及,常规腹腔镜手术中无绝对禁忌证时同时行鞘状突高位结扎术也成为常态,近 10 年来腹腔镜手术患儿再次发生鞘状突未闭相关的问题已基本绝迹。国际上已有学者在完成其他小儿机器人手术的同时行鞘状突高位结扎术,此种情况约占全部小儿机器人手术的 5%。近 5～8 年来我国乃至全球小儿外科的机器人手术发展迅速,低龄儿机器人手术的数量也增长较快。手术过程中同时完成鞘状突高位结扎术也成为不可回避的问题。

目前,机器人鞘状突高位结扎术还仅限于在做其他机器人手术的同时完成,尚未见单纯机器人辅助下小儿腹股沟斜疝疝囊或鞘状突高位结扎术的报道。

二、适应证和禁忌证

1.适应证　①术前确诊腹股沟斜疝；②既往有腹股沟斜疝存在甚至嵌顿疝发作史；③术中气腹状态下腹股沟或阴囊有隆起,按压腹股沟区有气泡从未闭的鞘状突进入内环口处；④内环口未闭合。

2.禁忌证　①机器人手术存在污染腹腔的可能或已有腹腔内感染存在；②不能耐受气腹；③睾丸或疑似睾丸的性腺暂不能通过内环口放入腹腔外或下降到阴囊。

三、术前准备

(1)术前检查包括血常规、尿常规、大便常规,肝肾功能、电解质、凝血功能、心电图、胸部X线、腹股沟区及阴囊B超检查,婴儿可加做心脏B超检查等。

(2)清洁肚脐及腹部皮肤,会阴部备皮。

(3)术前6 h禁食、4 h禁饮,术前一晚行普通灌肠1次,术前留置导尿管。

四、体位及套管定位

1.体位　平卧位、臀部稍垫高,术中可抬高下肢$15°\sim30°$。

2.套管定位　①原则上不为腹股沟斜疝疝囊或鞘状突高位结扎术额外打孔。②套管定位操作技巧:若机器人手术的目标与未闭合鞘状突在同一侧,操作较容易;若机器人手术的目标与未闭合鞘状突不在同一侧,da Vinci机器人Si机型需运用反向弧形角度在较狭小操作范围内完成鞘状突高位结扎术。若是da Vinci机器人Xi机型,3个8 mm金属套管均位于一条直线上(图7-9-1)。运用da Vinci机器人Xi机型做单孔机器人手术,则孔置于脐部,可顺利完成鞘状突高位结扎术(图7-9-2)。对婴幼儿只需一次对接即可顺利完成两侧手术。

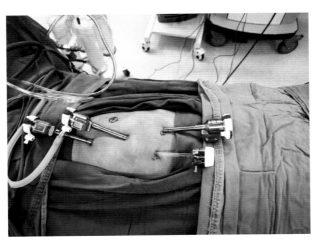

图7-9-1　da Vinci 机器人 Xi 机型的套管布局

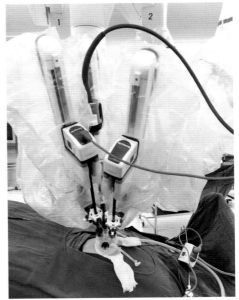

图7-9-2　da Vinci 机器人 Xi 机型的单孔布局

五、手术步骤

（1）放置套管后先在腹腔镜模式下探查双侧鞘状突闭合情况，确认有未闭合鞘状突即准备手术。

（2）下肢抬高 15°～30°，肠管上移以显露未闭合的鞘状突。

（3）用辅助孔器械推开下腹部肠管，充分显露内环口（图 7-9-3）。

（4）用 12 cm 不可吸收线带圆针（2-0 线，针长 20 mm，1/2 弧度）在内环口上方进针，从内侧紧贴腹膜跨过输精管上方，继续前行到内环口下方（图 7-9-4）。

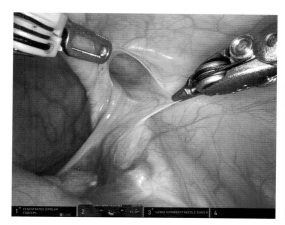

图 7-9-3　显露未闭合的内环口

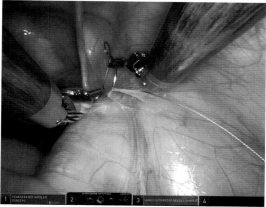

图 7-9-4　进针紧贴腹膜

（5）紧贴腹膜跨过精索血管上方，从内环口外侧下方出针。

（6）重新从出针处进针，紧贴腹膜向内环口上方最先进针处潜行，从内环口上方原进针处出针（图 7-9-5）。

（7）收紧缝线，注意鞘状突（疝囊）内勿残留气体，确认睾丸未被牵拉到高位，腹腔内打结 4～5 道，剪除缝线（图 7-9-6）。

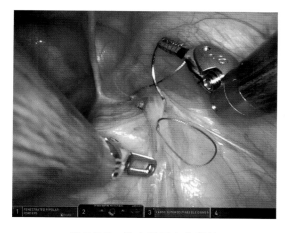

图 7-9-5　从内环口上方出针

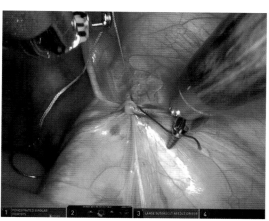

图 7-9-6　缝扎打结

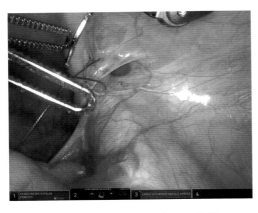

图 7-9-7　女性患儿内环口缝扎

(8)对女性患儿,内环口缝合时不用游离子宫圆韧带,但需注意缝扎时附件应远离内环口而不被缝扎在内环口处(图 7-9-7)。

六、术后处理

(1)疝囊结扎术术后恢复较快,术后关注同时进行的机器人手术术后处理即可。

(2)单纯疝囊结扎术不必使用抗生素,导尿管可于术后立即拔除,术后 6 h 即可鼓励患儿下床,促进肠道功能恢复;术后出院时间参照同时进行的机器人手术情况决定;术后 3 天内不用更换敷料。

七、并发症及其防治

1.肠粘连　多见于缝扎创面破损过大,或浆膜化不够形成剥离面,注意缝扎时内环口处应做到完全腹膜化。

2.疝复发　操作时不遗漏缝扎腹膜,若腹膜破损较大,再追加缝扎 1 道。对巨大疝可在追加缝扎时将脐侧韧带一同缝扎以增强内环口处强度。

3.阴囊血肿　术中发现出血应及时处理,以避免疝囊内积血积液。

4.睾丸萎缩　多见于缝扎过多导致精索血管缺血,或疝囊内出血压迫睾丸供血血管。术中避免缝扎过多组织,如果出血较多可暂时不行鞘状突高位结扎术。

八、技术现状及展望

腹股沟斜疝修补术在小儿外科很常见,腹腔镜疝囊或鞘状突高位结扎术已非常成熟且广泛普及。机器人疝囊或鞘状突高位结扎术难度不大,也未单独作为治疗腹股沟斜疝的技术。将来可考虑行机器人单独疝囊或鞘状突高位结扎术,避免异时疝和嵌顿疝的发生。

参 考 文 献

[1]　李宁,张文,周学锋,等.单纯经脐腹腔镜在小儿复杂性腹股沟斜疝中的应用[J].中华小儿外科杂志,2012,33(10):751-753.

[2]　CHANG S J,CHEN J Y,HSU C K,et al. The incidence of inguinal hernia and associated risk factors of incarceration in pediatric inguinal hernia:a nation-wide longitudinal population-based study[J]. Hernia,2016,20(4):559-563.

[3]　NAVARRETE ARELLANO M,GARIBAY GONZÁLEZ F. Robot-assisted laparoscopic and thoracoscopic surgery:prospective series of 186 pediatric surgeries [J]. Front Pediatr,2019,7:200.

[4]　ALQAHTANI A,ALBASSAM A,ZAMAKHSHARY M,et al. Robot-assisted pediatric surgery:how far can we go? [J]. World J Surg,2010,34(5):975-978.

[5]　CAVE J,CLARKE S. Paediatric robotic surgery[J]. Ann R Coll Surg Engl,2018,100

（Suppl 7）:18-21.

[6] RAICEVIC M,SAXENA A K. Laparoscopic management of Müllerian duct remnants in the paediatric age:evidence and outcome analysis[J]. J Minim Access Surg,2018, 14(2):95-98.

[7] DENNING N L,KALLIS M P,PRINCE J M. Pediatric robotic surgery[J]. Surg Clin North Am,2020,100(2):431-443.

[8] DREUNING K M A,TEN BROEKE C E M,TWISK J W R,et al. Diagnostic accuracy of preoperative ultrasonography in predicting contralateral inguinal hernia in children:a systematic review and meta-analysis [J]. Eur Radiol,2019,29(2):866-876.

（张　文　李　庚）

第十节　肾上腺神经母细胞瘤切除术

扫码看视频

一、概述

腹膜后腔是指腹部后腹膜与腹后壁的腹内筋膜之间所包绕的较为广泛的间隙,上方为膈肌,下方为骶胛,两侧与侧腹壁腹膜外脂肪相连。腹膜后肿瘤是以解剖学位置划分的一类肿瘤,来源于多种不同的组织,包括原发性腹膜后肿瘤和转移性腹膜后肿瘤。按照解剖学位置分类,广义上讲肾脏肿瘤、胰腺肿瘤、肾上腺肿瘤、腹膜后神经来源肿瘤、腹膜后淋巴瘤、腹膜后淋巴管瘤、腹膜后畸胎瘤、副神经节瘤、来源于腹膜后的其他软组织肿瘤等均为腹膜后肿瘤,但通常习惯上将肾母细胞瘤、胰腺肿瘤等来源器官较为明确的肿瘤单独命名,而将来源于腹膜后间隙或组织来源及性质不太确定的肿瘤统称为腹膜后肿瘤。儿童的腹膜后肿瘤主要有来源于肾上腺或腹膜后交感神经节的神经母细胞瘤、畸胎瘤、横纹肌肉瘤、淋巴瘤及部分来源于软组织的良性肿瘤等。

由于腹膜后肿瘤位于腹膜后较为广泛的解剖区域,且组织来源及肿瘤性质异质性大,故腹膜后肿瘤的治疗方案差别较大。即使同一种疾病,其手术方法、手术入路、机器人手术的适应证、术中操作步骤、术后处理和预后亦差异较大,不便在同一章节中全部列出,且肾母细胞瘤、胰腺肿瘤有单独章节讲述,所以本节将重点讨论儿童腹膜后肿瘤中发病率最高、恶性程度高的神经母细胞瘤。

神经母细胞瘤是儿童最常见的颅外实体恶性肿瘤,来源于未分化的交感神经节细胞,占儿童恶性肿瘤的 8%～10%。肿瘤沿神经嵴的迁移途径分布:脊髓内或脊髓旁、交感干、肾上腺。神经母细胞瘤主要表现为腹部包块,35% 来自肾上腺髓质细胞,35% 来自椎旁神经节,20% 位于后纵隔,5% 位于盆腔,5% 位于颈部。神经母细胞瘤为一组临床表现和预后差异较大的疾病,易发生骨髓及淋巴结转移。

目前,腹腔镜肾上腺肿瘤切除术在世界范围内被认为是治疗常规肾上腺肿瘤的金标准术式,经腹腔途径和经腹膜后途径均证明了其疗效,并取得了良好的效果。自从 da Vinci 机器人手术系统问世以来,机器人外科在普通外科、泌尿外科、妇科等领域取得了长足的进步。

自 2001 年以来,da Vinci 机器人辅助腹腔镜肾上腺肿瘤切除术已被证明在成人中是安全可行的,其结果与腹腔镜肾上腺肿瘤切除术相当,手术时间和并发症发生率与腹腔镜肾上腺肿瘤切除术相似,而住院时间可能更短、失血量更小。尤其是在切除一些复杂的肾上腺肿瘤时,机器人手术系统具有 3D 放大视野、机械臂多自由度、操作稳定等优势,弥补了腹腔镜手术的一些不足,体现出了巨大的优势。在小儿外科,尽管已经开展了机器人辅助手术,但关于小儿机器人肾上腺肿瘤切除术的文献有限,需要更多的病例研究来评估小儿机器人肾上腺肿瘤切除术的可行性。

包括神经母细胞瘤在内的儿童腹膜后肿瘤就诊时通常瘤体较大、存在多发腹膜后淋巴结转移或远处转移,且瘤体经常包绕重要血管。手术选择需权衡术中瘤体的完整切除、淋巴结清扫、重要器官的保护与预后的关系。常规开放手术与机器人和腹腔镜手术的选择并无明确的共识,但不论选择何种手术方法,均应以患儿利益最大化、无瘤技术为原则。

二、肾上腺神经母细胞瘤切除术的应用解剖

(一)腹膜后解剖

腹膜后腔是指腹部后腹膜与腹后壁的腹内筋膜之间所包绕的间隙。该间隙内为疏松结缔组织,腹膜后间隙的主要组织结构和器官有肾、肾上腺、输尿管、胰腺、部分十二指肠、部分胆总管、腹主动脉及其在腹部的主要分支、下腔静脉及回流血管、脊柱两侧的腰交感干、腹膜后神经丛、腹膜后淋巴组织等。

(二)腹部血管解剖

腹主动脉延续于胸主动脉,在第 12 胸椎水平由膈肌的主动脉裂孔进入腹部,沿脊柱的左前方下行至第 4 腰椎下缘,在此处分为左、右髂总动脉。腹主动脉在腹部分出多个分支,为腹部脏器、腹壁等供血(图 7-10-1)。

腹主动脉的分支分为脏支和壁支两类,脏支又可分为成对脏支和不成对脏支。

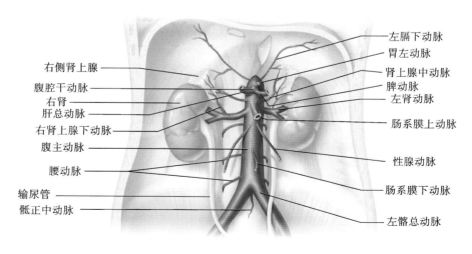

图 7-10-1　腹部主要动脉解剖

1. 脏支

1）成对脏支　包括肾上腺中动脉、肾动脉和性腺动脉。

（1）肾上腺中动脉：平第 1 腰椎水平自腹主动脉侧壁成对发出，在胰腺后方向外上走行，分支供应肾上腺。肾上腺还接收来自上方膈下动脉的肾上腺上动脉，以及来自下方肾动脉的肾上腺下动脉。

（2）肾动脉：在第 1 腰椎和第 2 腰椎间水平从主动脉两侧分出双侧肾动脉，横行向外走行。左肾动脉经肠系膜下静脉后方，在肾门处肾静脉后方进入肾脏；右肾动脉从下腔静脉、胰头和十二指肠降部的后方走行至右侧肾门。肾动脉可存在变异，可有 2 支或更多支肾动脉直接进入一侧肾脏，称为肾副动脉。

（3）性腺动脉：成对的性腺动脉在男性为睾丸动脉、女性为卵巢动脉。它们在第 2 腰椎水平从主动脉发出分支，女性的卵巢动脉向下延伸至盆腔，分支供应卵巢和部分输卵管；男性的睾丸动脉经内环口穿过前腹壁，通过腹股沟管到达阴囊，参与精索的构成，供应睾丸及附睾。

2）不成对脏支　包括腹腔干动脉、肠系膜上动脉和肠系膜下动脉。

（1）腹腔干动脉：在膈肌稍下方，约平第 12 胸椎处起于腹主动脉的前壁。长 2～3 cm，发出胃左动脉、肝总动脉和脾动脉 3 支，为胃、肝、胆囊、胰腺、脾和十二指肠供血。

胃左动脉向左上延伸，延续至胃与食管的交界处。肝总动脉向右延伸，分出肝固有动脉和胃十二指肠动脉。肝动脉在进入肝之前分为左、右支；胆囊动脉通常起源于肝动脉的右支。胃右动脉可以起源于肝动脉本身，也可以起源于肝总动脉，从右侧沿着胃小弯走行。胃十二指肠动脉是肝总动脉的降支，位于十二指肠与胰头之间，一支为胰十二指肠上动脉，供应胰腺和附近的十二指肠；另一支为右侧胃网膜动脉。

脾动脉是腹腔干最大的分支，在胃后方沿胰腺上缘水平走向左侧，进入脾。其在邻近脾处发出胃网膜左动脉。

（2）肠系膜上动脉：约在第 1 腰椎水平起自腹主动脉前壁，在脾静脉和胰头的后方下行，跨过胰钩突的前方，在胰腺下缘沿十二指肠水平部前方至小肠系膜根部。肠系膜上动脉在肠系膜内自左上斜行向右下，从根部沿顺时针方向依次发出胰十二指肠动脉、空肠支动脉、回肠动脉、回结肠动脉、右结肠动脉和中结肠动脉。

（3）肠系膜下动脉：腹主动脉的最后一个主要分支，位于第 3 腰椎水平的中腹侧（图 7-10-2）。其向左下呈扇形分别发出左结肠动脉、乙状结肠动脉和直肠上动脉，供应横结肠的左侧 1/3、降结肠、乙状结肠及部分直肠。

中结肠动脉左支向左行，与延续自肠系膜下动脉的左结肠动脉升支汇合，称为 Riolan 动脉弓，是肠系膜上动脉和肠系膜下动脉间主要的交通支。

2. 壁支

（1）膈下动脉：在膈肌的主动脉裂孔下方，于第 12 胸椎水平由腹主动脉成对发出，左侧支位于腹段食管的后方，右侧支位于下腔静脉后方，至中心腱处分为前、后支，分布于膈肌，供应膈肌的下表面。膈下动脉还发出肾上腺上动脉供应肾上腺。

（2）腰动脉：共 4 对，起源于腰部主动脉的后外侧表面，向外侧横过腰椎的前面和侧面，进入腹外侧肌群内。沿途分支供应腰背部、腹部的肌肉和皮肤，以及椎管、脊髓下段和被膜等。

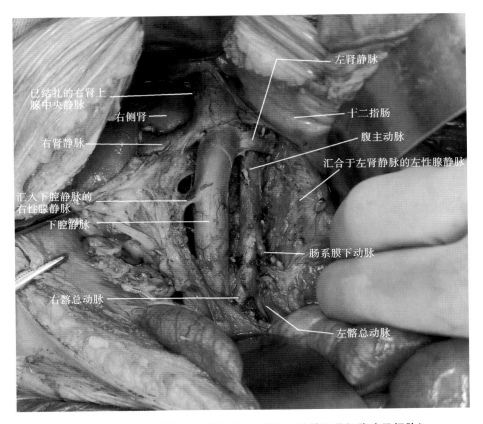

左肾静脉
十二指肠
腹主动脉
汇合于左肾静脉的左性腺静脉
肠系膜下动脉
左髂总动脉

已结扎的右肾上
腺中央静脉
右侧肾
右肾静脉
汇入下腔静脉的
右性腺静脉
下腔静脉
右髂总动脉

图 7-10-2   术中腹部部分血管解剖(右侧肾上腺神经母细胞瘤已切除)

(3)骶正中动脉:从腹主动脉的最下部发出,向下方走行,沿中线供应骶骨和尾骨。

腹主动脉在第 4 腰椎水平分为左、右髂总动脉,髂总动脉又分为髂内动脉和髂外动脉。

(三)肾上腺的应用解剖

肾上腺是成对的内分泌腺,位于两侧肾上极的内上方,质软,稍脆,呈黄色。成人肾上腺大小约为 5 cm×3 cm×0.5 cm,重 4~6 g。左侧肾上腺较长,呈半月状,其前面与胃、胰腺和脾相邻,后面贴附膈的左脚;下面凹陷,称为肾面,紧卧于左肾内侧缘的上部。左侧肾上腺门位于其前面的下部,有肾上腺中央静脉自门穿出注入左肾静脉。右侧肾上腺稍短,呈三角形或圆锥形。其前面的内侧无腹膜,直接与下腔静脉接触;外侧与肝相邻。右侧肾上腺门位于前面内上方,肾上腺中央静脉经门穿出汇入下腔静脉或右肾静脉。肾上腺和肾共同包绕在肾筋膜内,但各有自己的纤维囊和脂肪囊。肾上腺与肾之间的脂肪结缔组织,在胎儿和新生儿中不明显,随年龄增长而逐渐增厚。

肾上腺由肾上腺上、中、下动脉供血(图 7-10-3)。肾上腺上动脉发自膈下动脉,分为 3~4 支进入肾上腺;肾上腺中动脉发自腹主动脉;肾上腺下动脉发自肾动脉。这 3 支动脉分别从肾上腺的上缘、内侧缘、下缘进入肾上腺,分成小支至肾上腺的纤维囊,互相吻合成丛,供应肾上腺皮质和髓质,皮质血供相对更丰富。这些小动脉较细小,手术中一般不需要单独分离结扎,可直接用超声刀或双极电凝离断。

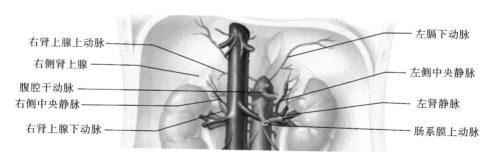

左膈下动脉
右肾上腺上动脉
左侧中央静脉
右侧肾上腺
腹腔干动脉
左肾静脉
右侧中央静脉
右肾上腺下动脉
肠系膜上动脉

图 7-10-3　肾上腺区解剖

　　肾上腺的静脉通常汇合为一支中央静脉,不与动脉伴行。左肾上腺中央静脉稍长,通常与左膈下静脉共同汇入左肾静脉;右肾上腺中央静脉较短,直接汇入下腔静脉。肾上腺中央静脉常存在变异,约 5% 的左肾上腺中央静脉汇入变异的双支左肾静脉的前支,约 1/3 的右肾上腺中央静脉汇入右肾静脉。

　　肾上腺的神经主要由腹腔丛发起,形成的膈丛和肾上腺丛发出分支分布。交感神经的节前纤维在肾上腺的内侧构成肾上腺丛,其分支穿过纤维囊形成肾上腺的囊下丛,囊下丛再发出分支至血管、髓质的嗜铬细胞和交感神经节细胞。

三、适应证和禁忌证

　　1. 适应证　①有手术指征的腹膜后及肾上腺神经母细胞瘤;②瘤体直径≤5 cm(随术者经验及儿童年龄可有差异);③无广泛腹膜后淋巴结转移及远处转移。

　　2. 禁忌证　①生命体征不稳定,不能耐受麻醉和手术;②凝血功能障碍未能有效纠正,不能满足手术要求;③肿瘤体积较大,腹壁张力高;④腹腔可能存在严重粘连;⑤肿瘤有广泛腹膜后淋巴结转移等;⑥存在影像学定义的危险因素;⑦存在未有效控制的高血压。

四、术前准备

　　(1)术前检查:血常规、尿常规、大便常规,凝血功能、肝肾功能、电解质、24 h 尿儿茶酚胺代谢产物、血清肿瘤标志物检查,选择性检查血皮质醇及其代谢产物、血促肾上腺皮质激素、肾素-血管紧张素-醛固酮系统指标等,胸部 X 线、心电图、心脏超声、腹部 CT 或 MRI、骨髓穿刺、骨扫描等检查,必要时行 PET-CT 检查。

　　(2)纠正化疗后的骨髓抑制。

　　(3)部分患儿术前合并高血压,需应用降压药物。

五、手术步骤

(一)麻醉与体位

　　1. 麻醉　气管内插管、静脉复合麻醉,深静脉置管,术中监测动脉血压。

　　2. 体位　健侧 45°～60°侧卧位,腋下、背侧及双腿之间放置硅胶垫或棉垫,大腿处用固定带固定于手术台。为避免术中手术床影响机械臂活动范围,患儿腹侧需稍靠近手术床边缘(图 7-10-4)。

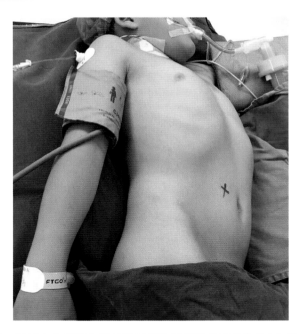

图 7-10-4　机器人右侧肾上腺神经母细胞瘤切除术患儿体位（左侧 60°卧位）

（二）手术过程

1. 套管位置及机器人对接　做脐部纵向切口，直视下置入 12 mm 套管，注入 CO_2 气体建立气腹，根据患儿年龄压力设为 8～12 mmHg。置入机器人镜头，于患侧肋缘下及下腹部分别穿刺置入 8 mm 套管，分别对接机器人机械臂；另于健侧偏腹直肌外缘脐水平与肋缘中点穿刺置入 5 mm 套管作为辅助孔。因患儿为侧卧位，肠管下垂至健侧腹腔，辅助孔穿刺时需注意避免腹部脏器损伤。根据术者习惯可选择不同的手术器械，通常 1 号机械臂选用电剪、单极电钩或超声刀（机器人超声刀无多关节活动度），2 号机械臂选用马里兰双极钳；辅助孔为助手医生操作通道，可选用分离钳、Hem-o-lok 施夹钳或吸引器等（图 7-10-5）。

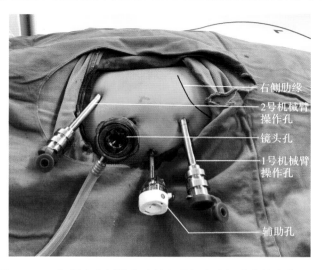

右侧肋缘

2号机械臂
操作孔

镜头孔

1号机械臂
操作孔

辅助孔

图 7-10-5　机器人右侧肾上腺神经母细胞瘤切除术的套管位置

2. 肾上腺及肿瘤显露 切开结肠外侧腹膜并向内侧游离结肠系膜(图 7-10-6)。对于左侧病变需要切开脾结肠韧带、外侧胃结肠韧带及脾肾韧带(图 7-10-7),沿左侧肾上极表面向头端游离可显露肾上腺位置;沿胰腺后方向头端游离,保护脾血管,将胰腺体尾部向内上方牵拉,即可满意显露左侧肾上腺(图 7-10-8)。

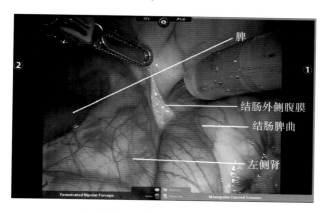

图 7-10-6 切开结肠外侧腹膜

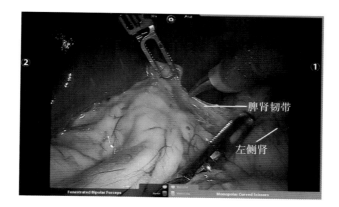

图 7-10-7 切开脾肾韧带

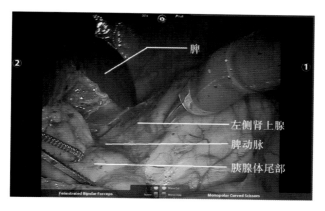

图 7-10-8 游离胰腺后方并向内上方牵拉显露左侧肾上腺病变

对于右侧病变可游离右侧肝三角韧带,助手医生向头侧牵开肝右后叶和胆囊(图 7-10-9),向内侧游离十二指肠,即可显露右侧肾上腺及下腔静脉。

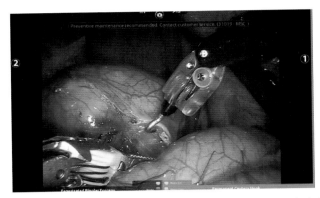

图 7-10-9　助手医生牵开肝右后叶和胆囊显露右侧肾上腺肿瘤

3. 肾上腺血管的识别与控制　肾上腺静脉一般汇合为一支中央静脉。左肾上腺中央静脉因为长而窄，更容易游离，左肾静脉和肾上极等解剖结构的辨认有助于更好地显露左肾上腺中央静脉（图 7-10-10）。沿着肾上腺和胰腺间的内侧平面进行游离可显露左肾上腺中央静脉，或沿左肾静脉向外上方游离可显露左肾上腺中央静脉，分离后用 Hem-o-lok 施夹钳夹闭（图 7-10-11）。右肾上腺中央静脉更容易识别，直接汇入下腔静脉，因血管较短，所以更难处理，分离过程中需仔细辨别和游离，避免下腔静脉撕裂。如果术中出现肾静脉或下腔静脉损伤，需立即钳夹夹闭血管损伤处裂口，用吸引器吸引局部出血，辨别局部解剖关系后，出血处周围做必要游离，情况允许时可用 Hem-o-lok 施夹钳夹闭。如下腔静脉侧壁损伤不能夹闭，可用5-0 单股不可吸收线缝合。如下腔静脉破裂不能有效止血，需果断中转开放手术处理出血。

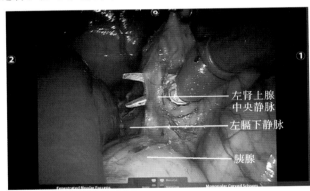

图 7-10-10　显露并分离左肾上腺中央静脉

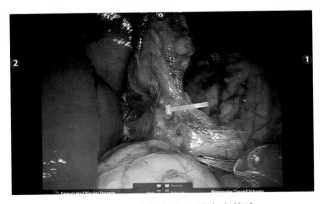

图 7-10-11　夹闭左肾上腺中央静脉

　　肾上腺中央静脉常存在一定的变异,了解变异的肾上腺中央静脉解剖结构对于避免出血非常重要。

　　肾上腺动脉通常较为细小,不易明确辨别,一般不需要单独游离结扎或夹闭,可用双极电凝或单极电钩闭合(图 7-10-12、图 7-10-13)。

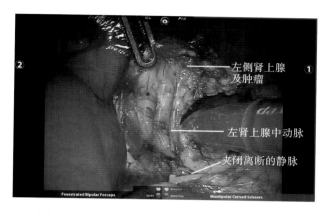

图 7-10-12　游离左侧肾上腺后方,可见细小动脉

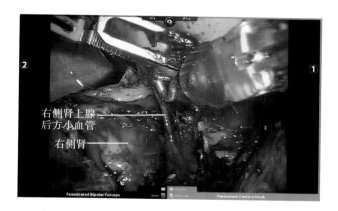

图 7-10-13　游离右侧肾上腺后方,可见细小动脉

4. 肾上腺肿瘤的游离　于肾上极处切开,紧贴肾游离肾周脂肪囊(图 7-10-14、图 7-10-15)。

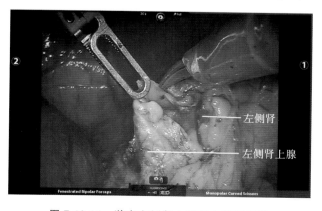

图 7-10-14　游离左侧肾上腺与左侧肾间隙

此平面一般为一间隙,无明显血管。沿此平面继续游离至后腹壁,钳夹肾上腺表面腹膜组织向内上方牵拉显露此间隙,并沿肾上腺及肿瘤外侧向头侧游离。切开肾上腺或肿瘤上方腹膜组织,游离其上方间隙。接近内侧时需注意局部血管,右侧肾上腺可能有变异的中央静脉汇入右肝短静脉(图7-10-16)。游离已离断中央静脉的肾上腺内侧间隙及后方组织,完整切除肿瘤。

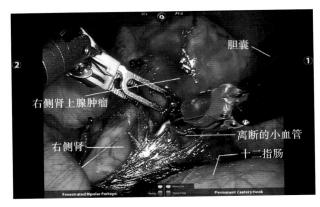

图7-10-15　游离右侧肾上腺肿瘤与右侧肾间隙

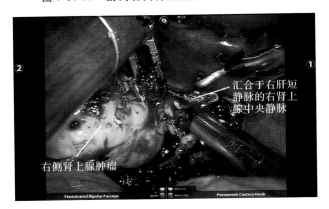

图7-10-16　右肾上腺中央静脉变异

5.标本取出　经辅助孔置入取物袋,将切除的肿瘤组织置入取物袋(图7-10-17),经扩大的脐部切口取出,取出过程中避免取物袋破裂等引起肿瘤污染腹腔及脐部切口。

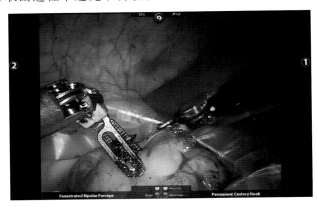

图7-10-17　将肿瘤置入取物袋

6. 留置引流管　如有必要,可自下腹部机械臂套管孔处留置引流管。

7. 切口缝合　缝合各切口,手术完毕。

六、注意事项

(1)在小年龄组患儿中,通常利用脐部这一自然瘢痕组织取纵向切口置入套管,作为机器人手术镜头孔。标本也可经适当扩大的脐部切口取出,并不明显增大术后局部瘢痕,有较好的隐藏瘢痕的美容效果。小年龄组患儿剑突至耻骨的距离及双侧髂前上棘的间距较小,不能满足常规成人机器人手术机械臂套管与镜头孔套管相距 8 cm 的要求。因瘤体操作位置较为恒定,套管间距离可缩小至 4~5 cm,并不影响术中操作。在大年龄组患儿中,脐部与术区距离相对稍远,上述套管的布局可能会影响术中操作,套管布局可参考成人经腹腔途径机器人肾上腺肿瘤切除术,镜头孔套管需放置于脐水平腹直肌外缘处。

(2)机器人手术过程中调整手术体位非常不便,变换体位后需重新对接机械臂,将明显延长手术时间,所以术前需合理调整患儿体位并确定套管位置。小儿机器人肾上腺肿瘤切除术常选择脐部切口作为镜头孔,术中机械臂可能会受手术床影响,所以摆放手术体位时患儿腹侧宜接近手术床边缘。

(3)部分患儿术前无病理结果,不能确诊,部分肾母细胞瘤可分泌儿茶酚胺或压迫肾动脉,引起术前高血压,与嗜铬细胞瘤难以明确鉴别,术中需警惕。肾上腺嗜铬细胞瘤术前宜行动脉穿刺监测术中血压,术中应尽量减轻对肿瘤的压迫和牵拉,刺激瘤体可引起神经递质释放入血导致术中血压过高。术中操作应轻柔,术者与麻醉医生要密切配合,如出现血压过高可暂停手术操作,应用降压药物控制,或及早分辨并游离肾上腺中央静脉后夹闭离断,避免神经递质的影响。同时需注意离断静脉后血压突然降低的问题。

(4)腹膜后肿瘤的体积对手术操作有一定的影响,较大的瘤体可能出现破裂,引起术后肿瘤复发,且瘤体较大时影响手术操作空间,增加了血管辨认和瘤体分离的难度。所以机器人手术对腹膜后肿瘤病例有一定的选择性。从成人的手术经验来看,有学者对直径大于 8 cm,甚至大于 12 cm 的巨大肿瘤成功进行了手术切除,并有较多的经验积累,与体积相对较小肿瘤切除术相比较,大体积肿瘤切除术在手术时间、住院时间、再住院率、并发症等方面无显著性差异,部分对比研究发现大体积肿瘤切除术在手术中转率较高。因儿童腹腔容积较小,手术操作空间较小,而儿童腹膜后肿瘤就诊时通常体积较大并多有腹膜后淋巴结转移或远处转移,因此对于肿瘤体积较大或腹膜后多处转移病例的手术方式选择应慎重。

七、术后处理

(1)术后常规监测心率、血压、血氧饱和度等,术后 1 天常规复查血常规、肝肾功能、电解质。术后 1 天拔除导尿管,根据肠道功能恢复情况拔除胃管、进食。如术中放置引流管,根据引流量,一般术后 2~3 天拔除,如出现乳糜漏或胰漏需延迟拔除。

(2)对伴有库欣综合征的患儿,术后需监测血压、电解质和血糖,如果出现低血压、意识障碍、恶心、呕吐、发热等症状,需考虑肾上腺危象,补充糖皮质激素和盐皮质激素。

(3)对醛固酮增多症患儿,术后需监测血压和电解质,如血压升高,需应用降压药物。

(4)嗜铬细胞瘤患儿术后可能出现急性低血压,必要时应用升压药物。

(5)若病理结果为恶性肿瘤,根据肿瘤分期或危险度分层行化疗和(或)放疗。

八、并发症及其防治

小儿机器人腹膜后肿瘤肿瘤切除术因病例较少,无大宗病例数据支持,可参考成人术后并发症的发生情况。成人机器人肾上腺肿瘤切除术并发症发生率从 $0 \sim 27.2\%$ 不等。近期 300 多例患者的大型病例报道,术后并发症发生率为 9.2%,有 1% 的病例因严重并发症需要再次手术。

1. 出血　术中出血发生率为 $3\% \sim 4\%$,多在处理肾上腺中央静脉时发生。因右肾上腺中央静脉较短,右侧出血发生率高于左侧。下腔静脉撕裂也多发生于右侧肾上腺肿瘤切除术时。不易辨认的肾上腺动脉未被确切凝闭也是术中出血的原因。术中出血时可通过增加气腹压力减少出血,同时需及时吸引局部积血,钳夹出血点,明确出血点与肾静脉、肾上腺中央静脉、下腔静脉的解剖关系后,可用 Hem-o-lok 施夹钳夹闭,或选择用 5-0 血管缝线缝合止血。如术中出血迅速,不能有效止血,需立即中转开放手术,直视下用心耳钳或血管夹控制出血处,再缝合止血,必要时术中输注悬浮红细胞。所以机器人腹膜后肿瘤切除术前需常规备开放手术器械、血管缝线及血管吻合器械。

术后出血多出现在术后 $1 \sim 2$ 天,患儿可表现为面色苍白、心率增快、血压下降、引流管有血性液体排出、术区或腹部隆起等,多因术中止血不确切、局部结扎线或施夹钳松脱所致。术后需常规监测血压及心率,观察引流液性质及量,部分术后出血因局部形成血凝块堵塞引流管,引流管可无较多引流液排出,需做腹部超声检查了解有无局部积血。术后少量出血,如无明显血流动力学变化,可采取要求患儿制动、应用止血药物、输注红细胞等保守治疗措施;如持续大量出血,需及时再次手术探查彻底止血。

2. 乳糜漏　术后引流管有乳白色乳糜液排出,或腹腔内存在积液,穿刺出乳糜液。多由腹膜后淋巴管未妥善结扎所致,尤其是神经母细胞瘤术中清扫腹膜后淋巴结后,因淋巴管细小且透明,不易分辨而未结扎,术后进食后肠道吸收的长链脂肪酸经淋巴管渗漏入腹腔所致。术中仔细辨别淋巴管,妥善结扎与淋巴结相连的可疑管道组织可减少术后乳糜漏的发生。术后乳糜漏经充分引流、禁食或给予中链脂肪酸饮食、应用生长抑素、局部应用高渗糖等硬化剂治疗多可恢复,一般不需要再次手术治疗。

3. 胰漏及假性胰腺囊肿　发生率较低,可发生于左侧肾上腺肿瘤切除术后。多由术中胰腺或胰管的损伤引起胰液漏入腹腔所致,术中避免损伤是预防的关键。术后通畅引流、禁食及应用生长抑素多可使胰漏及假性胰腺囊肿恢复,很少有肾上腺肿瘤切除术术后胰漏需再次手术的情况。

4. 粘连性肠梗阻　术后腹腔内肠管间粘连,或形成的纤维索带压迫,以及饮食不当等诱因,可致消化道梗阻。术中轻柔操作、减少对肠道的骚扰、避免肠管浆膜层损伤,术中彻底止血、使用防粘连药物及患儿术后尽早活动,均可在一定程度上预防粘连性肠梗阻的发生。对已经发生的粘连性肠梗阻,需行禁食水、胃肠减压等治疗,如保守治疗无效或考虑有肠管绞窄可能需手术治疗,松解肠管粘连,解除压迫,必要时切除坏死肠管。

5. 穿刺口疝　在成人机器人手术中此并发症发生率为 2.6%。穿刺处切口需确切缝合,术后避免患儿过度哭闹。

6. CO_2 气腹相关并发症　气腹时间过长、压力过高时可发生,可表现为穿刺口处皮下气肿、术中高碳酸血症等。术中控制气腹压力和缩短手术时间是防治此并发症的关键。皮下气肿较为常见,如手术结束时发现,可挤压局部组织使气体自套管处排出。术后如气肿范围不大,多可自行吸收,不需要特殊处理;如皮下气肿延续至颈部,可能影响呼吸,可做局部切口排气。术中需监测气道压及呼气末 CO_2 分压,必要时查动脉血气,及时纠正高碳酸血症。

7.周围组织损伤　如术中脾、肝、十二指肠、肾、输尿管等组织损伤,发生率较低,多因术中操作不轻柔、误操作或机器人机械故障所致。

九、技术现状及展望

腹腔镜肾上腺肿瘤切除术目前在世界范围内被认为是治疗功能性和非功能性肾上腺病变的金标准术式。机器人技术相对于腹腔镜技术具有稳定裸眼 3D 视野、高度灵活的机械臂、较大的自由度、操作稳定及学习曲线短等优势,而且可减少主刀医生术中疲劳。各种优势使其在儿童腹膜后肿瘤中的应用成为可能,但目前报道的病例数仍较少,其疗效与并发症仍需要进一步评估。

经腹腔途径手术具有操作空间大、视野清晰、解剖标志明显等优点,但对腹腔内脏器有一定骚扰,有出现粘连性肠梗阻等并发症的可能。腹腔镜及机器人肾上腺肿瘤切除术经腹腔后途径更直接,在成人肾上腺手术中应用广泛,降低了进入腹腔相关并发症的发生风险,对有腹部手术史存在腹部粘连的患者具有一定的技术优势。因儿童腹膜后间隙狭小,且后腹膜菲薄、易损伤,影响术中腹膜后空间的建立与维持,目前机器人手术在儿童中并无大宗病例的经验积累,在大年龄组患儿中可尝试进行。

机器人肾上腺手术中,吲哚菁绿荧光的使用使得强荧光肾上腺皮质组织(高血管性)和弱荧光腹膜后组织(低血管性)之间的视觉区别更加明显、解剖结构更容易识别,且有助于确定肿瘤和周围正常组织之间的边界(在嗜铬细胞瘤的保留皮质肾上腺切除术或双侧手术中尤其有用),并有助于评估剩余肾上腺实质的血管分布。肾上腺神经母细胞瘤来源于肾上腺髓质,但部分肿瘤血运丰富,术中应用吲哚菁绿荧光有一定的价值,在小儿机器人肾上腺手术中会得到更广泛的应用。

现有的机器人手术系统虽有多种优势,但相较于常规儿童腹腔镜,其镜头和器械直径较大,限制了其在儿童尤其是小年龄组患儿中的应用,机器人操作器械小型化更能使患儿获益;此外,机器人手术相对较高昂的费用也限制了现阶段其在国内的普及。

参 考 文 献

［1］　COLVIN J，ZAIDI N，BERBER E. The utility of indocyanine green fluorescence imaging during robotic adrenalectomy［J］. J Surg Oncol,2016,114(2):153-156.

［2］　李新涛,张旭.机器人肾上腺切除术的应用现状和研究进展［J］.微创泌尿外科杂志,2017,6(3):172-176.

［3］　戴军,何威,孙福康,等.机器人辅助腹腔镜与传统腹腔镜治疗复杂肾上腺肿瘤的手术效果比较［J］.第二军医大学学报,2020,41(7):721-724.

［4］　MOORE E C，BERBER E. Fluorescence techniques in adrenal surgery［J］. Gland Surg,2019,8(Suppl 1):S22-S27.

［5］　MANNY T B，POMPEO A S，HEMAL A K. Robotic partial adrenalectomy using indocyanine green dye with near-infrared imaging:the initial clinical experience［J］. Urology,2013,82(3):738-742.

［6］　TEO X L，LIM S K. Robotic assisted adrenalectomy:is it ready for prime time? ［J］.

Investig Clin Urol,2016,57(Suppl 2):S130-S146.

[7]　曹鹏,姜永光,邢念增,等.机器人辅助后腹腔镜肾上腺切除术与传统后腹腔镜肾上腺切除术的疗效对比分析[J].临床泌尿外科杂志,2018,33(10):780-784.

[8]　GREILSAMER T,NOMINE-CRIQUI C,THY M,et al. Robotic-assisted unilateral adrenalectomy:risk factors for perioperative complications in 303 consecutive patients [J]. Surg Endosc,2019,33(3):802-810.

[9]　ECONOMOPOULOS K P,MYLONAS K S,STAMOU A A,et al. Laparoscopic versus robotic adrenalectomy:a comprehensive meta-analysis[J]. Int J Surg,2017,38:95-104.

[10]　LAIRMORE T C,FOLEK J,GOVEDNIK C M,et al. Improving minimally invasive adrenalectomy:selection of optimal approach and comparison of outcomes[J]. World J Surg,2016,40(7):1625-1631.

[11]　TSURU N,SUZUKI K,USHIYAMA T,et al. Laparoscopic adrenalectomy for large adrenal tumors[J]. J Endourol,2005,19(5):537-540.

[12]　朱照伟,屈武功,朱阿丽,等.达芬奇机器人手术治疗复杂肾上腺嗜铬细胞瘤的临床疗效分析[J].中华内分泌外科杂志,2020,14(3):204-207.

[13]　TELEM D A,NGUYEN S Q,CHIN E H,et al. Laparoscopic resection of giant adrenal cavernous hemangioma[J]. JSLS,2009,13(2):260-262.

[14]　BRANDAO L F,AUTORINO R,LAYDNER H,et al. Robotic versus laparoscopic adrenalectomy:a systematic review and meta-analysis[J]. Eur Urol,2014,65(6):1154-1161.

[15]　AGRUSA A,ROMANO G,NAVARRA G,et al. Innovation in endocrine surgery:robotic versus laparoscopic adrenalectomy. Meta-analysis and systematic literature review[J]. Oncotarget,2017,8(60):102392-102400.

[16]　时京,艾星,贾卓敏,等.经腹腔途径机器人辅助腹腔镜肾上腺巨大肿瘤切除术临床效果观察(附 31 例报告)[J].临床泌尿外科杂志,2016,31(8):682-685.

[17]　NOMINE-CRIQUI C,BRUNAUD L,GERMAIN A. Robotic lateral transabdominal adrenalectomy[J]. J Surg Oncol,2015,112(3):305-309.

[18]　MIZUNO K,KOJIMA Y,NISHIO H,et al. Robotic surgery in pediatric urology:current status[J]. Asian J Endosc Surg,2018,11(4):308-317.

[19]　BINET A,FOURCADE L,AMAR S,et al. Robot-assisted laparoscopic fundoplications in pediatric surgery:experience review[J]. Eur J Pediatr Surg,2019,29(2):173-178.

[20]　SELVARAJ N,POOLERI G K,ADDLA S K,et al. Robot assisted laparoscopic adrenalectomy:should this be the new standard? [J]. Urologia,2022,89(3):430-436.

[21]　VATANSEVER S,NORDENSTRÖM E,RAFFAELLI M,et al. Robot-assisted versus conventional laparoscopic adrenalectomy:results from the EUROCRINE Surgical Registry[J]. Surgery,2022,171(5):1224-1230.

[22]　FU S Q,ZHUANG C S,YANG X R,et al. Comparison of robot-assisted

retroperitoneal laparoscopic adrenalectomy versus retroperitoneal laparoscopic adrenalectomy for large pheochromocytoma：a single-centre retrospective study［J］. BMC Surg,2020,20(1)：227.

［23］　JI C W,LU Q,CHEN W,et al. Retrospective comparison of three minimally invasive approaches for adrenal tumors：perioperative outcomes of transperitoneal laparoscopic, retroperitoneal laparoscopic and robot-assisted laparoscopic adrenalectomy［J］. BMC Urol,2020,20(1)：66.

［24］　NIGLIO A,GRASSO M,COSTIGLIOLA L,et al. Laparoscopic and robot-assisted transperitoneal lateral adrenalectomy：a large clinical series from a single center［J］. Updates Surg,2020,72(1)：193-198.

［25］　PACKIAM V T, BARASHI N S, SHALHAV A L. Robot-assisted laparoscopic adrenalectomy［J］. J Endourol,2018,32(S1)：S82-S87.

［26］　NOMINE-CRIQUI C,GERMAIN A,AYAV A,et al. Robot-assisted adrenalectomy：indications and drawbacks［J］. Updates Surg,2017,69(2)：127-133.

［27］　PAHWA M. Robot-assisted adrenalectomy：current perspectives［J］. Robot Surg, 2017,4：1-6.

［28］　HUPE M C,IMKAMP F,MERSEBURGER A S. Minimally invasive approaches to adrenal tumors：an up-to-date summary including patient position and port placement of laparoscopic, retroperitoneoscopic, robot-assisted, and single-site adrenalectomy［J］. Curr Opin Urol,2017,27(1)：56-61.

［29］　PROBST K A, OHLMANN C H, SAAR M, et al. Robot-assisted vs open adrenalectomy：evaluation of cost-effectiveness and peri-operative outcome［J］. BJU Int,2016,118(6)：952-957.

［30］　UWAYDAH N I, JONES A, ELKAISSI M, et al. Pediatric robot-assisted laparoscopic radical adrenalectomy and lymph-node dissection for neuroblastoma in a 15-month-old［J］. J Robot Surg,2014,8(3)：289-293.

［31］　ROGERS C G, BLATT A M, MILES G E, et al. Concurrent robotic partial adrenalectomy and extra-adrenal pheochromocytoma resection in a pediatric patient with von Hippel-Lindau disease［J］. J Endourol,2008,22(7)：1501-1503.

［32］　MITRA A P,VASQUEZ E,KOKOROWSKI P,et al. Robotic adrenalectomy in the pediatric population：initial experience case series from a tertiary center［J］. BMC Urol,2020,20(1)：155.

［33］　LOWREY T, COCHRAN D, FRIMBERGER D, et al. Pediatric robotic adrenalectomy for virilizing adrenal tumor in a 4-year-old female［J］. Urology,2021, 156：260-262.

［34］　HORGAN S,VANUNO D. Robots in laparoscopic surgery［J］. J Laparoendosc Adv Surg Tech A,2001,11(6)：415-419.

（张　大）

第十一节　卵巢肿瘤剥除术

扫码看视频

一、概述

(一)卵巢肿瘤以及机器人外科的发展概况

儿童原发性卵巢肿瘤不常见,良性居多。估计每年每 10 万例小于 15 岁的儿童中有 2.6 例良性或恶性卵巢肿瘤发生。儿童恶性卵巢肿瘤罕见,9 岁及以下儿童恶性卵巢肿瘤发病率为 0.102/10 万,10~19 岁儿童为 1.072/10 万。在已发生卵巢肿病的情况下,8 岁及以下儿童发生恶变的机会(22%)大于 9 岁及以上儿童(10%)。

2014 年世界卫生组织(WHO)将卵巢肿瘤分为生殖细胞肿瘤、表面上皮间质肿瘤和性索间质肿瘤三大类(表 7-11-1)。其他不太常见但值得注意的亚型是生殖细胞性索间质肿瘤(包括性腺母细胞瘤)和卵巢小细胞癌等。不同于成人最常见的卵巢肿瘤——表面上皮间质肿瘤,生殖细胞肿瘤是儿童最常见的卵巢肿瘤,其次是表面上皮间质肿瘤和性索间质肿瘤。

表 7-11-1　世界卫生组织卵巢肿瘤分类

分　　类	具　体　肿　瘤
生殖细胞肿瘤	成熟囊性畸胎瘤
	未成熟畸胎瘤
	无性细胞瘤
	混合性生殖细胞肿瘤
	卵巢卵黄囊瘤(内胚窦瘤)
	绒毛膜癌
表面上皮间质肿瘤	浆液性囊腺瘤
	黏液性囊腺瘤
	交界性肿瘤
	囊腺癌
性索间质肿瘤	卵巢幼年型颗粒细胞瘤
	卵巢支持-间质细胞瘤
	卵巢硬化性间质瘤
	卵巢环管状性索肿瘤
	卵巢纤维瘤
	卵巢卵泡膜细胞瘤

当儿童确诊卵巢肿瘤时,需考虑癌症易感性综合征(表 7-11-2)。虽然癌症易感性综合征的识别不影响治疗方式,但将影响未来对其他肿瘤的筛查和对家庭其他成员的监测。

表 7-11-2　与癌症易感性综合征相关的卵巢肿瘤

卵 巢 肿 瘤	癌症易感性综合征
卵巢幼年型颗粒细胞瘤	骨软骨瘤病综合征(奥利尔病)
	软骨营养障碍-血管瘤综合征(马富奇综合征)
卵巢支持-间质细胞瘤	DICER1 综合征
性腺胚细胞瘤	WT-1 相关疾病
	特纳综合征(45,X/46,XY)
卵巢环管状性索肿瘤	黑斑息肉综合征(Peutz-Jeghers 综合征)
小细胞癌	横纹肌样肿瘤易感综合征

良性和恶性卵巢肿瘤的临床表现差异并不是很大。早期无特殊表现,腹痛是最常见的症状。卵巢囊肿或其他非新生物,一般以急性腹痛起病,如果出现扭转、破裂或出血,腹痛可明显加重。其他表现有慢性隐匿性腹痛、腹部膨隆、腹部肿块以及继发症状包括食欲下降、恶心、呕吐、尿频尿急、性早熟等。

影像学检查发现肿瘤体积大(直径 8 cm 以上)和存在固体成分均提示恶性可能。肿瘤标志物水平升高、男性化和性早熟也是提示恶性的临床线索。为了保留生育能力,目前已有几种评分系统应用于儿科人群。在小于 19 岁的女性中,DePriest 评分<7 分(基于病变体积、囊壁和间隔结构)诊断良性肿瘤的敏感性为 88%,特异性为 95%;Ueland 指数评分<7分(基于病变体积和肿瘤形态)诊断良性肿瘤的敏感性为 90%,特异性为 92%。

用 da Vinci 机器人手术系统进行的大多数手术也可以通过腹腔镜进行,但是机器人手术,尤其是在妇科领域,简化了腹腔镜手术过程、降低了相关手术并发症的发生率。机器人手术相对于腹腔镜手术的优势,不仅在成人中报道过,在儿童中也得到了证实。迄今为止,da Vinci 机器人手术系统已经完全适用于儿童妇科手术。第一,小儿机器人卵巢肿瘤手术为儿童较小的盆腔提供了更佳的视野,有助于儿童良性肿瘤的保留卵巢皮质手术的施行以保留生育能力。第二,腹腔镜妇科手术操作容易出现操作者双手疲劳震颤,但机器人手术不存在这些问题。第三,机器人妇科手术灵活性、协调性更佳,减少了术中和术后出血、脏器损伤等并发症的发生。第四,机器人手术气腹压力低于腹腔镜手术,减少了 CO_2 气腹相关并发症如皮下气肿、高碳酸血症、酸中毒等的发生,尤其适用于儿童。第五,适用于小儿机器人手术的更小的套管的研发使得新生儿和婴幼儿手术得以实施。相较于腹腔镜手术而言,机器人手术对于 Trendelenburg 体位(头低脚高位)的要求更低。此外,由于机器人手术操作灵活方便,对于难度较高的儿童妇科手术,尤其是肿瘤切除或重建手术,其手术时间要比腹腔镜手术更少。

在儿童中,非紧急情况下,机器人手术不仅可以作为一种"使能技术",也可以作为一种"促能技术"。作为一种"促能技术",机器人手术突破了腹腔镜手术的操作限制,同时双控制台 da Vinci 机器人手术系统提供了与主刀医生相同的高清 3D 视图,更有利于进行外科医生培训,缩短了学习曲线。

（二）卵巢手术应用解剖

1.解剖结构概述　卵巢具有排卵和合成并分泌甾体激素、多肽激素的功能。卵巢白膜为一层纤维组织,位于卵巢表面立方柱状生发上皮下;白膜下为皮质和髓质。手术中应避免损伤皮质,因其内含有始基卵泡和各种囊状卵泡。髓质位于卵巢中心,其间有丰富的血管和神经,无卵泡,是术中止血的关键部位。

2.韧带和血管　卵巢通过卵巢系膜与阔韧带相连,卵巢内侧通过固有韧带与子宫相连,卵巢外侧通过骨盆漏斗韧带与盆壁相连,卵巢动、静脉位于骨盆漏斗韧带内。卵巢动脉自肾动脉水平以下的腹主动脉前壁发出,沿腰大肌前下走行至盆腔,于骨盆入口处跨越输尿管和髂总动脉下段,在骨盆漏斗韧带向内横行,经卵巢系膜进入卵巢。进入卵巢门前分出若干分支供应输卵管,其末梢支穿行于卵巢固有韧带,在子宫角旁侧与子宫动脉上行的卵巢支吻合。

3.病理解剖变异　当卵巢肿瘤、炎症发生时,卵巢输卵管常粘连成团,甚至与周围组织或器官如盆壁、阔韧带后叶、子宫、肠管等粘连包裹。分离粘连时,可先寻找到卵巢固有韧带和骨盆漏斗韧带,沿着组织间隙仔细游离,避免损伤血管、肠管或输尿管。输尿管在骨盆入口处跨越髂外动脉和骨盆漏斗韧带,向后内侧下行而与骨盆漏斗韧带交叉,接受来自卵巢动脉分支的血液供应。卵巢动、静脉和韧带高位结扎时,应注意避免损伤该分支以及后方的输尿管。

二、适应证和禁忌证

近年来,小儿机器人妇科手术已逐步开展,且近50%的手术涉及附件结构,如卵巢肿瘤(囊肿)剥除(切除)术、卵巢钻孔术、输卵管切除术和粘连松解术等。其中,原发性卵巢囊肿是机器人手术最常见的适应证,而大龄儿童畸胎瘤或合并继发蒂扭转是第二常见适应证。婴幼儿的手术适应证仍然局限于大的功能性囊肿,治疗包括剥除术或切除术。小儿机器人卵巢肿瘤剥除(切除)术的禁忌证为肿瘤过大(直径>15 cm 或者体积过大使得盆腔内机器人手术器械操作空间不足)、卵巢周围粘连严重及机体无法耐受手术等。小儿机器人卵巢肿瘤剥除(切除)术指征和注意事项如表 7-11-3 所示。

表 7-11-3　小儿机器人卵巢肿瘤剥除(切除)术指征和注意事项

手术指征	卵巢肿瘤	注意事项
手术适应证	卵巢良性肿瘤(原发性卵巢囊肿、成熟畸胎瘤、卵巢卵泡囊肿、卵巢肿瘤蒂扭转、浆液性和黏液性囊腺瘤、卵泡膜黄素囊肿、卵巢冠囊肿)	肿瘤不宜太大,一般直径小于 15 cm;要求囊肿孤立,囊肿蒂较长,活动度好,无严重粘连;患侧卵巢正常组织部分未被破坏。手术要求最大限度地保留生育能力。恶性肿瘤需完整切除或摘除
	卵巢恶性肿瘤(交界性肿瘤、上皮癌、卵巢生殖细胞恶性肿瘤、卵巢肉瘤、性索间质肿瘤)	
手术禁忌证	肿瘤过大、卵巢周围粘连严重及机体无法耐受手术等	

三、术前准备

(1)术前检查:包括血常规、尿常规、大便常规,肿瘤指标(AFP、CEA、HCG、CA125、性激素等)、肝肾功能、电解质、凝血功能、心电图、胸部 X 线、妇科以及肝胆胰脾双肾输尿管 B 超、CT 检查(有助于肿瘤的定位和定性)等。

(2)腹部及外阴的皮肤准备(包括脐部的清洁)。

(3)肠道准备:术前一晚清洁灌肠。如手术可能涉及肠管,术前 3 天行肠道准备。

(4)术前用药:如手术范围大、可能涉及肠道或已发生蒂扭转,应于术前预防性使用抗生素。

(5)留置导尿管,一般无需留置胃管。

(6)必要时备血或准备自体输血。

(7)手术室准备:应足够大以容纳所有的机器人部件,外科医生控制台可以清楚看到患儿,设备之间的电缆连接保证无张力以及手术室内人员可以畅通移动。

四、体位及套管定位

(一)麻醉和体位

1. 麻醉　新生儿采用气管内插管全身麻醉,较大儿童可选用静脉、气管内插管和连续硬膜外阻滞麻醉。常规监测呼气末 CO_2 分压。

2. 体位　仰卧位或头低脚高位(大致倾斜 $15°\sim30°$),注意保护患儿的双眼、面部、牙齿、气管导管、膝盖、手臂等。腹部、会阴部及双下肢消毒。

(二)套管定位

沿脐部纵向切开,置入 12 mm 套管,放置镜头,注入 CO_2 气体建立气腹,压力为 $8\sim12$ mmHg,气体流量为 $2.5\sim4.5$ L/min。左侧腹和右侧腹 8 mm 套管孔放置操作器械,分别距离镜头孔 $5\sim8$ cm,右侧放入单极电钩,左侧放入马里兰双极钳。必要时可添加置入 5 mm 套管作为辅助孔,放置吸引器、施夹钳、针线等。若省略辅助孔,这些也可以从左侧或右侧 8 mm 套管孔放入。将手术台调整至头低位,da Vinci 机器人手术系统从患儿脚侧完成对接。

五、手术步骤(以卵巢囊性畸胎瘤剥除术为例)

(1)探查腹腔明确卵巢病变情况,了解囊肿大小、活动度、表面有无赘生物、与周围组织粘连和界限情况,有无腹膜、网膜以及腹腔脏器转移。注意探查对侧卵巢和子宫情况。常规收集腹腔液或冲洗液送细胞学检查。

(2)将卵巢囊肿暴露于子宫前方(图 7-11-1)。对较大儿童有时需要用探棒沿卵巢内侧,循阔韧带后叶向外上方小心拨起卵巢及囊肿,让子宫自然沉至后方,使卵巢位于子宫前外方,以便于操作。如囊肿直径大于 10 cm,通常需要先将一套圈置于拟穿刺部位,再用长针接吸引管,刺入后吸空内容液,完成后拔出针头,用分离钳夹住穿刺孔提起囊壁,收紧套圈以防止其余囊液外漏。

(3)切开囊肿表面正常卵巢,避开血管区,用无损伤抓钳提起卵巢韧带,用单极电钩切开达囊壁或直接剪开囊肿表面包膜(图 7-11-2、图 7-11-3),一般先剪开一小口,弯剪弯面朝上或朝外,循其间隙逐一分离后剪开。超过半周后,持分离钳钳夹两侧缘,向相反方向撕开囊肿表面包膜,一般都能将囊肿完整剥除(图 7-11-4)。也可在剪开半周以上后,用探棒向正常卵巢组织方向分离囊肿,遇难以分离处时,可用剪刀扩大切口,一般亦能完整剥出囊肿。

(4)残存卵巢剥离面止血:用单极或双极电钩电凝处理创面的活动性出血。

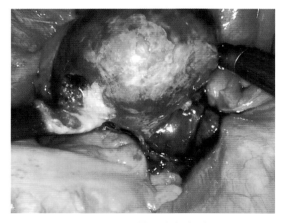

图 7-11-1　暴露卵巢囊肿

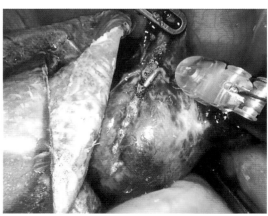

图 7-11-2　用单极电钩切开达囊壁

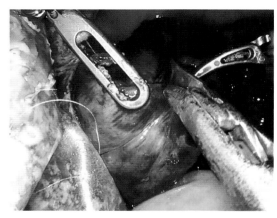

图 7-11-3　剪开囊肿表面包膜

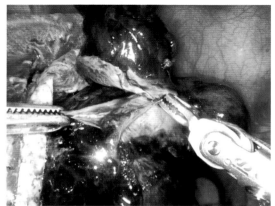

图 7-11-4　撕开囊肿表面包膜

（5）卵巢成形：①方式一：将卵巢皮质对位褥式缝合，其内不留无效腔（图 7-11-5）。②方式二：修剪多余的包膜组织，使残存的正常卵巢成形，用双极电凝处理周边后，组织会向中央收缩，创面会缩小，不予缝合。

（6）其他步骤同常规腹腔镜手术。严格按照无瘤原则分离，将囊肿装入取物袋后取出（图 7-11-6）。

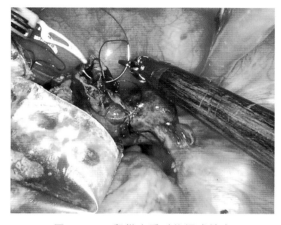

图 7-11-5　卵巢皮质对位褥式缝合

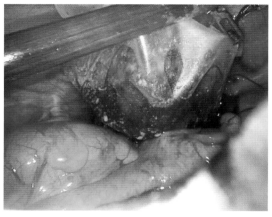

图 7-11-6　将囊肿装入取物袋后取出

(7)充分冲洗盆腔,检查有无活动性出血。

六、注意事项

1. 镜头孔的选择 多选用脐部,对于巨大卵巢肿瘤镜头孔可上移;也可开放进行肿瘤减容,肿瘤缩小后再置镜完成剥除术。

2. 卵巢肿瘤和正常卵巢组织间隙的寻找 在突起明显处钳夹提起卵巢肿瘤,剪开或用电钩切开卵巢皮质,多能清晰分辨出瘤壁与正常卵巢组织的界限,注意避免切破瘤壁。沿切开处瘤壁与正常卵巢组织的间隙进行钝性剥离。对术前评估无恶性可能的巨大囊肿,可先将囊肿刺破,充分抽吸囊液后进行剥除。

3. 卵巢肿瘤的游离剥除 剥除过程中应避免肿瘤包膜破裂、内容物外溢,防止肿瘤种植。若发生破裂,应快速抽吸内容物,必要时缝合关闭破口,尽可能避免内容物外溢至腹、盆腔。巨大卵巢肿瘤剥除困难,可通过穿刺抽吸减张,减张后缝合关闭穿刺口。对于单纯性卵巢囊肿,可人为刺破,抽吸囊液后再行剥除术以降低手术难度。对于肿瘤巨大、卵巢皮质菲薄者,可切除部分卵巢皮质。卵巢肿瘤剥除尽量采用钝性剥离,亦可采用钝性结合锐性剥离。钝性剥离时按一定方向顺次钳夹卵巢切口边缘,向心性分离至近卵巢髓质侧完整剥除囊肿。

4. 止血 一般采用电凝止血。止血应全面、有针对性。肿瘤剥除后,最易出血的部位多在近卵巢髓质侧剥离面,因此先处理剥离面,再处理切口边缘,以免边缘卷缩内翻影响暴露;先处理出血多的部位,再处理细小出血点,冲洗有助于发现确切出血点。

5. 标本取出 通常将标本置入取物袋中取出。取出过程中应注意避免取物袋破裂,囊液溢出易引起盆、腹腔和腹壁切口的污染。标本顺利取出的诀窍是"开门、缩容、出门"。首先用剪刀或卵圆钳钝性扩大取标本处腹壁穿刺切口;然后在直视下切开囊壁,吸引器抽吸稀薄的囊液;黏稠的皮脂抽吸困难,可用卵圆钳钳取;毛发则用夹持力较大的止血弯钳钳出;囊壁及实性部分需夹持牵拉至切口外,直视下剪切、缩容后取出;骨性部分较大、取出困难时,可扩大切口或用咬骨钳碎解后取出。

七、术后处理

(1)术后 6 h 内,采用去枕平卧位,头侧向一边,防止呕吐物吸入气管。

(2)因术后大多数患儿无疼痛感,不要忽略按摩患儿的腰部和腿部,每半小时为患儿翻身 1 次,以促进血液循环,防止压疮发生。

(3)术后 48 h 内鼓励患儿下床活动。

(4)术后 6 h 即可让患儿进少量流质饮食,如稀米汤、面汤等。

八、并发症及其防治

1. 出血 主要原因是残存卵巢创面出血、电凝不牢出血。其他如机器人缺乏触觉反馈导致的出血等、手术相关出血,在机器人手术初期发生率较高,随着技术、经验积累将逐渐减少。

2. 月经不调或不孕 有月经史的儿童,多数在卵巢肿瘤剥除术后会发生月经不调、内分泌紊乱。因为卵巢需要一定的修复期,所以这些表现大部分可在 3 个月后恢复正常。极少数患儿手术后出现卵巢功能恢复不良而导致不孕并发症。主要原因在于卵巢肿瘤长期存在和逐渐变大,导致卵巢功能逐渐衰退、卵子存活率下降。

3. 卵巢早衰　少见。术后因卵巢自身平衡受到干扰,少数可引起早衰现象,可以通过中西医结合进行调理。

4. 术后感染　不常见,主要原因是肿瘤蒂扭转或破裂等出现继发感染,患儿会出现腹痛、发热、白细胞数量增加等表现。术后注意护理,积极预防感染事件发生。

5. 恶变　术中冰冻或术后病理提示恶变而常需再次手术,或术后瘤壁残留引起恶变。主要原因是卵巢肿瘤不断增大,将外界的细菌、病毒带入,引发卵巢继发感染,从而出现水肿、充血、炎症等情况,导致恶变发生。

6. 复发　术中若剥离不全,残留瘤壁组织即有可能引起复发。术中尽量完整剥离肿瘤,如有残留难以分离,用电凝灼烧破坏残留瘤壁。

7. 肿瘤破裂或穿破　瘤壁缺血坏死破裂、自发性破裂或术中穿破导致的破裂。

8. 栓塞和远处转移　若卵巢肿瘤蒂扭转,卵巢韧带、输卵管往往一并扭转成蒂,此时如进行复位,血栓脱落可引起栓塞和远处转移。故不应复位,应钳夹后切除。

九、技术现状及展望

小儿微创手术的实施常受到腹腔和胸腔有限空间的限制,甚至使用 3 mm 的器械也存在一定困难。机器人技术的出现以及 3D 技术的应用,提高了手术的生物力学性能、扩大了手术视野。机器人手术器械尖端有 7 个自由度,类似于人类手腕,使小儿外科医生可以突破空间限制,在肿瘤切除、复杂重建手术中获益。

目前,有两种商用且经认证的儿童机器人手术系统:da Vinci 和 Senhance 机器人手术系统。国内应用较多的为 da Vinci 机器人手术系统。在儿童卵巢肿瘤手术中,如何更好地保留卵巢功能是技术发展的关键。机器人手术有助于最大限度地保留生育能力。机器人卵巢肿瘤剥除术是新一代的微创手术,其高清放大视野、解剖动作稳定以及突破人体工程学限制的优势,使小儿外科医生能够在盆腔狭小空间里完成卵巢肿瘤的精细剥除,降低了卵巢皮质损伤的可能性。随着机器人手术器械的小型化,机器人手术有望成为未来卵巢肿瘤治疗的一线手段。但需要注意的是,虽然多项研究已经证明了机器人手术较腹腔镜手术具有许多优势,但是要得出小儿机器人妇科手术比传统腹腔镜手术提供更好临床结局的定论,仍需要大量随机、前瞻性、对照性研究。

参 考 文 献

［1］ GALLUP D G，TALLEDO O E. Benign and malignant tumors［J］. Clin Obstet Gynccol,1987,30(3):662-670.

［2］ SKINNER M A,SCHLATTER M G,HEIFETZ S A,et al. Ovarian neoplasms in children［J］. Arch Surg,1993,128(8):849-853.

［3］ BROOKFIELD K F,CHEUNG M C,KONIARIS L G,et al. A population-based analysis of 1037 malignant ovarian tumors in the pediatric population［J］. J Surg Res,2009,156(1):45-49.

［4］ OLTMANN S C,GARCIA N,BARBER R,et al. Can we preoperatively risk stratify ovarian masses for malignancy? ［J］. J Pediatr Surg,1993,45(1):130-134.

［5］ ZHANG M X,JIANG W,LI G L,et al. Ovarian masses in children,and adolescents—

an analysis of 521 clinical cases[J]. J Pediatr Adolesc Gynecol,2014,27(3):e73-e77.

[6] DEPREST J,MOERMAN P,CORNEILLIE P,et al. Ovarian borderline mucinous tumor in a premenarchal girl: review on ovarian epithelial cancer in young girls[J]. Gynecol Oncol,1992,45(2):219-224.

[7] NORRIS H J,JENSEN R D. Relative frequency of ovarian neoplasms in children and adolescents[J]. Cancer,1972,30(3):713-719.

[8] GOUDIE C,WITKOWSKI L,VAIRY S,et al. Pediatric ovarian tumours and their associated cancer susceptibility syndromes[J]. J Med Genet,2018,55(1):1-10.

[9] PAPIC J C,FINNELL S M,SLAVEN J E,et al. Predictors of ovarian malignancy in children: overcoming clinical barriers of ovarian preservation[J]. J Pediatr Surg,2014,49(1):144-147.

[10] STANKOVIC Z B,DJUKIC M K,SAVIC D,et al. Pre-operative differentiation of pediatric ovarian tumors: morphological scoring system and tumor markers[J]. J Pediatr Endocrinol Metab,2006,19(10):1231-1238.

[11] LAW K S,ABBOTT J A,LYONS S D. Energy sources for gynecologic laparoscopic surgery: a review of the literature[J]. Obstet Gynecol Surv,2014,69(12):763-776.

[12] BHAGAVATH B,BENJAMIN A. Minimally invasive gynecologic surgery for benign conditions: progress and challenges[J]. Obstet Gynecol Surv,2015,70(10):656-666.

[13] RABINOVICH A. Minimally invasive surgery for endometrial cancer[J]. Curr Opin Obstet Gynecol,2015,27(4):302-307.

[14] ARIMOTO T,KAWANA K,ADACHI K,et al. Minimization of curative surgery for treatment of early cervical cancer: a review[J]. Jpn J Clin Oncol,2015,45(7):611-616.

[15] PALOMBA S,FORNACIARI E,FALBO A,et al. Safety and efficacy of the minilaparotomy for myomectomy: a systematic review and meta-analysis of randomized and non-randomized controlled trials[J]. Reprod Biomed Online,2015,30(5):462-481.

[16] CARBONNEL M,REVAUX A,FRYDMAN R,et al. Single-port approach to benign gynecologic pathology. A review[J]. Minerva Ginecol,2015,67(3):239-247.

[17] SISODIA R M,DEL CARMEN M G,BORUTA D M. Role of minimally invasive surgery in the management of adnexal masses[J]. Clin Obstet Gynecol,2015,58(1):66-75.

[18] BUSH S H,APTE S M. Robotic-assisted surgery in gynecological oncology[J]. Cancer Control,2015,22(3):307-313.

[19] VAN DEN HAAK L,ALLEBLAS C,NIEBOER T E,et al. Efficacy and safety of uterine manipulators in laparoscopic surgery: a review[J]. Arch Gynecol Obstet,2015,292(5):1003-1111.

[20] SHAZLY S A,MURAD M H,DOWDY S C,et al. Robotic radical hysterectomy in early stage cervical cancer: a systematic review and meta-analysis[J]. Gynecol

Oncol,2015,138(2):457-471.

[21] MÄENPÄÄ M,NIEMINEN K,TOMÁS E,et al. Implementing robotic surgery to gynecologic oncology: the first 300 operations performed at a tertiary hospital[J]. Acta Obstet Gynecol Scand,2015,94(5):482-488.

[22] ZANOTTI K M, ABDELBADEE A Y. Robotic management of endometriosis: where do we stand? [J]. Minerva Ginecol,2015,67(3):257-272.

[23] LIU H Q,LU D H,SHI G,et al. Robotic surgery for benign gynaecological disease [J]. Cochrane Database Syst Rev,2014(12):CD008978.

[24] LIU H,LAWRIE T A,LU D,et al. Robot-assisted surgery in gynaecology[J]. Cochrane Database Syst Rev,2014(12):CD011422.

[25] WHITE W M,PICKENS R B,ELDER R F,et al. Robotic-assisted sacrocolpopexy for pelvic organ prolapse[J]. Urol Clin North Am,2014,41(4):549-557.

[26] PARAISO M F. Robotic-assisted laparoscopic surgery for hysterectomy and pelvic organ prolapse repair[J]. Fertil Steril,2014,102(4):933-938.

[27] SINNO A K,FADER A N. Robotic-assisted surgery in gynecologic oncology[J]. Fertil Steril,2014,102(4):922-932.

[28] NG A T,TAM P C. Current status of robot-assisted surgery[J]. Hong Kong Med J, 2014,20(3):241-250.

[29] SMORGICK N, AS-SANIE S. The benefits and challenges of robotic-assisted hysterectomy[J]. Curr Opin Obstet Gynecol,2014,26(4):290-294.

[30] TARR M E,PARAISO M F. Minimally invasive approach to pelvic organ prolapse: a review[J]. Minerva Ginecol,2014,66(1):49-67.

[31] AYALA-YÁNEZ R,OLAYA-GUZMÁN E J,HAGHENBECK-ALTAMIRANO J. Robotics in gynecology: why is this technology worth pursuing? [J]. Clin Med Insights Reprod Health,2013,7:71-77.

[32] GALA R B,MARGULIES R,STEINBERG A,et al. Systematic review of robotic surgery in gynecology: robotic techniques compared with laparoscopy and laparotomy[J]. J Minim Invasive Gynecol,2014,21(3):353-361.

[33] FANFANI F,RESTAINO S,ERCOLI A,et al. Robotic versus laparoscopic surgery in gynecology:which should we use? [J]. Minerva Ginecol,2016,68(4):423-430.

[34] JACKSON H T,KANE T D. Advances in minimally invasive surgery in pediatric patients[J]. Adv Pediatr,2014,61(1):149-195.

[35] NAKIB G,CALCATERRA V,SCORLETTI F,et al. Robotic assisted surgery in pediatric gynecology: promising innovation in mini invasive surgical procedures[J]. J Pediatr Adolesc Gynecol,2013,26(1):e5-e7.

[36] LIPSKIND S T, GARGIULO A R. Computer-assisted laparoscopy in fertility preservation and reproductive surgery[J]. J Minim Invasive Gynecol,2013,20(4): 435-445.

[37] GARGIULO A R. Fertility preservation and the role of robotics[J]. Clin Obstet Gynecol,2011,54(3):431-448.

［38］ NEZHAT C，LAKHI N. Learning experiences in robotic-assisted laparoscopic surgery[J]. Best Pract Res Clin Obstet Gynaecol，2016，35：20-29.

［39］ CATCHPOLE K，PERKINS C，BRESEE C，et al. Safety，efficiency and learning curves in robotic surgery：a human factors analysis[J]. Surg Endosc，2016，30（9）：3749-3761.

［40］ EL HACHEM L，MOMENI M，FRIEDMAN K，et al. Safety，feasibility and learning curve of robotic single-site surgery in gynecology[J]. Int J Med Robot，2016，12（3）：509-516.

［41］ SHETH S S，FADER A N，TERGAS A I，et al. Virtual reality robotic surgical simulation：an analysis of gynecology trainees [J]. J Surg Educ，2014，71（1）：125-132.

（刘　潜　刘海金）

第八章 小儿外科机器人泌尿系统疾病手术

第一节 重复肾输尿管畸形手术

扫码看视频

一、概述

儿童重复肾输尿管畸形是小儿先天性泌尿系统畸形中的常见畸形,发病率约为 0.8%。其常伴有输尿管末端膨出、输尿管异位开口、膀胱输尿管反流和反复泌尿系统感染等情况而需要外科干预。重复肾临床表现多样,每个患儿的伴发情况和患侧的肾功能不尽相同,临床上目前尚没有统一的、量化的标准以进行手术方式的选择。我们的经验是根据重复肾的病理分类进行相应的治疗选择。第 1 种类型是发育型(图 8-1-1),重复的上肾段与正常的下肾段并无明显的差别,输尿管也不扩张。这类患儿往往没有临床症状,只需进行随访即可。第 2 种类型是发育不良型(图 8-1-2),重复的上肾段表现为发育不良的囊泡性结构,失去了肾的正常形态,输尿管也出现扩张,有的患儿下肾段也可能伴发畸形。这种类型的干预以切除为主。第 3 种类型是积水型(图 8-1-3),表现为上肾段肾盂积水的状态,肾的皮质形态与积水的严重程度相关,有的患儿也可伴有下肾段的异常。这种类型的干预切除和重建均可选择,主要依据上肾段的肾功能状况而定。切除手术主要是指重复肾半肾切除术,重建手术主要是指重复肾输尿管输尿管吻合术(ureteroureterostomy,UU)或输尿管(单/双)再植术。由于输尿管(单/双)再植术在重复

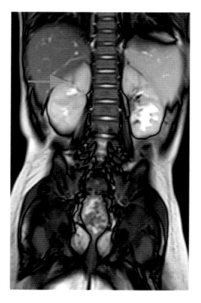

图 8-1-1 发育型重复肾

肾患儿中开展相对较少,本章中重建手术主要是指重复肾输尿管输尿管吻合术。目前,不管是切除手术还是重建手术,腹腔镜手术已在国内大部分儿童医院广泛开展。切除手术的关键点是重复肾血管的处理,重建手术的关键点是建立高质量的吻合口,两种手术共同的关键点是输尿管残端的处理即输尿管切除到最低位,避免残端综合征的发生。因为诸多难点的存在,重复肾腹腔镜手术所需要的学习曲线比较长。

随着机器人手术系统在国内的普及,其在小儿泌尿外科中的应用优势逐渐体现,尤其在重复肾手术中。机器人手术系统拥有 3D 高清视野,尤其在处理重复肾血管时,可向术者提供精细的局部解剖结构;拥有 7 个自由度的手术器械,尤其在行重建手术时,持针器可以灵

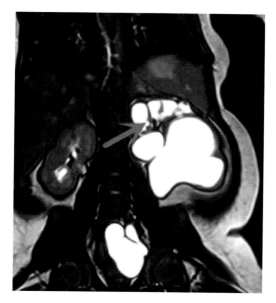

图 8-1-2 发育不良型重复肾

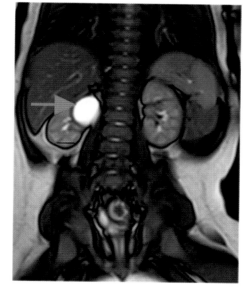

图 8-1-3 积水型重复肾

活地从各个角度进出针,极大地提高了缝合质量,并且大大缩短了学习曲线。

二、适应证和禁忌证

1. 适应证

(1)积水型或发育不良型重复肾。

(2)具有反复腹痛、泌尿系统感染的重复肾。

(3)随访肾积水逐渐加重的重复肾。

(4)伴有输尿管异位开口或输尿管囊肿的重复肾。

2. 禁忌证

(1)生命体征不稳定,不能耐受麻醉或气腹。

(2)合并严重心、肺等脏器疾病。

(3)凝血功能障碍。

(4)泌尿系统急性感染期。

三、术前准备

(1)术前检查:包括血常规、尿常规、大便常规,肝肾功能、电解质、凝血功能、心电图、胸部 X 线、泌尿系统 B 超、磁共振、排尿期膀胱尿道造影(VCUG)、肾图等检查。

(2)术前营养评估、麻醉会诊、心理评估。

(3)术前留置胃管和导尿管。

(4)对于拟保留重复肾部分,拟行输尿管输尿管吻合的患儿,术前行 VCUG 排除下肾段反流。术前需常规行膀胱镜检查确定下肾段输尿管开口正常,并可以预先在下肾段输尿管置入双 J 管。

四、手术步骤

（一）麻醉和体位

1. 麻醉 采用静脉、气管内插管和骶骨复合麻醉，常规检测呼气末 CO_2 分压。

2. 体位 患儿取健侧 80°卧位，尽量靠近床沿，用腰垫适当垫高。手臂在肘部弯曲置于床边支架，健侧腿部弯曲，患侧腿部后伸。受压部位均用凝胶垫保护，体位确定后，用宽胶带固定体位。切除手术和重建手术可采用同一体位。手术体位见图 8-1-4。

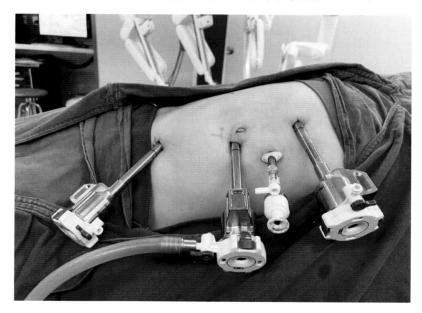

图 8-1-4　手术体位与套管位置

（二）手术过程

1. 机器人辅助腹腔镜重复肾半肾切除术

（1）套管位置及机器人对接：脐部置镜头孔（2 号机械臂），镜头 30°朝下，剑突下置 1 号机械臂操作孔，下腹部稍偏患侧置 3 号机械臂操作孔，两机械臂操作孔之间的距离一般大于 5 cm。1 号机械臂操作孔和镜头孔之间置 5 mm 辅助孔（图 8-1-4）。根据患儿年龄不同维持气腹压力在 8～12 mmHg。常规使用单极弯剪、有孔双极钳、持针器三把器械。

（2）常规进镜及安装器械。辨认腹腔内解剖标志，松解视野内腹腔内粘连；沿结肠旁沟外打开侧腹膜，松解肠管，使肠管翻向内下，游离时注意保护生殖血管。在肾中极前方 Gerota 筋膜处，充分游离重复肾上极和背侧，可沿腹壁牵引切开的 Gerota 筋膜的近端以增加暴露空间（图 8-1-5）。对病变在右侧的患儿可通过增加牵引针使肝上抬以增加暴露空间。

为了更好地暴露重复肾血管，经腹壁用 3-0 圆针贯穿牵引重复肾上肾段（图 8-1-6）。

（3）部分患儿在上肾段有异位血管发出，可用 Hem-o-lok 施夹钳夹闭后离断。游离重复肾上肾段肾门，暴露其肾蒂血管和分支血管，分别高选择性夹闭和结扎肾蒂动脉和静脉（图 8-1-7、图 8-1-8），注意不要损伤下肾段的供应血管。

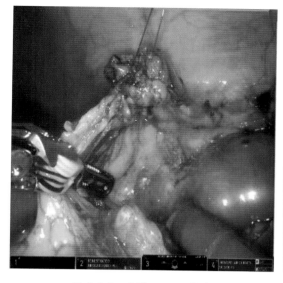

图 8-1-5 牵引 Gerota 筋膜

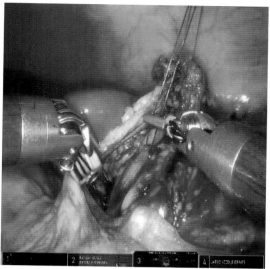

图 8-1-6 牵引重复肾上肾段

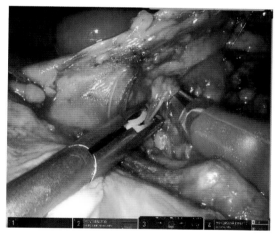

图 8-1-7 夹闭重复肾上肾段肾蒂动脉

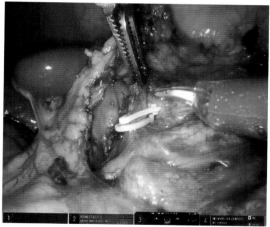

图 8-1-8 夹闭重复肾上肾段肾蒂静脉

（4）离断血管后一般即可暴露扩张的重复肾上肾段肾盂（图 8-1-9），游离肾盂及所属输尿管，游离出重复肾上肾段输尿管 3～5 cm 后离断，将近端输尿管向上提并游离至肾窦，同时注意闭合一些遗漏的分支血管。

（5）在重复肾上肾段血管完全离断后，可根据重复肾上肾段缺血的色差线及周围纤维组织判断重复肾上、下肾段的分界线（图 8-1-10）。对部分分界线不清楚的患儿，可打开重复肾肾盂以判断重复肾上、下肾段的分界线。可使用电剪或超声刀沿上、下肾段的分界线边切边凝，完整切割肾实质（图 8-1-11）。如创面有渗血，可用超声刀止血或 4-0 倒刺线缝合肾离断面止血。

（6）在肾下极前方切开后腹膜，找到扩张的重复肾输尿管，一般伴行下肾段输尿管。向近端游离出重复肾输尿管，牵出已经离断的断端后继续向远端游离（图 8-1-12），注意保护下肾段输尿管的供应血管。

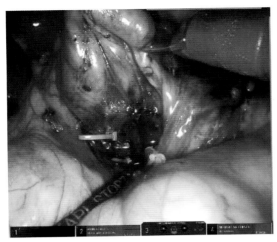

图 8-1-9　暴露重复肾上肾段肾盂

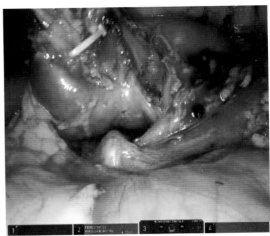

图 8-1-10　判断重复肾上、下肾段的分界线

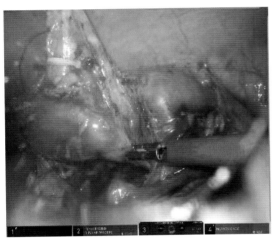

图 8-1-11　用超声刀切割肾实质

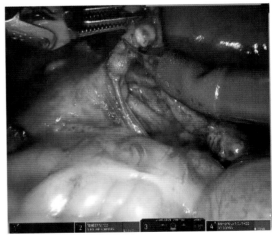

图 8-1-12　向远端游离输尿管

在髂血管水平以下双输尿管共鞘(图 8-1-13),可在此水平离断重复肾上肾段输尿管(图 8-1-14),远端结扎。如允许,尽量游离至膀胱入口处,可避免残端综合征发生。对共鞘游离困难的患儿,可发挥机器人手术的优势,离断重复肾输尿管至输尿管膀胱连接部,劈开重复肾输尿管,保留共鞘部分重复肾输尿管,离断后,远端输尿管创面可缝扎闭合。

(7)用温生理盐水彻底冲洗创面,检查创面有无出血点,彻底止血后,用 4-0 倒刺线缝合侧腹膜裂口,将结肠解剖复位。从脐部切口取出标本送病理检查,从脐部切口置入盆腔引流管,关闭各切口。

2. 机器人辅助腹腔镜重复肾输尿管输尿管吻合术

(1)套管位置及机器人对接:与机器人辅助腹腔镜重复肾半肾切除术基本相同,脐部置镜头孔,镜头 30°朝下,剑突下置 1 号机械臂操作孔,下腹部稍偏患侧置 3 号机械臂操作孔,两机械臂操作孔之间的距离一般大于 5 cm。1 号机械臂操作孔和镜头孔之间置 5 mm 辅助孔。根据患儿年龄不同维持气腹压力在 8~12 mmHg。常规使用单极弯剪、有孔双极钳、持针器三把器械。

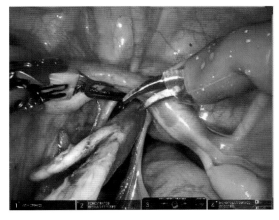

图 8-1-13　双输尿管共鞘

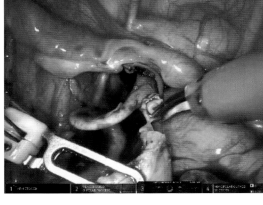

图 8-1-14　离断重复肾上肾段输尿管

（2）建立气腹后，常规进镜及安装器械。辨认腹腔内解剖标志，松解视野内腹腔内粘连；沿结肠旁沟外打开侧腹膜，松解肠管，使肠管翻向内下，游离时注意保护生殖血管。在髂血管附近钝性和锐性分离寻找输尿管（图 8-1-15），一般扩张的重复肾输尿管很容易找到，可在髂血管外侧找到下肾段输尿管。将上肾段输尿管作为供体输尿管，下肾段输尿管作为受体输尿管。

（3）分别向远、近端游离供体输尿管，远端在髂血管水平以下双输尿管共鞘，可在此水平离断供体输尿管，远端结扎。如允许，尽量游离至膀胱入口处，可避免残端综合征发生。对共鞘游离困难的患儿，可发挥机器人手术的优势，离断供体输尿管至输尿管膀胱连接部，劈开供体输尿管，保留共鞘部分的供体输尿管，离断后，远端输尿管创面可缝扎闭合。近端游离至肾下极水平，游离过程中保持供体输尿管原位及避免对其热损伤，并尽量减少对其血供的影响。扭曲扩张的供体输尿管游离完成并伸直后，在近髂血管水平离断供体输尿管，并使其切面成一斜面，斜面长径为 1.0～1.2 cm，对过度扩张的输尿管可先行裁剪使斜面长径为 1.0～1.2 cm（图 8-1-16）。

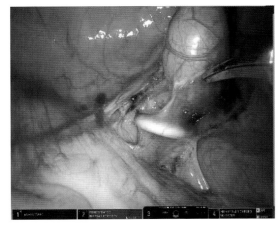
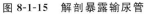

图 8-1-15　解剖暴露输尿管

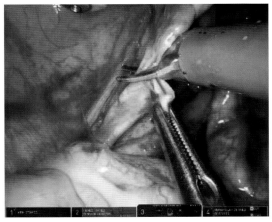

图 8-1-16　裁剪供体输尿管

（4）在相应的受体输尿管内侧纵向切开输尿管壁 1.0～1.2 cm（图 8-1-17），注意不要离断受体输尿管。

使用 6-0 可吸收线在吻合口两端外翻缝合固定两针，分别间断缝合吻合口前、后壁（图8-1-18）。如术中暴露有困难，可适当增加腹壁牵引线。吻合好的两根输尿管的位置呈"Y"形（图 8-1-19）。

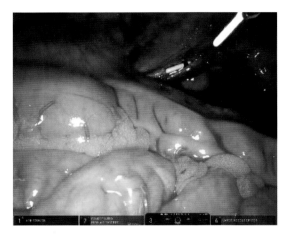

图 8-1-17　切开受体输尿管壁以备吻合

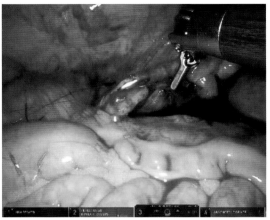

图 8-1-18　输尿管输尿管端侧吻合

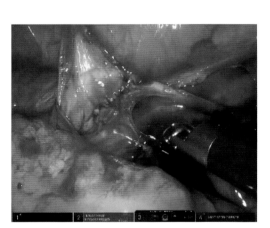

图 8-1-19　输尿管吻合好后呈"Y"形

（5）用温生理盐水彻底冲洗创面，检查创面有无出血点。彻底止血后，用 4-0 倒刺线缝合侧腹膜裂口，将结肠解剖复位。从脐部切口取出标本送病理检查，从脐部切口置入盆腔引流管，关闭各切口。

五、注意事项

（1）辅助孔的位置需考虑到离断肾蒂血管时放置止血夹的角度。

（2）肾蒂血管离断后可能会有肾盂旁的分支血管未离断，应仔细游离，避免遗漏。

（3）重复肾切除后创面如有渗血，可考虑用倒刺线缝合止血。

（4）游离输尿管时尽可能避免损伤下肾段输尿管。

（5）输尿管应尽量结扎至低位，避免残端综合征的发生。

（6）对行输尿管输尿管吻合术的患儿，应确认受体输尿管无异位开口，无膀胱输尿管反流。

（7）输尿管输尿管吻合口需宽大，无扭转。

六、术后处理

常规使用抗生素预防感染。保持引流管通畅。排气排便后可进食，可尽早下床活动。腹腔引流 2～3 天，或 24 h 引流量少于 10 mL 时拔除。留置双 J 管的患儿 1 个月后拔除双 J 管。如无特殊情况，术后 5 天可出院。

七、并发症及其防治

1. 出血 主要是遗漏分支血管或结扎血管不确切导致,术中出血时可用倒刺线缝合创口,或用明胶海绵填塞,肾周筋膜缝合加压止血。如出血汹涌,必要时需行开放手术止血。

2. 下肾段损伤 主要损伤到下肾段的供应血管,如果主血管损伤则有下肾段萎缩的风险,因此术中应尽量避免损伤下肾段血管。

3. 尿外渗 主要由重复肾未完全切除、残留部分集合系统,或输尿管输尿管吻合时针距过宽、水封性不够导致。一般情况下通畅引流、保守治疗可治愈,必要时需再次手术修补。

4. 输尿管残端感染 残留的输尿管扩张或残留过多,容易发生输尿管残端感染,患儿反复发生泌尿系统感染,会阴部有分泌物。抗感染治疗有效,反复发作时需手术切除残端。

5. 吻合口狭窄 输尿管输尿管吻合后如近端输尿管持续扩张加重、肾盂积水加重,需考虑吻合口狭窄,可行输尿管镜探查或再次手术,手术时需保持斜面宽大吻合。

6. 肠道并发症 包括操作不慎损伤肠管或肠系膜未关闭形成的内疝。术中需精细操作,避免钳夹肠管,关闭肠系膜裂孔。

八、技术现状及展望

重复肾因其临床表现多样,目前无统一的手术标准。对于重复肾的治疗原则,主流的观点是对重复肾段功能良好而无其他伴发临床症状的患儿,可以观察和随访;对并发肾积水、输尿管异位开口、输尿管末端囊肿、膀胱输尿管反流等情况,需要根据患儿的病情、家长的意愿和医生的技术水平来选择。

腹腔镜重复肾切除术经过几十年的发展,目前是治疗重复肾输尿管畸形的主要方法,多个中心可熟练开展。该手术较开放手术的优势是减少了出血和组织创伤、缩短了住院时间、减轻了术后疼痛,并达到了与开放手术相同的疗效,但该手术也存在尿性囊肿、输尿管残端遗留过多等并发症。随着 da Vinci 机器人手术在小儿外科领域应用的成熟,微创手术技术水平得到了很大的提升。其对于重复肾上肾段血管的游离和结扎、下肾段供应血管的有效保护都较传统腹腔镜技术有不可替代的优势。吲哚菁绿荧光成像已在机器人手术中应用。在有效处理上肾段血管后,通过荧光成像可以清楚地区分上、下肾段,使切除更加精准有效,使下肾段肾实质和集合系统的损伤减少。可吸收血管阻断夹在有效处理血管的基础上,可以减少外源物质在体内的残留。单孔技术在某些中心已经开展,适用于小儿外科的小型化机器人手术器械的研发显得更加迫切。

近年来,输尿管输尿管吻合术治疗重复肾输尿管畸形逐渐成为"保肾"的主流,这源于大家对重复肾新的认识。对于上肾段功能大于 10% 者,保肾是毋庸置疑的。而对于上肾段功能小于 10% 者,如没有并发症发生,基于简单即最好("less is more")和 ERAS 的理念,输尿管输尿管吻合术是可为患儿带来较多益处的一种选择,尤其是对于输尿管异位开口的患儿。对于输尿管输尿管吻合术,存在的争议是术后引流可能不充分,或者是存在上肾段输尿管严重扩张并不适合行输尿管输尿管吻合术的情况。但 Kawal 等的研究显示即使存在输尿管严重扩张,不论上肾段是否有功能,输尿管输尿管吻合术都是安全和成功的。但若保留上肾段,如果存在肾发育不良,远期是否发生肾性高血压,目前尚无统一的定论。也有报道随访显示多囊发育不良的上肾段发生了退化。总之,"保肾"手术给患儿带来了更快的术后愈合和更少的并发症,但其长期效果还需要进一步观察。

参 考 文 献

[1] AVLAN D, GÜNDOĞDU G, DELIBAŞ A, et al. Pyelpureterostomy in the management of the lower pole pelvi-ureteric junction obstruction in incomplete duplicated systems[J]. Urology,2010,76(6):1468-1471.

[2] DOERY A J, ANG E, DITCHFIELD M R. Duplex kidney: not just a drooping lily [J]. J Med Imaging Radiat Oncol,2015,59(2):149-153.

[3] JAIN S, CHEN F. Developmental pathology of congenital kidney and urinary tract anomalies[J]. Clin Kidney J,2018,12(3):382-399.

[4] BILES M J, FINKELSTEIN J B, SILVA M V, et al. Innovation in robotics and pediatric urology: robotic ureteroureterostomy for duplex systems with ureteral ectopia[J]. Endourol,2016,30(10):1041-1048.

[5] 魏春,何大维,刘星,等. 腹腔镜治疗不完全性重复肾伴下肾积水的手术方式及效果 [J]. 中华泌尿外科杂志,2017,38(4):281-285.

[6] MICHAUD J E, AKHAVAN A. Upper pole heminephrectomy versus lower pole ureteroureterostomy for ectopic upper pole ureters[J]. Curr Urol Rep,2017,18 (3):21.

[7] DIDIER R A, CHOW J S, KWATRA N S,et al. The duplicated collecting system of the urinary tract: embryology, imaging appearances and clinical considerations[J]. Pediatr Radiol,2017,47(11):1526-1538.

[8] 张殷,张贤生,潮敏,等. 经脐单孔腹腔镜下重复肾半肾切除术与传统开放手术治疗儿童重复肾输尿管畸形的对比分析[J]. 中华泌尿外科杂志,2016,37(3):184-189.

[9] ZHOU H X, MING S X, MA L F, et al. Transumbilical single-incision laparoscopic versus conventional laparoscopic upper pole heminephroureterectomy for children with duplex kidney: a retrospective comparative study[J]. Urology,2014,84(5): 1199-1204.

[10] CABEZALI D, MARUSZEWSKI P, LÓPEZ F, et al. Complications and late outcome in transperitoneal laparoscopic heminephrectomy for duplex kidney in children[J].J Endourol, 2013,27(2):133-138.

[11] 殷晓鸣,许卓凡,杨屹.上位肾分肾功能<10%重复肾患者保留或不保留上肾手术的预后比较-单中心回顾性队列研究[J].临床小儿外科杂志,2021,20(4):325-329.

[12] 周晓光,马立飞,陶天,等. 机器人辅助腹腔镜重复肾半肾切除术治疗小儿重复肾输尿畸形的临床分析[J].中华泌尿外科杂志,2020,41(7):531-535.

[13] GOLEBIEWSKI A, LOSIN M, MURAWSKI M, et al. Laparoscopic versus open

upper pole heminephroureterectomy for the treatment of duplex kidneys in children [J]. J Laparoendosc Adv Surg Tech A,2013,23(11):942-945.

[14] HERZ D, SMITH J, MCLEOD D, et al. Robot-assisted laparoscopic management of duplex renal anomaly: comparison of surgical outcomes to traditional pure laparoscopic and open surgery[J]. J Pediatr Urol,2016,12(1):44. e1-44. e7.

[15] BALLOUHEY Q, BINET A, CLERMIDI P, et al. Partial nephrectomy for small children: robot-assisted versus open surgery[J]. Int J Urol,2017,24(12):855-860.

[16] GRIMSBY G M, MERCHANT Z, JACOBS M A, et al. Laparoscopic-assisted ureteroureterostomy for duplication anomalies in children[J]. J Endourol,2014,28 (10):1173-1177.

[17] AGARWAL D, KANDPAL D K, CHOWDHARY S K. Laparoscopic ipsilateral ureteroureterostomy for the management of children with duplication anomalies[J]. J Indian Assoc Pediatr Surg,2016,21(2):92-93.

[18] VILLANUEVA C A. Open vs robotic infant ureteroureterostomy[J]. J Pediatr Urol,2019,15(4):390. e1-390. e4.

[19] SUN G L, YAN L B, WEI O Y, et al. Management for ureteral stenosis: a comparison of robot-assisted laparoscopic ureteroureterostomy and conventional laparoscopic ureteroureterostomy[J]. J Laparoendosc Adv Surg Tech A,2019,29 (9):1111-1115.

[20] PASSONI N, PETERS C A. Robotic ureteral reimplantation[J]. J Endourol,2020, 34(S1):S31-S34.

[21] ELLISON J S, LENDVAY T S. Robot-assisted ureteroureterostomy in pediatric patients: current perspectives[J]. Robot Surg,2017,4:45-55.

[22] CORBETT S T, BURRIS M B, HERNDON C D A. Pediatric robotic-assisted laparoscopic ipsilateral ureteroureterostomy in a duplicated collecting system[J]. J Pediatr Urol,2013,9(6 Pt B):1239. e1-1239. e2.

[23] 朱荣坤,张虹,荆晓英,等.计算机辅助手术系统在小儿重复肾精准手术中的应用[J]. 临床小儿外科杂志,2019,18(2):118-123.

[24] 曹华林,周辉霞,马立飞,等.婴幼儿隐藏切口法机器人辅助腹腔镜肾盂输尿管成形术 [J].微创泌尿外科杂志,2017,6(2):74-77.

[25] BERGHOLZ R, BOTDEN S, VERWEIJ J, et al. Evaluation of a new robotic-assisted laparoscopic surgical system for procedures in small cavities[J]. J Robot Surg,2020,14(1):191-197.

[26] 杨屹.对于重复肾合并输尿管膨出治疗焦点及争议的思考[J].中华小儿外科杂志, 2020,41(7):579-584.

[27] KAWAL T, SRINIVASAN A K, TALWAR R, et al. Ipsilateral ureteroureterostomy: does function of the obstructed moiety matter? [J]. J Pediatr Urol,2019,15(1):50. e1-50. e6.

（陶　畅）

第二节　无功能肾切除术

扫码看视频

一、概述

无功能肾包括先天性发育不良肾和继发性萎缩肾。

先天性发育不良肾是指肾在组织学上具有胚胎结构的分化不良,如形成囊肿、异常的肾小管、未分化的间充质或非肾成分的软骨等。如果整个肾发育不良,以囊肿占优势,则称为多房性肾囊性变。该病通常在围产期和儿童期确诊。通过超声筛查可得婴儿患病率约为0.1%,尸检发现胎儿和婴儿患病率可达4%。腹部肿块是先天性发育不良肾最常见的症状,同时也可能出现排尿功能障碍、腹痛、反复泌尿系统感染等。少数患儿因输尿管异位开口而出现外阴溢尿,儿童高血压也可能是先天性发育不良肾所致。先天性发育不良肾通常因体检发现腹部包块或有外阴异位开口而被发现,须进一步通过肾B超、CT及MRI检查进行诊断。对于手术患儿,最终的病理学诊断最为可靠。

继发性萎缩肾主要由肾动脉狭窄、先天性尿路梗阻、结石、反复感染及结核等引起,一般因为原发病的症状行影像学检查而被发现,症状没有特异性。

对于无症状的无功能肾,目前倾向于观察,患儿需定期复查泌尿系统B超,以明确患侧及健侧肾情况。有相应临床症状及体征的患儿则需将无功能肾切除,行肾切除术可以明显改善患儿的症状及生活质量。近几十年腹腔镜技术越来越多地应用于小儿外科,与常规手术相比,腹腔镜手术的优势在于微创、术后恢复快、便于完成肾和输尿管全段切除等。近10年来,机器人辅助腹腔镜手术开始出现在人们的视野中,机器人手术系统的高清3D高倍视野及器械的灵活操作使得暴露和缝合更为便捷、精确,特别是在术中寻找隐匿小肾时更加具有优势。

二、适应证与禁忌证

1.适应证

(1)伴有肾性高血压。

(2)伴有反复泌尿系统感染。

(3)怀疑肾恶变。

(4)包块过大,压迫周围脏器产生症状。

2.禁忌证

(1)伴有严重心、肝、肺等脏器功能异常。

(2)腹腔严重粘连。

(3)严重的凝血功能异常。

(4)营养状态差,无法耐受麻醉及气腹。

三、术前准备

(1)术前检查包括血常规、尿常规、大便常规,肝肾功能、电解质、凝血功能、心电图、胸部X线、心脏B超、泌尿系统B超、肾动态显像、肾MRI、肾增强CT检查,必要时行肾动脉CT血管造影等。

(2)术前若有泌尿系统感染,须行尿培养,根据药敏试验结果行抗感染治疗,控制感染后再行手术治疗。

（3）术前 6 h 禁食、4 h 禁饮。术前一晚行普通灌肠 1 次，留置导尿管。

（4）术前常规备血。

四、体位及套管定位

1. 麻醉　气管内插管全身麻醉。

2. 体位　患儿侧卧，患侧应与水平面成 30°角，腰下垫高，手术开始后手术床向健侧倾斜 30°。

3. 套管定位　一般在肚脐上缘直视下置入 12 mm 套管，在健侧上、下腹部分别穿刺置入 8 mm 套管（图 8-2-1）。婴儿腹部空间小，可反向弧形 120°放置套管。

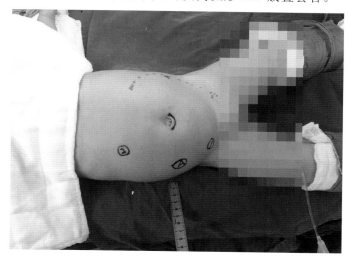

图 8-2-1　套管定位

五、手术步骤

1. 明确病变肾位置　首先探查病变肾位置是否与影像学结果相符。

2. 显露结肠后间隙　在髂血管水平找到输尿管，向上沿 Toldt 间隙切开结肠外侧腹膜（图 8-2-2），在 Gerota 筋膜前层与后腹膜融合筋膜层之间分离，将结肠移向腹部中线，充分暴露结肠后间隙（图 8-2-3）。

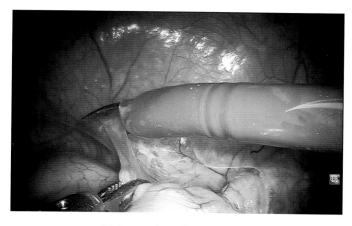

图 8-2-2　切开结肠外侧腹膜

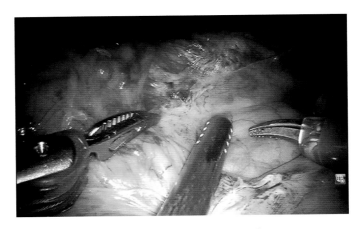

图 8-2-3　充分暴露结肠后间隙

　　3. 游离输尿管　远端输尿管显示不清时,可先在肾下极水平切开主动脉外侧 Gerota 筋膜前层,向深面分离,可见性腺血管及其内侧输尿管(图 8-2-4)。继续向远端充分游离输尿管,远端结扎并离断输尿管(图 8-2-5)。再向上沿输尿管继续游离至肾下极及肾门处,显露不清时可悬吊输尿管及肾组织充分暴露视野(图 8-2-6),继续沿肾周脂肪内侧游离肾下极、背侧、上极(图 8-2-7)。

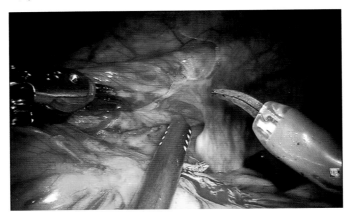

图 8-2-4　显露输尿管

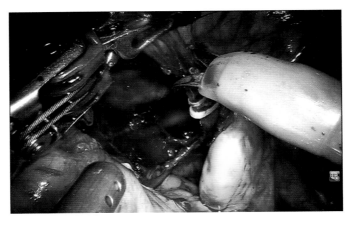

图 8-2-5　结扎并离断输尿管

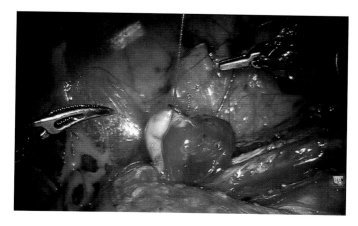

图 8-2-6　悬吊输尿管

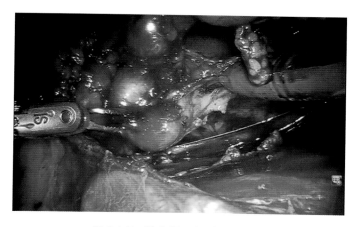

图 8-2-7　游离肾下极、背侧、上极

4. 肾蒂血管结扎及离断　在肾内侧缘可见肾供血血管（图 8-2-8），充分显露后予以结扎并离断（图 8-2-9）。

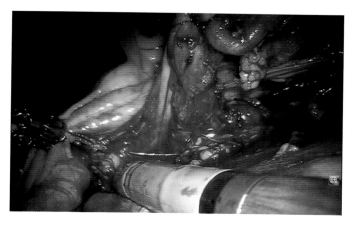

图 8-2-8　显露肾门处肾供血血管

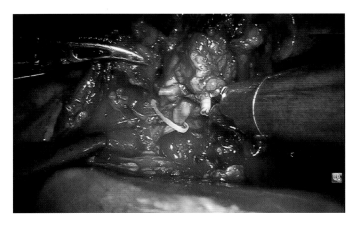

图 8-2-9 结扎并离断肾供血血管

5.游离并切除肾 将肾与周围连接组织完全离断(图 8-2-10),置入取物袋并取出(图 8-2-11)。

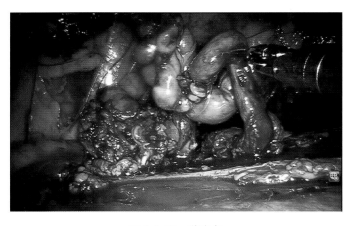

图 8-2-10 游离肾

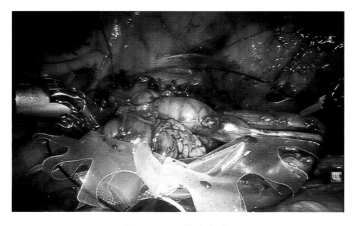

图 8-2-11 取出标本

6.留置引流管,缝合切口 创面充分止血,冲洗创面,仔细检查有无出血,于腹膜后留置引流管 1 根(图 8-2-12),必要时缝合关闭侧腹膜(图 8-2-13)。

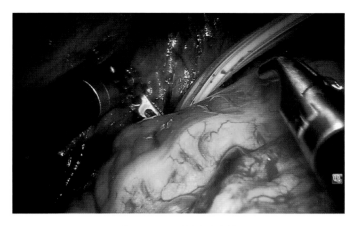

图 8-2-12 留置引流管

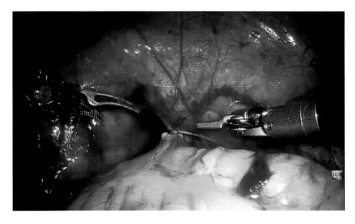

图 8-2-13 缝合关闭侧腹膜

7. 完成操作 解除气腹,移除机械臂,拔出套管,缝合切口。

六、术后处理

(1)若无感染症状,术后 48 h 内停用抗生素。

(2)导尿管可于术后 1 天拔除。

(3)术后引流管引流量小于 20 mL/24 h 时可拔除引流管。

(4)术后 1 天开始适当下床活动。

(5)术后 3 天可出院。

七、并发症及其防治

1. 出血 术中操作应轻柔仔细,小创面出血可用双极电凝止血,出血较多或止血困难时可用 Hem-o-lok 施夹钳止血;术后引流血液较多无法控制时,需再次手术止血。

2. 周围脏器损伤 术中可能损伤肾周围组织和脏器,如胰腺、十二指肠、结肠、肾上腺、膈肌、肝、脾、下腔静脉甚至肠系膜血管等,无法经机器人辅助腹腔镜手术处理者需中转开放手术处理。

3.感染　常见手术创面感染、泌尿系统感染、呼吸道感染及切口感染。术中注意无菌操作,术后尽早拔除导尿管,鼓励患儿咳嗽,适量应用抗生素,及时更换切口敷料。

八、技术现状及展望

目前机器人辅助腹腔镜手术切除无功能肾在小儿外科中的应用仍然具有一定争议,但机器人手术系统具有的高清 3D 视野、超越普通腹腔镜的放大倍数及灵巧的机械臂,为寻找小肾、精细分离创造了更好的条件,未来应有更多的专业医生掌握这一技术。

参 考 文 献

[1]　PHUA Y L,HO J. Renal dysplasia in the neonate[J]. Curr Opin Pediatr,2016,28(2):209-215.

[2]　CHEN R Y,CHANG H. Renal dysplasia[J]. Arch Pathol Lab Med,2015,139(4):547-551.

[3]　BALLOUHEY Q,BINET A,CLERMIDI P,et al. Partial nephrectomy for small children:robot-assisted versus open surgery[J]. Int J Urol,2017,24(12):855-860.

[4]　CAPUTO P A,KO O,PATEL R,et al. Robotic-assisted laparoscopic nephrectomy[J]. J Surg Oncol,2015,112(7):723-727.

[5]　TILL H,BASHARKHAH A,HOCK A. What's the best minimal invasive approach to pediatric nephrectomy and heminephrectomy:conventional laparoscopy (CL),single-site (LESS) or robotics (RAS)? [J]. Transl Pediatr,2016,5(4):240-244.

（张　文　李　庚）

第三节　肾囊肿去顶术

扫码看视频

一、概述

肾是囊肿发生较常见的器官之一。根据囊肿恶变风险性,有症状或偶发性囊肿按 Bosniak 分级进一步分为单纯型(Bosniak Ⅰ 和 Ⅱ 型)和复合型(Bosniak Ⅲ 和 Ⅳ 型)囊肿。大多数肾囊肿是单纯型的,一般无症状。在婴幼儿中,肾囊肿根据病因可分为遗传性肾囊肿,如常染色体隐性遗传多囊肾病、幼年肾炎-髓质囊性疾病复合体、青少年肾盂肾炎(常染色体隐性遗传)等,以及非遗传性肾囊肿,如多囊肾(多囊发育不良肾)、良性多房囊肿(囊性肾瘤)、单纯性肾囊肿等(表 8-3-1)。

表 8-3-1　肾囊肿的分类

分　类	具体疾病
遗传性肾囊肿	常染色体隐性遗传多囊肾病(婴儿) 常染色体显性遗传多囊肾病(成人) 幼年肾炎-髓质囊性疾病复合体

续表

分　类	具 体 疾 病
遗传性肾囊肿	青少年肾盂肾炎(常染色体隐性遗传) 肾髓质囊性病(常染色体显性遗传) 先天性肾病(家族性肾病综合征)(常染色体隐性遗传) 家族性发育不良肾小球疾病(常染色体显性遗传) 合并肾囊肿的多发畸形综合征(如结节性硬化症、希佩尔-林道病)
非遗传性肾囊肿	多囊肾(多囊发育不良肾) 良性多房囊肿(囊性肾瘤) 单纯性肾囊肿 髓质海绵肾 散发性肾小球疾病 获得性肾囊性疾病 肾盏憩室(肾盂囊肿)

注:引自 WEIN A J,KAVOUSSI L R,NOVICK A C,et al. Campbell-Walsh urology[M]. 11th ed. Amsterdam: Elsevier,2016:2425-2610.

　　单纯性肾囊肿是后天性的,确切原因不明,在18岁以下的儿童和青少年中相对少见,发病率从0.1%到0.45%不等,平均为0.22%,无性别倾向。然而,其发病率随着年龄的增长而上升,在40岁和60岁时分别达到20%和50%,男性高发。囊肿直径通常在1～10 cm之间,大多数小于2 cm,通常呈椭圆形或圆形,单发或多发,单侧或双侧。大多数肾囊肿为单房型和皮质型,极少数为髓样囊肿;外观呈蓝色,通常会使肾轮廓变形。大多数肾囊肿(散发性、获得性或遗传性)起源于肾单位或集合管的一部分。肾单位远端小管上的憩室可能是囊肿形成的起点。随着年龄的增长,基底膜退缩,可能会导致单纯性肾囊肿的形成。病理学上,囊肿一般由单层扁平或立方上皮构成,充满透明的浆液,部分病例因既往出血或感染而出现分隔、纤维化或钙化。单纯性肾囊肿的确切病理生理学尚不清楚。

　　单纯性肾囊肿通常不会过度增大或很少发生破裂、出血、感染,故一般不会引起症状,常在因其他原因(如腹痛)而进行的影像学检查中偶然发现。少数情况下,过度生长的巨大囊肿对其他器官造成影响,导致腰腹部疼痛和不适,或压迫周围脏器。腹部肿块若破裂,则产生血尿,或导致节段性缺血形成继发性高血压或直肠梗阻性疾病。单纯性肾囊肿一般不会影响肾功能,但在极少数情况下,也可导致肾功能受损。

　　采用超声技术可以对单纯性肾囊肿进行充分的评估。单纯性肾囊肿超声检查的特征表现为圆形或椭圆形、无内部回声、边界清晰、囊肿后伴有回声增强,存在上述表现一般判定为良性。有症状的囊肿、成簇状囊肿,以及不符合以上典型超声影像特征的囊肿,都存在恶性的可能,需进行 CT、MRI 检查,甚至超声引导下囊肿穿刺细胞学检查以进一步评估。在 CT 平扫中,如果囊肿液体 CT 值小于或等于20 HU,没有分隔,没有中心或外围钙化,且壁薄,则可以准确判断为单纯性肾囊肿。在 CT 增强扫描中,若囊肿表现为单纯性液体,囊壁较薄,不含钙化灶,且囊壁没有增强,则诊断为单纯性肾囊肿。MRI 表现为 T1 加权像呈均匀低信号,T2 加权像呈均匀高信号,静脉增强扫描未见明显强化。减影图像在增强效果有问题的疑难病例中很有帮助。

　　单纯性肾囊肿属于 Bosniak Ⅰ或Ⅱ型，一般不需要进一步检查或成像。但复杂的肾囊肿则需要根据影像学标准进行鉴别，以评估其恶变的风险。儿童症状性肾囊肿的治疗在很大程度上是由基于 Bosniak 分级系统的 CT 标准来指导的（表 8-3-2）。

表 8-3-2　儿童肾囊肿改良的 Bosniak 分级系统及推荐治疗方法

分　　级	描　　述	推荐治疗方法
Bosniak Ⅰ型（良性）	单纯性肾囊肿；B 超：①透声性好（即声学增强）；②囊内无回声；③边缘光滑。CT：CT 值为 0～20 HU，均质，薄壁，增强扫描后无强化	一般不需要进一步成像或干预；随访，如有症状考虑手术
Bosniak Ⅱ型（良性）	轻度复杂肾囊肿；影像学上可见细丝状分隔和间隔或囊壁上的钙化，CT 或 MRI 增强扫描后无明显强化；CT 可见均匀的高衰减；T1 加权像呈均匀高信号，T2 加权像呈均匀低信号；一般直径小于 3 cm	一般不需要进一步成像或干预；随访，如有症状考虑手术
Bosniak ⅡF 型（可能是良性的）	复杂肾囊肿；伴多个细小强化间隔，囊壁钙化可比Ⅱ型更厚、更多，可有粗大的结节状钙化，CT 增强扫描可有轻微强化（10～15 HU）	F 代表随访。建议确诊后第 6、12 个月随访，然后每年随访 1 次至 5 年。如果病变增大并形成内部强化软组织，它们将成为Ⅲ型病变，需要手术治疗或消融治疗
Bosniak Ⅲ型（可疑恶性）	更复杂的病变，难以与恶性肿瘤区分，有增厚的壁及分隔，钙化更加明显，CT 增强扫描后呈内部强化（CT 值大于 15 HU），厚壁不规则强化和（或）强化厚壁内有间隔	需要切除或采用消融治疗。有 50%～80% 的概率变成恶性肿瘤
Bosniak Ⅳ型（明显恶性）	明显的恶性病变，囊性成分为主，边缘不规则，实性血管成分，内部软组织明显强化	需要切除或采用消融治疗。Bosniak Ⅳ型病变发生恶变的概率超过 90%

注：引自 WALLIS M C，LORENZO A J，FARHAT W A，et al. Risk assessment of incidentally detected complex renal cysts in children：potential role for a modification of the Bosniak classification[J]. Int Braz J Urol，2008，180（1）：317-321.

　　单纯性肾囊肿的治疗主要是针对其症状或并发症（如出血、感染、肾积水和高血压）。经皮穿刺抽吸或联合硬化治疗通常是一线治疗。目前治疗儿童单纯性肾囊肿的方法包括经皮穿刺减压术（无论有无硬化）、内镜下顺行或逆行引流术，以及经腹腔或腹膜后入路腹腔镜去顶术或剥离术（一般用于复发或非常大的症状性囊肿）。目前大多数患儿行腹腔镜手术，效果良好，并发症少。单纯性肾囊肿一般不采用手术探查和治疗。放疗也不适用于单纯性肾囊肿。

　　囊肿去顶引流治疗肾囊肿的方法是随着腹腔镜肾部分切除术的出现而发展起来的。机器人手术正越来越广泛地应用于各外科专科，尤其是泌尿外科。它克服了标准腹腔镜手术的局限性，可以在有限的空间内进行精确的解剖。由于儿童肾囊肿发病率低，采用机器人辅助腹腔镜手术治疗儿童肾囊肿的病例很少被报道。但目前陆续有病例报道显示，其有效性和安全性高，且具有良好的可视化和操作性能，提高了复杂病例的治疗效果。然而，在进行这类手术之前，必须严格掌握手术适应证，对患儿进行适当的选择，并掌握机器人肾手术的技能。

二、适应证和禁忌证

1. 适应证　Bosniak Ⅰ型、Ⅱ型、ⅡF型囊肿出现症状及并发症者,如肾功能受损者;囊肿出血、感染,或者增长过大,巨大的囊肿对其他器官造成占位影响,并导致腹部、腰部疼痛和不适或产生血尿,导致节段性缺血继发高血压或直肠梗阻性疾病者;经皮穿刺或硬化治疗效果不佳者。

2. 禁忌证　急性出血、感染及可疑恶性病变者。

三、术前准备

(1)应对所有患儿进行常规实验室检查(包括血常规、凝血功能、血清肌酐和尿培养等)。

(2)术前行肠道准备。

(3)常规围手术期使用抗生素(一般使用头孢菌素类),必要时根据尿培养结果指导用药。

(4)术前患儿知情同意,如果术中出现并发症(如多发性肾囊肿合并高血压或盆腔周围囊肿),应转为囊肿切除、半肾切除甚至肾切除术。如果考虑肾切除术,则在术前检查时应确认对侧肾功能正常。

(5)麻醉诱导后,留置鼻胃管和膀胱导管减压。如果有可能侵犯肾集合系统(如盆腔周围囊肿),最好在逆行灌注亚甲蓝的程序开始时放置输尿管导管,以预防对集合系统的意外损伤。

四、体位及套管定位

(一)麻醉和体位

1. 麻醉　新生儿采用静脉、气管内插管和骶管复合麻醉,较大儿童可选用静脉、气管内插管和连续硬膜外阻滞麻醉。常规监测呼气末 CO_2 分压。

2. 体位　经腹腔入路适用于肾前囊肿,经腹膜后入路适用于肾背侧囊肿。

对于经腹腔入路,患儿后背应垫靠薄枕,按侧斜位卧位固定。对较小婴幼儿应于对侧肋缘下垫抱枕或布巾,对较大儿童可弯曲手术台以垫高侧腰部。注意垫好腋窝,以避免臂丛神经损伤。胸部和大腿用软胶带固定在手术台上。对于经腹膜后入路,患儿应固定在直立侧卧位,用架托夹住患儿的下胸。小臂放在托上,而上臂弯曲在胸前。两条腿都用胶带固定在手术台上。

(二)套管定位及机器人对接

1. 经腹腔入路　沿脐部纵向切开,置入 8 mm 套管,放置镜头,注入 CO_2 气体建立气腹,压力设置为 8～12 mmHg,气体流量为 2.5～4.5 L/min(对年龄较小的婴幼儿适当降低气腹压力和气体流量)。其他套管均在腹腔镜监视下置入。行左侧囊肿去顶术时,沿锁骨中线在脐下部置入 8 mm 套管,在剑突与脐之间的中线再置入 8 mm 套管。各套管孔间相距 4 cm以上(图 8-3-1)。放置手术器械,一般右侧放入单极电剪或电钩,左侧放入圆头抓钳或马里兰双极钳。必要时左上腹或左下腹置入一个 5 mm 套管作为辅助孔,以便于撑开肝或脾,放置吸引器、施夹钳及针线等,若省略辅助孔,这些物品也可以从左侧或右侧 8 mm 套管孔放入。对于右侧囊肿去顶术,在剑突和脐之间的中线置入 8 mm 套管,在右侧锁骨中线的脐水平下方置入 8 mm 套管。da Vinci 机器人手术系统从患儿腹侧边完成对接(图 8-3-2)。

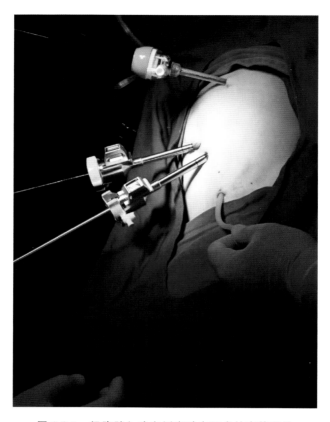

图 8-3-1　经腹腔入路左侧囊肿去顶术的套管定位

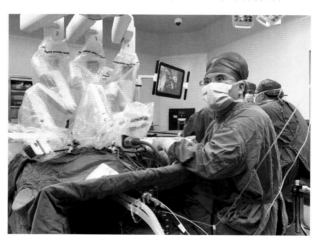

图 8-3-2　经腹腔入路左侧囊肿去顶术的机器人对接

　　2. 经腹膜后入路　在腰上三角第 12 肋或其下方做 2 mm 的皮肤切口，在腰大肌前面和 Gerota 筋膜周围用手指钝性解剖形成一个空间，以容纳气囊扩张器。气囊安装在 16F 红色橡胶导管上，用于将腹膜后间隙扩大到 300～800 mL。在腰上三角第 12 肋的正上方或其后方放置一个 8 mm 钝头套管，在腹腔镜监视下沿着与第一个套管一致的腋前线放置第二个 8 mm套管，小心放置以避免损伤腹膜。第三个 8 mm 套管放置在第二个 8 mm 套管后面几指宽处（在棘旁肌的外侧边界），或者放置在第一个 8 mm 套管的上方。

五、手术步骤

1. 经腹腔入路

（1）沿脾曲或结肠肝曲白线切开 Toldt 筋膜，游离同侧结肠向内侧翻转（图 8-3-3），在左侧可能需游离切开脾结肠韧带和膈结肠韧带，在右侧可以游离十二指肠显露肾。必要时可用腔镜拉钩掀起肝（右侧）或脾（左侧）。

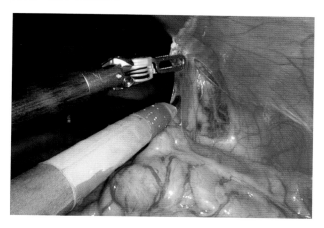

图 8-3-3 切开 Toldt 筋膜，游离同侧结肠向内侧翻转

（2）对于孤立性肾囊肿，在囊肿最突出的部位切开 Gerota 筋膜，剥离囊肿上覆盖的肾周脂肪至正常肾皮质（图 8-3-4）。对复杂的、多发的或盆腔周围囊肿，先充分游离肾以显露肾门；囊肿很大、表面张力大时，可以在直视下用合适的穿刺针经皮抽吸部分囊液减压以便于显露。

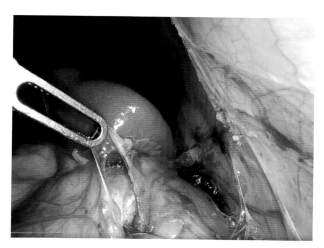

图 8-3-4 切开 Gerota 筋膜显露肾囊肿

（3）切开囊壁，用低能量电剪（或电钩）或超声刀环形切除足够的松弛的囊壁（图 8-3-5），尽量与肾实质齐平（条件允许时尽可能广泛剥离完整的囊肿），并送组织病理学检查。囊肿底部不必进行灼烧。对囊肿上显露的任何可疑结节都需要用活检钳挖出或切除送检。

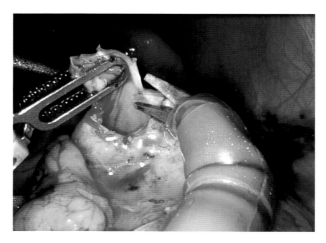

图 8-3-5　切除囊壁去顶引流

（4）切缘用电钩电灼或氩束电凝充分止血（图 8-3-6）。极少数情况下，如果止血不彻底或不满意，可使用 4-0 可吸收聚糖乳酸缝线缝合实质边缘止血。

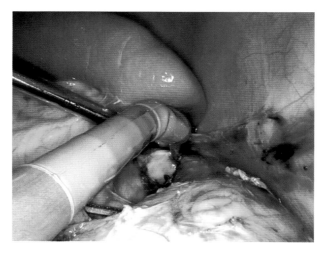

图 8-3-6　切缘充分止血

（5）大的囊腔最好用肾周脂肪填塞，防止所开窗口闭合导致囊液再次积聚复发，或者通过带侧口的小的引流管充分引流。

（6）经套管孔适当延长切口取出标本，肾囊肿内引流管经套管孔牵引出并固定，退出手术器械，缝合切口。

2. 经腹膜后入路　经腹膜后入路仅适用于年龄较大儿童的背侧和下极囊肿。

固定套管后，向内侧分离腹膜，露出腰大肌，在此打开 Gerota 筋膜。一旦囊肿被确定，其处理方法类似于经腹腔入路。

3. 注意事项

（1）对于深部难以触及的肾囊肿宜行穿刺抽吸和（或）硬化。

（2）对于大而深的肾囊肿，行囊肿去顶术是一个挑战，术中可能需要腹腔镜超声探头来定位，甚至需要术前经皮肾造瘘管。超声检查可区分囊肿和实质性包块，有助于确定囊肿的位置、范围以及与肾门肾血管和集合系统的关系,并有助于探查囊肿内部的分隔、延伸、钙化和碎片,帮助判断恶性的可能。对于常染色体显性遗传多囊肾病,腹腔镜超声检查可以帮助定位更深的囊肿,穿刺引流多发的囊肿。

（3）去顶后的囊肿底部无需灼烧,应避免在较大或较深的囊腔内进行过度灼烧,以防损伤集合系统,导致严重的并发症如出血和尿瘘等。

（4）在解剖肾门时,尽量不要电灼,以避免损伤附近的血管和集合系统。

（5）对于盆腔周围囊肿,可以在术前放置输尿管导管以方便注射亚甲蓝,以帮助区分囊肿和集合系统。

六、术后处理

手术当天给予补液,术后 24 h 肠功能恢复后可拔除胃管,开始流质、软质饮食。确保满意的尿量后,拔除膀胱导尿管。抗生素可在术后继续使用 1～2 天。注意观察腹腔引流管引流情况。

七、并发症及其防治

1. 术中、术后出血　术中应明确定位囊肿后再从囊肿处去顶,应避免不准确定位导致的肾实质损伤出血;术中应合理使用能量装置,保证止血确切;解剖肾门时,尽量不要电灼,以避免损伤附近的血管而导致出血。

2. 术后感染　应避免术中及术后出血,囊肿去顶大小应适宜,留置的引流管应引流通畅,避免去顶过小、引流不畅或局部粘连聚积导致感染。

3. 漏尿　浆液性引流管引流量增加和引流液肌酐水平升高提示存在漏尿或尿瘘。术前行影像学检查全面评估囊肿位置及其与集合系统的关系,必要时可在术前放置输尿管导管。避免在较大或较深的囊腔内过度灼烧也可预防漏尿。

4. 复发　应充分去顶以避免粘连封堵后复发,去顶后用肾周脂肪或组织填塞可能对减少复发有帮助。对于多发性肾囊肿应尽可能将所有较大囊腔开放,或行囊肿剥离或部分肾切除术。

八、技术现状及展望

机器人肾囊肿去顶术是新一代的微创手术,手术视野放大 10～15 倍,由于机器人手术系统提供了额外的自由度,经腹腔镜缝合和打结变得更加方便。此外,震颤过滤几乎消除了操作人员固有的震颤,尽管无开腹甚至传统的腹腔镜手术的触觉反馈,但操作流畅度和精确度的提高,以及立体 3D 可视化,使小儿泌尿外科医生能够处理更脆弱的组织,而且损伤更少、灵活性更高。随着机器人手术系统和手术器械的小型化,机器人手术有可能成为未来深部和复杂肾囊肿手术治疗的发展方向。

参 考 文 献

［1］ SEVCENCO S, SPICK C, HELBICH T H, et al. Malignancy rates and diagnostic performance of the Bosniak classification for the diagnosis of cystic renal lesions in computed tomography—a systematic review and meta-analysis[J]. Eur Radiol,2017, 27(6):2239-2247.

[2] REDIGER C, GUERRA L A, KEAYS M A, et al. Renal cyst evolution in childhood: a contemporary observational study[J]. J Pediatr Urol, 2019, 15 (2):188. e1-188. e6.

[3] TORRA R. Recent advances in the clinical management of autosomal dominant polycystic kidney disease[J]. F1000Res, 2019, 8:F1000 Faculty Rev-116.

[4] MALEKSHAHABI T, KHOSHDEL RAD N, SERRA A L, et al. Autosomal dominant polycystic kidney disease: disrupted pathways and potential therapeutic interventions[J]. J Cell Physiol, 2019, 234(8):12451-12470.

[5] O'KELLY F, MCALPINE K, ABDEEN N, et al. The prevalence, clinicodemographics, and outcomes of incidental and symptomatic renal cysts in a pediatric cohort undergoing ultrasonography[J]. J Urol, 2019, 202(2):394-399.

[6] CHANDRASEKAR T, AHMAD A E, FADAAK K, et al. Natural history of complex renal cysts: clinical evidence supporting active surveillance[J]. J Urol, 2018, 199(3):633-640.

[7] WATERMAN J. Diagnosis and evaluation of renal cysts[J]. Prim Care, 2014, 41(4): 823-835.

[8] NARAYANASAMY S, KRISHNA S, PRASAD SHANBHOGUE A K, et al. Contemporary update on imaging of cystic renal masses with histopathological correlation and emphasis on patient management[J]. Clin Radiol, 2019, 74(2):83-94.

[9] LEE Y J, KIM M S, CHO S, et al. Association between simple renal cysts and development of hypertension in healthy middle-aged men[J]. J Hypertens, 2012, 30 (4):700-704.

[10] MCGOWAN A J, Jr, IPPOLITO J J. Infected solitary renal cyst[J]. J Urol, 1965, 93:559-561.

[11] MARUMO K, HORIGUCHI Y, NAKAGAWA K, et al. Incidence and growth pattern of simple cysts of the kidney in patients with asymptomatic microscopic hematuria[J]. Int J Urol, 2003, 10(2):63-67.

[12] PAPANICOLAOU N, PFISTER R C, YODER I C. Spontaneous and traumatic rupture of renal cysts: diagnosis and outcome[J]. Radiology, 1986, 160(1):99-103.

[13] KARMAZYN B, TAWADROS A, DELANEY L R, et al. Ultrasound classification of solitary renal cysts in children[J]. J Pediatr Urol, 2015, 11(3):149. e1-149. e6.

[14] MENSEL B, KÜHN J P, KRACHT F, et al. Prevalence of renal cysts and association with risk factors in a general population: an MRI-based study[J]. Abdom Radiol(NY), 2018, 43(11):3068-3074.

[15] WALLIS M C, LORENZO A J, FARHAT W A, et al. Risk assessment of incidentally detected complex renal cysts in children: potential role for a modification of the Bosniak classification[J]. J Urol, 2008, 180(1):317-321.

[16] LUCOCQ J, PILLAI S, OPARKA R, et al. Complex renal cysts (Bosniak≥ⅡF): interobserver agreement, progression and malignancy rates[J]. Eur Radiol, 2021, 31 (2):901-908.

［17］ SCHOOTS I G，ZACCAI K，HUNINK M G，et al. Bosniak classification for complex renal cysts reevaluated：a systematic review［J］. J Urol，2017，198（1）：12-21.

［18］ AKINCI D，GUMUS B，OZKAN O S，et al. Single-session percutaneous ethanol sclerotherapy in simple renal cysts in children：long-term follow-up［J］. Pediatr Radiol，2005，35（2）：155-158.

［19］ VALDIVÍA URÍA J G，ABRIL BAQUERO G，MONZÓN ALEBESQUE F，et al. ［Laparoscopic ablation of renal cysts］［J］. Arch Esp Urol，1994，47（3）：246-252.

［20］ ESPOSITO C，ESCOLINO M，TRONCOSO SOLAR B，et al. Diagnosis and long-term outcome of renal cysts after laparoscopic partial nephrectomy in children［J］. BJU Int，2017，119（5）：761-766.

［21］ KOH C，CSERNI T，HAWKES R，et al. The management of symptomatic simple renal cysts in children［J］. J Pediatr Surg Case Rep，2018，28：21-29.

［22］ WANG Y C，XIA J D，ZHANG Q J，et al. Robotic renal cyst decortication with calyceal diverticulectomy in a toddler—technical practicalities：a case report［J］. J Med Case Rep，2018，12（1）：284.

（刘　潜　刘海金）

第四节　肾盂输尿管连接部梗阻手术

扫码看视频

一、概述

肾盂输尿管连接部梗阻（ureteropelvic junction obstruction，UPJO）是各种原因引起肾盂输尿管连接部狭窄，尿液引流不畅导致患儿出现各种症状、体征以及肾功能改变的先天性输尿管异常疾病，其发病率为 1/800～1/600。治疗方法较多，外科手术的目的主要是切除病变部位、解除梗阻、缓解症状、保护肾功能。

随着 da Vinci 机器人手术系统的开发与应用，微创手术进入了一个新的时期。该系统具有 3D 视野、10～15 倍的放大倍数、灵巧的机械臂、相对少的出血量、震颤过滤及减少外科医生疲劳等优点。借助机器人手术系统放大的 3D 视野和缝合操作相对容易的优势，很多小儿泌尿外科手术开始用机器人手术系统开展。2002 年 Gettman 等首次报道了成功应用 da Vinci 机器人手术系统进行小儿机器人辅助腹腔镜肾盂成形术。经过 20 多年的发展，国内外陆续有小儿机器人辅助腹腔镜肾盂成形术的报道，小儿机器人辅助腹腔镜肾盂成形术已逐渐成为治疗 UPJO 的手段之一。对于部分输尿管长段狭窄或多次手术失败的患儿，也可在机器人辅助腹腔镜下行口腔黏膜（唇黏膜、舌黏膜、颊黏膜）或阑尾、回肠代输尿管等的术式，此处仅对标准小儿机器人辅助腹腔镜肾盂成形术进行介绍。

二、适应证和禁忌证

小儿机器人辅助腹腔镜肾盂成形术的适应证和禁忌证同小儿腹腔镜肾盂成形术。

（一）适应证

1. 符合临床应用要求的适应证

（1）超声检查提示肾盂前后径（APD）大于 30 mm。

（2）APD 大于 20 mm 伴有肾盏扩张。

（3）随访过程中肾功能进行性下降（下降值大于 10％）。

（4）随访过程中肾积水进行性增大（增大值大于 10 mm）。

（5）有症状性肾积水（反复泌尿系统感染、发热、腰痛、血尿等）。

（6）利尿性肾核素扫描提示梗阻存在且 $t_{1/2} > 20$ min。

2. 可行临床探索性手术的适应证

（1）新生儿重度肾积水：肾功能严重损害，主刀医生技术能力较好，麻醉、监护和管理条件具备时，可以行机器人辅助腹腔镜手术治疗，解除梗阻、缓解症状、保护肾功能。

（2）手术后复发性肾积水：初次行内镜、开放、腹腔镜或机器人辅助腹腔镜手术后再次梗阻，主刀医生技术能力较好时，可再次行机器人辅助腹腔镜手术。

（二）禁忌证

（1）心、肝、肺等脏器功能异常。

（2）营养状况差，不能耐受麻醉。

（3）不能耐受气腹。

三、术前准备

（1）术前对患儿全身状况进行全面评估，了解心、肺、肝、肾等重要脏器功能情况，明确有无合并其他脏器相关畸形及手术禁忌证。

（2）行常规影像学检查包括肾脏 B 超和磁共振尿路成像（magnetic resonance urography，MRU）了解肾积水程度、明确梗阻部位，利尿性肾动态显像评估双肾分肾功能，排尿期膀胱尿道造影排除膀胱输尿管反流情况。

（3）纠正贫血、低蛋白血症和水、电解质、酸碱失衡，改善患儿营养状态。

（4）术前尿常规提示感染者需行尿培养以及药敏试验，并使用敏感抗生素。

（5）术前 1 天进无渣流质饮食，术前当晚及手术当天回流灌肠。术前留置胃肠减压管、导尿管、肛管。术前 1 天预防性应用抗生素。

（6）所有腹腔镜肾盂成形术术前都需做好中转开腹手术准备，术前向患儿及其家属说明中转开腹手术的可能性。

四、手术步骤

（一）麻醉和体位

1. 体位　气管内插管，静脉复合全身麻醉，常规监测呼气末 CO_2 分压。患儿取健侧卧位，患侧垫高 45°～60°，用胶布或绷带固定，尽可能靠近手术床边缘（图 8-4-1）。受力部位用棉垫衬垫，保温毯必要时采用暖风机保温。CO_2 气腹压力建议维持在 8～10 mmHg，对新生儿建议维持在 6～8 mmHg，应避免较大幅度的气腹压力变化。

2. 套管位置及手术入路　术前留置导尿管或胃管（根据术中情况），经脐（或脐周）置入 8.5 mm（>10 岁或体型较大者可采用 12 mm）套管（镜头 30°朝上）作为镜头孔，建立气腹，直视下于耻骨联合上缘与腹横纹交叉处置入一个 8 mm 或 5 mm 套管（1 号操作孔），健侧腹横

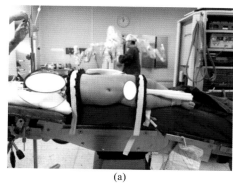
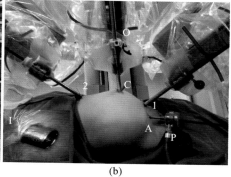

1—1号机械臂操作孔;2—2号机械臂操作孔;C—镜头孔;A—辅助孔;P—气腹管与辅助孔连接部分;
O—术中使用电切或电凝时打开释放烟雾的镜头孔处侧孔;I—套管内置腹腔部分约1 cm

图 8-4-1　手术体位

纹上距1号机械臂操作孔3 cm处置入一个5 mm或3 mm套管作为辅助孔(依主刀医生操作习惯而定)(术中缝针进出均经辅助孔完成,缝针均掰成雪橇状,即针尖稍微有点弧度,除针尖外其余部分基本是直的,这样既方便缝合又能顺利地从辅助孔进出),术中根据具体情况及助手医生与主刀医生操作习惯选择适当增加辅助孔。剑突下置入一个5 mm或8 mm套管(2号操作孔),两操作孔间距离不小于6 cm(两操作孔与镜头孔的距离基本相等)(图8-4-2)。各套管均用2-0慕丝线缝合固定,套管置入腹腔的长度以套管末端粗黑标记线刚好进入腹腔为准。将各套管与机械臂对接,由气腹管进气更换至辅助孔进气,腹腔镜镜头30°朝下。

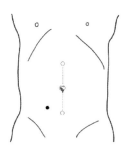

图 8-4-2　套管位置

3. 手术站位　主刀医生坐于手术操控台进行操作,助手医生站于患儿健侧。

（二）手术种类

1. 机器人辅助腹腔镜离断式肾盂成形术　机器人辅助腹腔镜离断式肾盂成形术的手术方法同经腹腹腔镜肾盂成形术,是目前应用最广泛的肾盂成形术的术式,适用于各种原因如狭窄、异位血管、肾周输尿管外粘连压迫以及长段输尿管息肉等引起的 UPJO。

2. 机器人辅助腹腔镜 Hellström 术　机器人辅助腹腔镜 Hellström 术同经腹腹腔镜 Hellström 术,主要应用于异位血管压迫导致的 UPJO。这种术式简单易行,无需复杂的成形及缝合过程,适合在腹腔镜下操作,同时可保存肾集合系统的完整性,无需放置双 J 管,可明显减少术后并发症的发生。但异位血管压迫通常合并狭窄性梗阻或动力性梗阻,所以建议将异位血管移至吻合口背侧行离断式肾盂成形术并同时行异位血管固定,即采用 Hellström 术联合肾盂输尿管成形术。

（三）手术途径

根据肾周边解剖结构特点,采用经结肠旁途径或经肠系膜途径。右侧手术采用经结肠旁途径;左侧手术,若扩张的肾盂中线超出左侧降结肠,可采用经肠系膜途径,反之则采用经结肠旁途径。

（四）手术的基本原则

小儿机器人辅助腹腔镜肾盂成形术的基本原则同小儿经腹腹腔镜肾盂成形术的基本原则。

1. 手术基本步骤

（1）确定病变部位：用电剪切开结肠外侧侧腹膜，将结肠推向内侧（经结肠旁途径）。或沿肠系膜下静脉下缘、降结肠内侧缘、精索静脉外侧缘、结肠左动脉上缘无血管区打开肠系膜孔（左侧经肠系膜途径）（图8-4-3）。游离并暴露肾盂及输尿管上段，明确梗阻部位及原因。

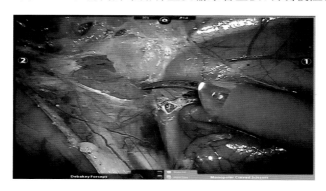

图 8-4-3　打开肠系膜孔

（2）小儿机器人辅助腹腔镜肾盂成形术操作：弧形裁剪扩张的肾盂，经腹壁穿一牵引线将肾盂上极悬吊牵引，切除狭窄段输尿管，于输尿管外侧壁纵向劈开约2.0cm，用6-0或5-0可吸收线将肾盂最低点与输尿管劈开最低处点对点定位吻合，连续或间断缝合吻合口后壁。经吻合口顺行置入双J管（根据患儿年龄、身高选择不同型号），连续缝合吻合口前壁及多余的肾盂瓣开口，关闭肠系膜（图8-4-4至图8-4-12）。

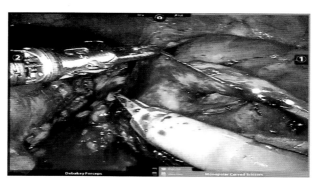

图 8-4-4　游离扩张的肾盂及输尿管上段

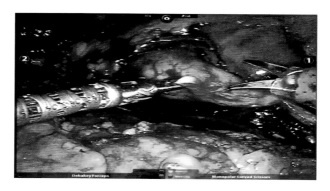

图 8-4-5　切开扩张的肾盂

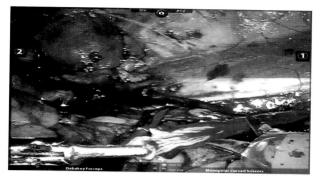

图 8-4-6　纵向劈开输尿管

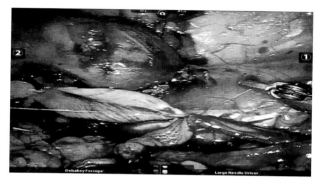

图 8-4-7　肾盂最低点与输尿管劈开最低处点对点吻合

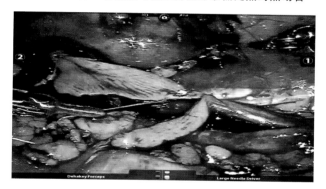

图 8-4-8　置入末端打结牵引线

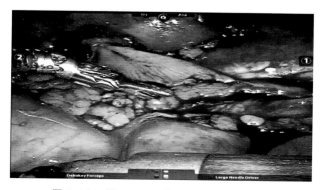

图 8-4-9　用 6-0 可吸收线缝合吻合口后壁

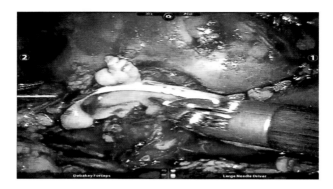

图 8-4-10　顺行置入双 J 管

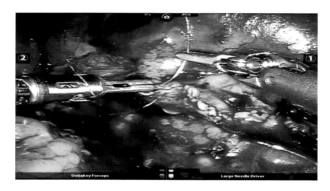

图 8-4-11　连续缝合吻合口前壁

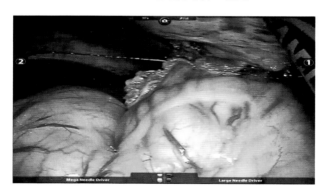

图 8-4-12　关闭肠系膜

2. 手术操作原则

（1）宽敞、通畅、无张力吻合：彻底切除输尿管病变组织（如息肉、狭窄、肌纤维病变等），纵向劈开输尿管时应越过狭窄段 2.0 cm 以上，警惕长段与多处狭窄，结合术前静脉肾盂造影、MRU 等影像学资料，术中仔细探查，避免遗留病变组织。同时要避免过多裁剪，确保吻合口宽敞、通畅、无张力。

（2）适当裁剪扩张的肾盂：UPJO 引起肾盂积水扩张，部分病变组织（蠕动功能不好）上移，若不将该病变组织裁剪，术后因蠕动功能不好，该肾盂内仍有较大空腔，可能引起尿液蓄积导致反复泌尿系统感染，致肾瘢痕化，对患肾功能及预后造成影响。建议在距肾实质 2.0 cm 处，斜向裁剪肾盂，这可以保持缝合后肾盂呈漏斗状，有利于尿液排出至输尿管。

（3）无扭转、低位吻合：准确判断输尿管外侧壁、肾盂最低点以确保吻合口无扭转、低位吻合是肾盂成形术成功的关键。

（4）不漏水、血供良好吻合：吻合口严密不漏水、血供良好可减少术后渗出，促进吻合口愈合，降低术后吻合口炎性瘢痕增生导致吻合口狭窄的风险。娴熟的手术技巧及缝合方法，避免缝合时手术器械对吻合口组织的钳夹损伤，能很好地保护吻合口血供。

3. 中转手术原则　小儿机器人辅助腹腔镜肾盂成形术手术过程中，出现以下情况应及时中转为腹腔镜肾盂成形术或开腹手术。

（1）术中发现肾盂与周围组织粘连严重，解剖结构不清楚，机器人辅助腹腔镜下分离与切除困难。

（2）术中发现结石，机器人辅助腹腔镜下难以彻底清除。

（3）术中出血，机器人辅助腹腔镜下不能有效控制。

（4）术中损伤十二指肠或结肠，机器人辅助腹腔镜下难以确切修复。

（5）术中发现病变段长、吻合口张力高，难以确切吻合，且术者机器人辅助腹腔镜手术经验较少。

五、注意事项

（1）肾盂要充分游离，可以降低吻合口的张力。输尿管上段尽可能少游离，尽量减少机器人手术器械对输尿管的直接钳夹，保护好输尿管血供。

（2）第一针缝合至关重要，如将肾盂输尿管完全离断后再吻合，容易发生输尿管的扭曲，因此，术中要准确判断肾轴的方向，在肾盂最低点的肾盂瓣下角与纵向劈开的输尿管外侧壁进行吻合。

（3）宜选用非自动归位型持针器，方便调整持针角度。每两针锁边一次，防止收线过紧导致吻合口狭窄或收线过松导致吻合口漏尿。

（4）双 J 管推荐在吻合口后壁缝合后放置，直接经吻合口顺行放置双 J 管。

六、术后处理

（1）术毕待患儿麻醉清醒后回病房监护，密切观察生命体征、尿量及腹腔引流情况，确保导尿管及腹腔引流管通畅。导尿管保留 1～2 天后拔除，根据腹腔引流量及超声复查情况适时拔除腹腔引流管。

（2）术后加强呼吸道管理，促进排痰，防止呼吸道并发症。给予广谱抗生素（尿培养结果出来后根据尿培养结果使用敏感抗生素，复查尿常规正常即可停药），如发热提示有泌尿系统感染，可根据尿培养结果及时更换敏感抗生素。

（3）术后维持水、电解质平衡，加强支持治疗，肠道通气后逐渐恢复进食，适当多饮水，保证足够尿量。

（4）双 J 管留置 4～8 周后经膀胱镜取出。

（5）术后随访，体内双 J 管拔除后第 1、第 3、第 6、第 12 个月门诊复查尿常规及泌尿系统超声，如发现有泌尿系统感染应同时行尿培养，并明确感染原因。术后半年复查利尿性肾动态显像评估肾功能恢复情况，以后每 6～12 个月复查一次泌尿系统超声，如检查发现肾积水，肾盂前后径大于 3.0 cm，或相比手术前有增大应及时就医，做进一步评估和处理。所有患儿建议随访 5～10 年或更长时间。

七、并发症及其防治

小儿机器人辅助腹腔镜肾盂成形术的并发症包括小儿机器人辅助腹腔镜手术特有并发症和肾盂成形术相关并发症,这些并发症及其防治基本类似于小儿经腹腹腔镜肾盂成形术。

(一)小儿机器人辅助腹腔镜手术特有并发症

1. 气腹相关并发症　患儿可能出现高碳酸血症或心、肺功能异常,术中应严密监测气腹压力,维持在 8～10 mmHg。术中保持良好的肌肉松弛度,对新生儿和婴幼儿用最低压力状态保持可操作空间,尽量缩短手术时间。手术过程中与麻醉医生密切合作,婴幼儿病情变化较快,术中应密切观察生命体征变化并及时调整,密切观察患儿血气及呼气末 CO_2 分压($PetCO_2$ 尽量不高于 40 mmHg),必要时可暂停手术,适当增加潮气量,排除腹腔内残余 CO_2,待恢复正常后再手术。

2. 穿刺相关并发症　患儿腹壁薄、腹腔小,建立气腹或套管穿刺入腹腔时,可能误伤腹腔内血管及肠管。一旦发现损伤,应及时缝合、修补损伤血管或肠管。

3. 切口疝及切口感染　切口疝好发于脐窝部位切口。患儿腹壁薄,要全层缝合关闭 5 mm 以上的切口,避免术后切口疝的形成,如发现有切口疝应及时修补。因腹腔镜手术切口较小,术后发生切口感染的概率很低,如发现有切口感染应定期更换切口敷料及予以抗感染治疗。

4. 术中、术后低体温　由于患儿对周围环境耐受力差、散热快,对小于 3 月龄的婴儿行腹腔镜手术时,应注意调高手术室室内温度,同时采用保温毯、暖风机等保暖措施。冲洗腹腔时亦需要用温生理盐水,术后也要注意保暖,防止术中、术后低体温。

(二)肾盂成形术相关并发症

1. 血尿　术后血尿多由术后残余血引流或体内双 J 管刺激所致,一般予以充分补液、多饮水、少活动等保守治疗可好转。如出血较多应考虑吻合口或肾盂内出血,可适当增加补液量,同时给予止血药物预防或治疗血尿。对肉眼血尿较重患儿应密切观察,若出现导尿管堵塞,应及时冲洗或更换,保持导尿管引流通畅,同时密切监测血红蛋白变化情况,必要时给予输血治疗及再次手术探查出血原因。

2. 腰痛和尿路刺激征　一般由体内双 J 管刺激或引流不畅所致,予以充分补液保证尿量及减少活动可缓解上述症状,必要时可应用抗胆碱能药物缓解上述症状,术后 4～8 周拔除双 J 管后可自行缓解。预防:术中根据患儿身高选择合适型号及长短的双 J 管,保持引流通畅。

3. 感染和发热　发生的可能原因如下。

(1)术前伴有泌尿系统感染而未能彻底控制。

(2)术中探查发现梗阻扩张肾盂内有积脓,裁剪肾盂时部分脓液流入腹腔,在气腹高压状态下,部分脓液被腹膜和肠道吸收,导致术中、术后高热,严重者可导致败血症和感染性休克。

(3)术后输尿管内双 J 管导致膀胱输尿管反流或堵塞,也可增加感染风险。

(4)婴幼儿消化系统发育不完善,若术后发生较长时间腹胀,容易造成肠道内菌群失调和内毒素吸收,导致败血症。

预防及处理:对于术前合并泌尿系统感染的患儿,应当在感染控制后再行手术治疗。建议术中裁剪肾盂前采用长穿刺针经皮将肾盂内积液抽吸干净以避免术中裁剪肾盂时肾盂内积液流入腹腔,这样可降低术后发热、感染的概率。一旦发生感染和发热,宜积极行抗感染治疗,同时寻找原因,根据尿液及分泌物培养结果选择敏感抗生素,积极预防和尽早处理婴幼儿的感染性休克。术后早期留置导尿管,保持膀胱低压状态。

4. 肾周积液　尿液渗漏或肾周出血积聚在肾周未能及时引流至体外所致。若积液持续存在,可能会引起感染,影响吻合口愈合并导致肾周粘连,患儿可有间断发热、腰部胀痛等不适。如症状不明显可予以观察和保守治疗,如症状持续存在或反复发热难以控制可予以肾周穿刺,视情况决定是否留置肾周引流管和进行肾周冲洗。若感染、粘连严重,还应在腹腔镜下清扫粘连的筋膜组织,并使用甲硝唑溶液冲洗肾周,术后可留置肾周引流管。

5. 吻合口漏尿　肾盂成形术后最常见的并发症,通常由腹腔镜下吻合不够严密、术后吻合口水肿消退致尿液外渗或双J管堵塞、移位所致。良好的腹腔镜下吻合技术、通畅的内引流、留置导尿管保持膀胱低压引流以防止逆流等可减少漏尿的发生。一般保持腹腔引流管通畅、延迟拔除引流管可治愈。如果术后漏尿持续存在,应考虑有无输尿管堵塞及双J管移位的可能,必要时行双J管更换或肾造瘘术,并加强营养,促进伤口愈合,一般1～2周均可好转。

6. 吻合口狭窄　通常出现于术者早期学习曲线阶段,由缝合技术不熟练、没有遵循输尿管纵切横缝原则、术后引流不畅引起反复泌尿系统感染,吻合口水肿、缺血、炎性增生所致;输尿管神经及平滑肌细胞异常导致输尿管平滑肌不能正常收缩、蠕动力减弱,尿液输送受阻,亦可引起再次梗阻。娴熟的缝合技巧,避免缝合过程中对吻合口组织的钳夹与牵拉,采用纵切横缝原则确保宽敞通畅、血运良好、无张力吻合可降低吻合口再狭窄风险。

7. 乳糜尿或淋巴漏　术中损伤肾周淋巴管所致,一般给予禁食、禁水1～2周,肠外营养支持治疗可好转。

8. 麻痹性肠梗阻　可能原因如下:①因术中渗出较多及气腹压力的影响,术后胃肠功能恢复较慢;②吻合口尿液外渗至腹腔内,若腹腔引流不通畅,尿液滞留于腹腔内可导致尿源性腹膜炎。给予禁食、禁水,胃肠减压,肠外营养支持治疗,同时注意防治水、电解质紊乱,一般可自行缓解。

9. 术中十二指肠损伤　较少见,一般由再次手术或炎性渗出粘连而分离困难所致。若术中及时发现,可用6-0可吸收线在腹腔镜下直接缝合。预防:行右侧肾盂成形术时应小心谨慎,避免超声刀误伤或余热烫伤肠管,特别是对于年龄较小、手术操作空间较小的患儿。

10. 肾蒂血管损伤　肾盂成形术较严重的并发症,通常见于再次手术,因瘢痕粘连严重、解剖位置变异,分离困难时。如术中肾蒂血管损伤应沉着应对,找到出血点,并向血管两侧充分游离,用肾蒂血管钳阻断后用6-0可吸收线缝合,必要时及时中转开放手术止血。

11. 迟发性十二指肠瘘　此类并发症可能由术中使用的超声刀余热烫伤所致,术中未发现明确的十二指肠破裂口,如术后1周出现高热、腹痛症状,排除其他原因后可行消化道造影明确诊断,如为十二指肠瘘可行鼻肠管(越过十二指肠瘘口)及肠外营养支持治疗,等待伤口自行愈合。十二指肠损伤在临床上非常少见,迟发性十二指肠瘘更为少见,容易漏诊,此类并发症一旦发生,应当高度重视,及时、正确处理,多学科联合治疗,否则容易导致严重并发症甚至死亡。预防:术者使用超声刀时尽可能远离十二指肠,增强肠管保护意识。

参 考 文 献

[1]　NGUYEN H T，KOGAN B A. Upper urinary tract obstruction：experimental and clinical aspects[J]. Br J Urol，1998，81(Suppl 2)：13-21.

[2]　李学松,杨昆霖,周利群. IUPU 经腹腹腔镜肾盂成型术治疗成人肾盂输尿管连接处梗

阻(附视频)[J]. 现代泌尿外科杂志,2015,20(6):369-372.

[3]　CAO H L, ZHOU H X, LIU K, et al. A modified technique of paraumbilical three-port laparoscopic dismembered pyeloplasty for infants and children[J]. Pediatr Surg Int,2016,32(11):1037-1045.

[4]　CASALE P, KOJIMA Y. Robotic-assisted laparoscopic surgery in pediatric urology: an update[J]. Scand J Surg,2009,98(2):110-119.

[5]　CUNDY T P, SHETTY K, CLARK J, et al. The first decade of robotic surgery in children[J]. J Pediatr Surg,2013,48(4):858-865.

[6]　GETTMAN M T, NEURURER R, BARTSCH G, et al. Anderson-Hynes dismembered pyeloplasty performed using the da Vinci robotic system[J]. Urology,2002,60(3): 509-513.

[7]　黄格元,蓝传亮,刘雪来,等.达芬奇机器人在小儿外科手术中的应用(附 20 例报告) [J].中国微创外科杂志,2013,13(1):4-8.

[8]　吕逸清,谢华,黄轶晨,等.机器人辅助腹腔镜下儿童肾盂成形术的初步探讨[J].中华泌尿外科杂志,2015,36(10):721-725.

[9]　曹华林,周辉霞,马立飞,等.婴幼儿隐藏切口法机器人辅助腹腔镜肾盂输尿管成形术 [J].微创泌尿外科杂志,2017,6(2):74-77.

[10]　HONG Y H, DEFOOR W R, Jr, REDDY P P, et al. Hidden incision endoscopic surgery (HIdES) trocar placement for pediatric robotic pyeloplasty: comparison to traditional port placement[J]. J Robot Surg,2018,12(1):43-47.

[11]　YIEE J, WILCOX D. Management of fetal hydronephrosis[J]. Pediatr Nephrol, 2008,23(3): 347-353.

[12]　BUFFI N M, LUGHEZZANI G, FOSSATI N, et al. Robot-assisted, single-site, dismembered pyeloplasty for ureteropelvic junction obstruction with the new da Vinci platform: a stage 2a study[J]. Eur Urol,2015,67(1):151-156.

[13]　黄澄如.实用小儿泌尿外科学[M].北京:人民卫生出版社,2006.

[14]　MATSUI F, SHIMADA K, MATSUMOTO F, et al. Late recurrence of symptomatic hydronephrosis in patients with prenatally detected hydronephrosis and spontaneous improvement[J]. J Urol,2008,180(1):322-325.

[15]　CHERTIN B, POLLACK A, KOULIKOV D, et al. Conservative treatment of ureteropelvic junction obstruction in children with antenatal diagnosis of hydronephrosis: lessons learned after 16 years of follow-up[J]. Eur Urol,2006,49 (4):734-738.

[16]　ESKILD-JENSEN A, MUNCH JØRGENSEN T, OLSEN L H, et al. Renal function may not be restored when using decreasing differential function as the criterion for surgery in unilateral hydronephrosis[J]. BJU Int,2003,92(7):779-782.

[17]　BOWEN D K, YERKES E B, LINDGREN B W, et al. Delayed presentation of ureteropelvic junction obstruction and loss of renal function after initially mild (SFU grade 1-2) hydronephrosis[J]. Urology,2015,86(1):168-170.

[18]　CHERTIN B, ROLLE U, FARKAS A. Does delaying pyeloplasty affect renal

function in children with a prenatal diagnosis of pelvi-ureteric junction obstruction? [J]. BJU Int,2002,90(1):72-75.

[19] BABU R, RATHISH V R, SAI V. Functional outcomes of early versus delayed pyeloplasty in prenatally diagnosed pelvi-ureteric junction obstruction[J]. J Pediatr Urol,2015,11(2):63. e1-63. e5.

[20] SUDA K,KOGA H,OKAWADA M,et al. The effect of preoperative urinary tract infection on postoperative renal function in prenatally diagnosed ureteropelvic junction obstruction:indications for the timing of pyeloplasty[J]. J Pediatr Surg, 2015,50(12):2068-2070.

[21] 林松,周辉霞,陈海涛.产前检出肾积水手术时机与指征的探讨[J].发育医学电子杂志,2016,4(2):68-71.

[22] 文建国.新生鼠输尿管不全性梗阻后肾盂压力和肾脏形态变化的观察[J].中华小儿外科杂志,2002,23(4):344-345.

[23] MCCANN M E, BELLINGER D C, DAVIDSON A J,et al. Clinical research approaches to studying pediatric anesthetic neurotoxicity[J]. Neurotoxicology, 2009,30(5):766-771.

[24] DAVIDSON A J, DISMA N, DE GRAAFF J C,et al. Neurodevelopmental outcome at 2 years of age after general anaesthesia and awake-regional anaesthesia in infancy (GAS):an international multicentre, randomised controlled trial [J]. Lancet,2016,387(10015):239-250.

[25] ROSEN S, PETERS C A, CHEVALIER R L, et al. The kidney in congenital ureteropelvic junction obstruction:a spectrum from normal to nephrectomy[J]. J Urol,2008,179(4):1257-1263.

[26] 周利群,张仲一,李学松,等.经腹腹腔镜经肠系膜入路复发性肾盂输尿管连接部狭窄再成型术的可行性分析(附5例报告)[J].北京大学学报(医学版),2011,43(4):540-543.

[27] NISHI M, TSUCHIDA M, IKEDA M,et al. Laparoscopic pyeloplasty for secondary ureteropelvic junction obstruction:long-term results[J]. Int J Urol,2015, 22(4):368-371.

[28] BASIRI A, BEHJATI S, ZAND S,et al. Laparoscopic pyeloplasty in secondary ureteropelvic junction obstruction after failed open surgery[J]. J Endourol,2007,21 (9):1045-1051.

[29] YANG K L, YAO L, LI X S, et al. A modified suture technique for transperitoneal laparoscopic dismembered pyeloplasty of pelviureteric junction obstruction [J]. Urology,2015,85(1):263-267.

[30] ZHU H J, SHEN C, LI X S, et al. Laparoscopic pyeloplasty:a comparison between the transperitoneal and retroperitoneal approach during the learning curve [J]. Urol Int,2013,90(2):130-135.

[31] 袁平成,郭刚,马鑫,等.不同途径腹腔镜肾盂成形术的术式选择与疗效比较[J].中华腔镜外科杂志(电子版),2014,7(6):17-20.

[32] HANSKE J，SANCHEZ A，SCHMID M，et al. Comparison of 30-day perioperative outcomes in adults undergoing open versus minimally invasive pyeloplasty for ureteropelvic junction obstruction：analysis of 593 patients in a prospective national database[J]. World J Urol，2015，33(12)：2107-2113.

[33] VAN DER TOORN F，VAN DEN HOEK J，WOLFFENBUTTEL K P，et al. Laparoscopic transperitoneal pyeloplasty in children from age of 3 years：our clinical outcomes compared with open surgery[J]. J Pediatr Urol，2013，9(2)：161-168.

[34] SIMFOROOSH N，TABIBI A，NOURALIZADEH A，et al. Laparoscopic management of ureteropelvic junction obstruction by division of anterior crossing vein and cephalad relocation of anterior crossing artery[J]. J Endourol，2005，19(7)：827-830.

[35] 许凯，张旭，李大登，等.后腹腔镜非离断成形术治疗肾盂输尿管连接处梗阻[J].临床泌尿外科杂志，2006，21(11)：827-829.

[36] 张旭，许凯，张军，等. 后腹腔镜下 Hellström 术治疗异位血管导致的肾盂输尿管连接处狭窄[J].中华泌尿外科杂志，2007，28(7)：450-452.

[37] LIU D H，ZHOU H X，CHAO M，et al. Transumbilical single-site multiport laparoscopic pyeloplasty for children with ureteropelvic junction obstruction in China：a multicenter study[J]. J Laparoendosc Adv Surg Tech A，2017，27(6)：655-659.

[38] ANDERSON J C，HYNES W. Retrocaval ureter：a case diagnosed pre-operatively and treated successfully by a plastic operation[J]. Br J Urol，1949，21(3)：209-214.

[39] 曹华林，周辉霞，罗小龙，等.非钳夹式吻合口缝合法在腹腔镜离断式肾盂成形术中的应用[J].中华小儿外科杂志，2016，37(2)：139-145.

[40] DY G W，HSI R S，HOLT S K，et al. National trends in secondary procedures following pediatric pyeloplasty[J]. J Urol，2016，195(4 Pt 2)：1209-1214.

[41] 马立飞，周辉霞，陈绍君，等.儿童腹腔镜肾盂成形术常见并发症的处理和预防[J].临床泌尿外科杂志，2017，32(2)：92-96.

[42] ABRAHAM G P，SIDDAIAH A T，RAMASWAMI K，et al. Laparoscopic management of recurrent ureteropelvic junction obstruction following pyeloplasty[J]. Urol Ann，2015，7(2)：183-187.

[43] 李爱武，张强业，王建，等.改良腹腔镜离断式肾盂输尿管成形术治疗儿童肾积水的应用体会[J].腹腔镜外科杂志，2011，16(6)：427-429.

[44] 董莹莹，宋亚宁，张强业，等.小儿腹腔镜肾盂成形术 343 例临床分析及手术探讨[J].临床小儿外科杂志，2015，14(5)：377-379.

（周辉霞　郭　涛　李　品）

第五节　输尿管膀胱再植术

扫码看视频

一、概述

输尿管膀胱连接部异常是儿童较常见的泌尿系统疾病，包括输尿管膀胱连接部狭窄

（ureterovesical junction obstruction，UVJO）、膀胱输尿管反流（vesicoureteral reflux，VUR）、巨输尿管症及输尿管异位开口等，可导致上尿路引流不畅、泌尿系统感染，甚至肾盂肾炎、肾瘢痕形成和肾功能损害，成年后出现肾性高血压和终末期慢性肾功能衰竭。这类疾病常见的治疗方式包括输尿管狭窄内切开、输尿管狭窄段高压球囊扩张、输尿管膀胱再植术等。其中，输尿管膀胱再植术通过切除病变部位，通畅引流上尿路，建立抗反流功能，已成为有效的治疗方法。根据手术路径，输尿管膀胱再植术分为经腹腔和经腹膜外两类；依据膀胱黏膜下隧道与输尿管开口的相对位置，输尿管膀胱再植术分为开口上或开口下两类；按照是否经膀胱，输尿管膀胱再植术可分为经膀胱外（如 Lich-Gregoir 术）、经膀胱内（如 Cohen 术、Politano-Leadbetter 术）两类。其中，横跨三角区隧道式输尿管膀胱吻合法（Cohen 术）需破坏膀胱黏膜、改变输尿管开口位置，无法保持膀胱的完整性，存在损伤支配逼尿肌神经分支的风险；而膀胱外输尿管膀胱吻合及黏膜下隧道法（Lich-Gregoir 术）保留了膀胱的完整性，行膀胱黏膜外输尿管包埋，操作简单，术后膀胱痉挛、血尿等并发症较少发生。

1991 年，Winfield 等首次报道腹腔镜输尿管膀胱再植术，其后涌现出经膀胱外途径 Lich-Gregoir 术（1995 年）、Cohen 术（2001 年）、气膀胱 Cohen 输尿管再植术（2005 年），且逐渐应用于输尿管膀胱连接部异常的治疗。与传统开放手术比较，腹腔镜输尿管膀胱再植术创伤小，术中视野清晰，有利于镜下操作，可避免手术路径上神经和血管损伤，术后患儿恢复快、住院时间短、体表瘢痕不明显，体现出了较高的临床应用价值，已成为临床治疗该类疾病的重要选择。但多项研究证实，腹腔镜输尿管膀胱再植术成功率从 47% 至 100% 不等，尚未达到开放手术疗效。无论是气膀胱 Cohen 输尿管再植术、Politano-Leadbetter 术，还是 Lich-Gregoir 术，均需通过重建膀胱黏膜下隧道，延长输尿管壁内段的长度，达到抗反流的效果；而腹腔镜下开展这些重建技术的操作空间有限，膀胱黏膜与逼尿肌分离不易，建立足够长度的黏膜下隧道困难，缝合和打结操作难度大。因此，对小儿泌尿外科医生而言，采用腹腔镜实施输尿管膀胱再植术仍然是具有挑战性的手术之一。

近年来，经脐部单孔及机器人辅助腹腔镜手术等新技术和新方法的应用，使输尿管膀胱再植术的术式更加丰富，已应用于输尿管末端狭窄梗阻、巨输尿管症和膀胱输尿管反流的治疗。机器人手术系统具有良好的 3D 可视化、精细运动控制和震颤过滤等优点，且学习曲线比腹腔镜手术短，在泌尿外科复杂性重建手术中的应用范围日益广泛。机器人手术系统可以弥补腹腔镜输尿管膀胱再植术的手术操作空间较小、手术区域暴露难度大的不足，有利于术中精细解剖、较复杂的切除和重建。2003 年，Olsen 等首次描述了机器人辅助腹腔镜输尿管再植术（robot-assisted laparoscopic ureteral reimplantation，RALUR）的动物实验。同年，Peters 首次报道了 RALUR 在儿童中的应用是安全且可行的。由于儿童膀胱容量小，难以维持稳定的气膀胱，经膀胱内途径手术相对困难，RALUR 通常采用经腹膜膀胱外途径（如 Lich-Gregoir 术），其有效率为 77%～100%，并发症发生率不等，仍需多中心和大样本临床研究评估。

二、适应证和禁忌证

1. 适应证

（1）各种原因引起的输尿管末端梗阻。

（2）原发性膀胱输尿管反流，程度达Ⅳ度以上。

（3）Ⅲ度膀胱输尿管反流，经非手术治疗无效，程度加重。

（4）先天性巨输尿管症、重复肾输尿管异位开口。

2. 禁忌证

（1）出血性疾病，凝血功能异常。

（2）严重心脏疾病和肺功能不全，不能耐受手术。

（3）泌尿系统急性感染期，需纠正后再手术。

（4）膀胱逼尿肌无力和下尿路梗阻。

（5）神经源性膀胱等引起的继发性膀胱输尿管反流。

三、术前准备

（1）尿常规、尿培养：如存在泌尿系统感染，需根据药敏试验结果，应用有效抗生素治疗1～2周。

（2）影像学检查：包括泌尿系统超声、排尿期膀胱尿道造影、磁共振成像、肾核素扫描等，以评估输尿管膀胱连接部异常的类型、肾皮质厚度、肾瘢痕形成、分肾功能。

（3）完善各项术前常规检查，如血常规、凝血功能、肝肾功能、电解质、心电图、胸部 X 线等。

（4）肠道准备：术前一天进流质饮食，可使用泻剂，以减少术中大便潴留。

四、手术步骤

（一）麻醉和体位

1. 麻醉　新生儿采用静脉、气管内插管和骶管复合麻醉，较大儿童采用气管内插管全身麻醉。常规监测呼气末 CO_2 分压。

2. 体位　患儿仰卧于手术台上，采取截石位，头低脚高约 $30°$，所有承重点、受压点及接触部位用软垫填充并固定（图 8-5-1）。

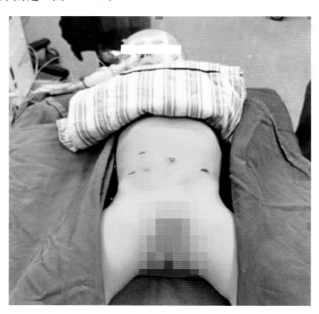

图 8-5-1　患儿体位

（二）套管定位

（1）常规消毒，采用开放式技术，在脐部放置 12 mm 套管作为镜头孔，注入 CO_2 气体，气腹压力为 8～12 mmHg，插入内镜，可见套管穿刺入腹腔。

（2）分别于锁骨中线、左右距离镜头孔约 5 cm 处切开皮肤，置入 8 mm 套管作为操作孔，在髂前上棘内侧约 2 cm 处做一小切口，置入 5 mm 套管作为辅助孔（图 8-5-2）。

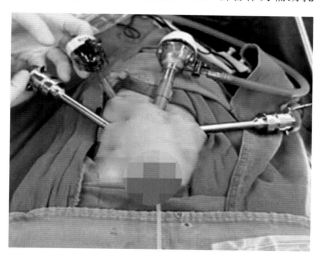

图 8-5-2　套管定位

（三）手术步骤（Lich-Gregoir 术）

1. 暴露输尿管　镜下探查腹腔，将肠管推向对侧，于患侧髂血管处找到输尿管，观察输尿管的直径、数目、位置、形状、蠕动情况（图 8-5-3）。沿患侧髂血管上方、输尿管表面剪开后腹膜，沿输尿管走行方向向内下分离至末端（图 8-5-4），直至进入输尿管膀胱连接部（图 8-5-5），输尿管异位开口则游离至盆腔段最低处。仔细避开进入膀胱壁的血管；若输尿管末段血管出血，则尽量避免过强的电灼止血，以免输尿管末段坏死，可稍加游离后采用 5-0 可吸收线结扎止血。

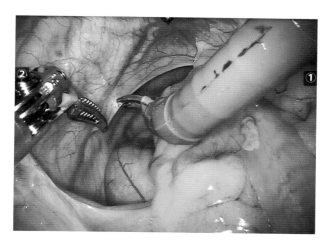

图 8-5-3　观察患侧输尿管

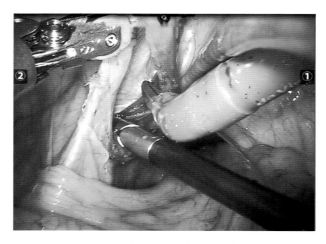

图 8-5-4　暴露、分离输尿管

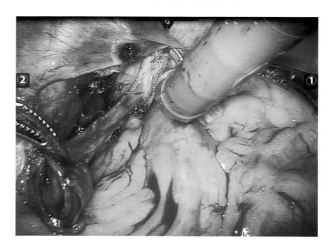

图 8-5-5　分离输尿管至输尿管膀胱连接部

2. 输尿管离断及裁剪　　在靠近膀胱壁处用 Hem-o-lok 施夹钳夹闭输尿管,于近端约 0.5 cm 处横断输尿管(图 8-5-6)。再沿输尿管走行方向,向近端适当游离输尿管并松解粘

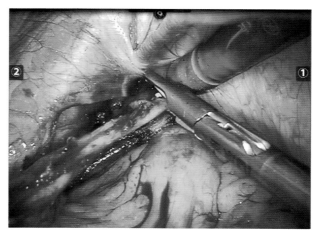

图 8-5-6　夹闭、横断输尿管

连,解除扭曲至足够长度(图 8-5-7),保证输尿管与膀胱无张力吻合。若输尿管扩张明显,且直径超过 1.5 cm,可将远端裁剪缩小至直径为 0.5～1 cm(图 8-5-8),裁剪长度不超过输尿管全长的 1/3。亦可在患侧腹壁约麦氏点处置入 10 mm 套管,将输尿管断端拖出至腹腔外,裁剪至正常直径,用 5-0 可吸收线连续缝合,末端缝合成鱼唇状(图 8-5-9)。观察输尿管末端是否满足再植长度,用电剪自病变处向下剪除输尿管。将输尿管近端纵向剖开约 1 cm,修剪成 45°斜面(图 8-5-10),输尿管内置入双 J 管。

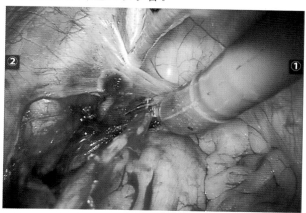

图 8-5-7　向近端适当游离输尿管并松解粘连

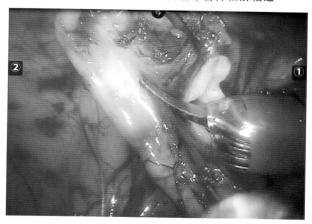

图 8-5-8　镜下裁剪输尿管至直径为 0.5～1.0 cm

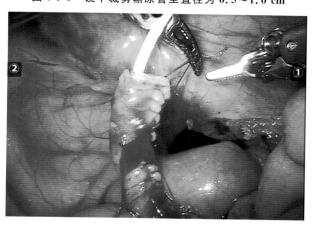

图 8-5-9　在腹腔外裁剪好的输尿管

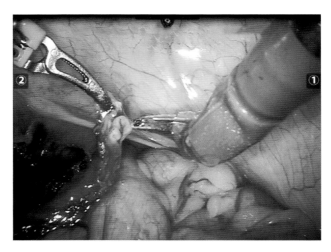

图 8-5-10　将输尿管近端纵向剖开并修剪成 45°斜面

3. 建立膀胱黏膜下隧道　显露膀胱,向膀胱内注入生理盐水,使膀胱处于半充盈状态,以利于黏膜的分离。向前、对侧翻转膀胱,采用 2-0 不可吸收线将膀胱悬吊至腹壁(图 8-5-11),以利于术中暴露膀胱。在原输尿管口外上方 1.5 cm 处、膀胱后侧壁斜向切开膀胱肌层至黏膜下(不切开黏膜层),并向两侧游离,使膀胱肌层与黏膜分离直至黏膜层膨出(图8-5-12),测量黏膜下隧道,应建立的膀胱黏膜下隧道长度依据患儿年龄决定(2 岁以下约3 cm,2～5 岁 3～4 cm,5 岁以上 4～5 cm)。膀胱壁切口尽量按输尿管生理走向,即呈垂直状,不可太偏向外侧,以免引起梗阻。分离肌间沟至一定宽度,使其能容纳输尿管末端(图 8-5-13),一般约 2 cm 即可。如使用 8 mm 套管,可采用单极电剪游离逼尿肌瓣,如使用5 mm 套管则采用电钩。膀胱黏膜下隧道的建立务必层次清楚,过深易造成黏膜裂口,过浅进入肌层可能引起输尿管膀胱壁段狭窄而导致梗阻。

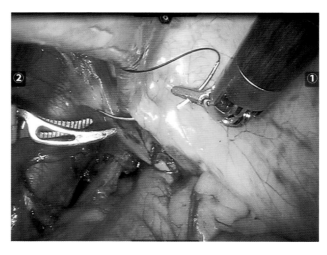

图 8-5-11　将膀胱悬吊至腹壁

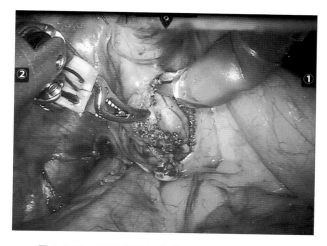

图 8-5-12　膀胱肌层与黏膜分离直至黏膜层膨出

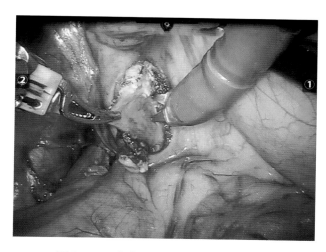

图 8-5-13　分离肌间沟至输尿管末端宽度

4. 输尿管与膀胱黏膜吻合　在膨出的膀胱黏膜、原输尿管口内上方做一小切口,切口长度与输尿管末端相近(图 8-5-14)。在输尿管无明显张力、扭曲的情况下,用 5-0 或 6-0 可吸收线将输尿管末端开口的外侧缘与游离出的膀胱黏膜最下方缝合固定 2～3 针(图 8-5-15),将双 J 管远端置入膀胱后,同法缝合背侧面(图 8-5-16),完成吻合。

5. 埋藏输尿管末端　将输尿管置于肌层下,用 3-0 可吸收线间断缝合膀胱肌层并稍带输尿管外膜(图 8-5-17),将输尿管末端埋藏于膀胱黏膜后与膀胱肌层之间(图 8-5-18)。一般先从隧道的近端开始缝合,注意防止因缝合过紧造成输尿管狭窄;在缝合膀胱后壁切口时,必须再次检查输尿管走向,避免输尿管扭曲。如果由远端向近端缝合,输尿管可视化效果则较好,但缝针需要每次通过输尿管。经术前留置的导尿管向膀胱内注水,仔细检查输尿管膀胱再植吻合口有无渗漏。

6. 关闭后腹膜　将输尿管置入后腹腔,在输尿管浅面间断缝合打开的后腹膜(图 8-5-19),用腹膜覆盖输尿管盆腔段至盆底。冲洗创面后,吻合口附近放置引流管。

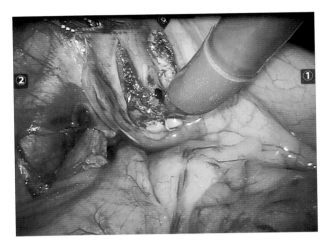

图 8-5-14 膀胱黏膜切口

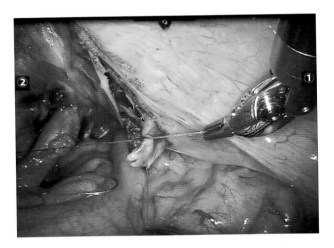

图 8-5-15 输尿管外侧缘与膀胱黏膜最下方吻合

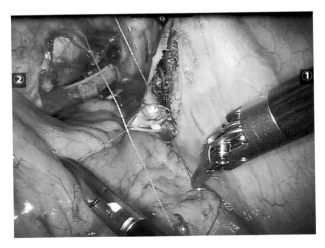

图 8-5-16 输尿管与膀胱黏膜背侧面吻合

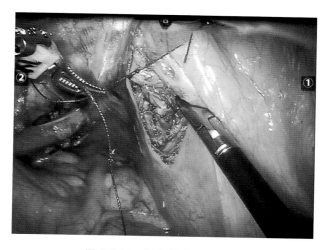

图 8-5-17　间断缝合膀胱肌层

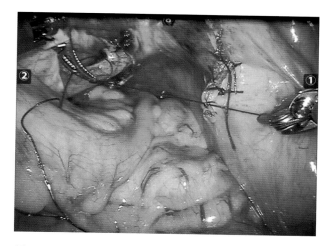

图 8-5-18　输尿管末端埋藏于膀胱黏膜后与膀胱肌层之间

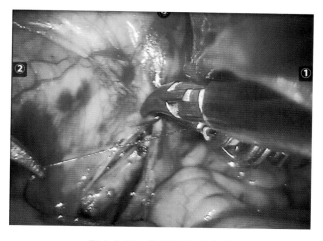

图 8-5-19　间断缝合后腹膜

7. 拔出套管,缝合切口　仔细检查,无明显活动性出血后,解除气腹,于辅助孔留置引流管,排尽腹腔内气体后,拔出套管,分层关闭切口。留置尿道 Foley 导管。

五、注意事项

1. 手术成功的标准　术后输尿管引流正常,无明显梗阻及反流、逆行感染。抗反流机制建立的关键如下:吻合口无张力及梗阻,有坚固的逼尿肌支持隧道内输尿管,输尿管黏膜下隧道长度为输尿管直径的 4～5 倍,而游离出的膀胱黏膜的宽度与需要埋藏的输尿管的直径的比例维持在 2:1,保证有足够宽度,以防再植术后输尿管引流不畅。

2. 输尿管游离　游离输尿管时注意保护其供应血管,避免过分靠近输尿管或广泛游离,以保留尽可能多的输尿管旁组织内的血管侧支。向远端尽可能游离输尿管至最低位,保证足够的长度,为满足无张力吻合要求,必要时向近端游离。除非输尿管过度迂曲、吻合时存在张力,一般很少游离输尿管至超出其与髂总血管交界水平。

3. 输尿管末端裁剪　目前还存在争论。因小儿发育特点以及输尿管伸缩性较大,有学者认为术中裁剪对手术效果并无明显的影响。若输尿管直径太大,不裁剪则无法建立适当的膀胱黏膜下隧道;扩张输尿管直径大于 15 mm 或 20 mm 时需行裁剪,裁剪长度不应超过输尿管全长的 1/3;亦有学者采用输尿管折叠术缩窄低位输尿管,以减少对输尿管血供的破坏。输尿管末端裁剪术中操作难度大,可导致手术时间延长、并发症发生率增高,是该手术最大的技术瓶颈。为降低手术操作难度,术中可将剪断的输尿管拖出体外,对输尿管末端进行裁剪,再将输尿管移入体内并与膀胱吻合,但此方法不宜用于梗阻过长的输尿管,且将输尿管拖出体外需游离更长的输尿管,可能损伤输尿管供应血管而导致局部缺血。

4. 输尿管的长短　输尿管病变段长,势必造成可吻合的输尿管较短,不能形成很长的隧道。回肠代输尿管法适用于输尿管病变段较长的病例,但存在操作复杂、手术并发症多等不足。采用 2-0 可吸收线将膀胱肌层固定于腰小肌或腰大肌肌腱,实施腰大肌悬吊技术 (Psoas hitch 法),适用于输尿管狭窄段较长 (3 cm 以上) 的病例,可处理长度小于 10 cm 的狭窄或损伤;膀胱壁瓣技术 (Boari-flap 法) 联合应用腰大肌悬吊技术,可处理长度小于 15 cm 的狭窄或损伤,而改良"S"形裁剪膀胱瓣技术可处理最长达 20 cm 的狭窄或损伤。因此,尽量裁取较长的膀胱壁瓣,壁瓣基底与头部基本同宽,可形成相对较长的膀胱肌管,弥补短隧道抗反流效果差的不足。

5. 双 J 管的放置　扩张输尿管的双 J 管放置是手术另一个难点。双 J 管柔软易弯的头端容易在扩张的输尿管腔内弯曲而不进入肾盂。可尽量拉伸拉直输尿管,将双 J 管和导管沿着输尿管壁一同放入肾盂后再抽出导管。

6. 输尿管膀胱吻合　保持膀胱处于半充盈状态,以利于识别膀胱壁层次和解剖位置。准确选择输尿管膀胱的吻合口位置很重要,因为如果输尿管行于膀胱侧壁,膀胱充盈时会使输尿管成角,影响尿液引流。输尿管膀胱的吻合口应选择在原输尿管口上方、膀胱后侧壁,以防止输尿管扭曲成角;吻合口应足够大,以免狭窄。行输尿管膀胱吻合时,应先检查输尿管的长度和角度,避免张力和扭转。显露好膀胱切口和输尿管远端管壁的黏膜,间断或连续、对称、无张力缝合输尿管和膀胱黏膜。

六、术后处理

(1)术后注意严密监测患儿生命体征,监测 24 h 尿量及导尿管引流液性质,保持导尿管引流通畅,避免血凝块阻塞导尿管。术中留取肾盂内尿液,进行培养及药敏试验,可指导抗生素的选择;术后给予广谱抗生素预防感染。尽可能使用肾毒性低的药物;根据肾功能指标调整用药剂量。

(2)术后待肠功能恢复后可进食。

(3)使用镇痛药物(如阿片类药物)控制术后疼痛。

(4)行排尿期膀胱尿道造影排除膀胱漏尿,拔除导尿管。术后 1 周避免体力活动。如有留置双 J 管,术后 4~6 周经小儿膀胱镜取出。

(5)术后第 1、第 3 个月进行随访。术后第 1 个月行超声检查,术后第 3 个月复查排尿期膀胱尿道造影,了解反流控制情况,如存在肾盂肾炎样症状,随时复查。

七、并发症及其防治

(1)内脏损伤:可发生在套管穿刺过程中,必须在直视下安全和有效地插入套管。在暴露输尿管的过程中,周围组织、器官如肠管、输精管、子宫、附件等也可能受到损伤,在操作过程中需仔细解剖,轻柔操作。

(2)盆腔周围神经损伤:游离输尿管末端时,应避免过强的电凝,尽可能保留输尿管口周围神经,可有效预防术后尿潴留的发生。

(3)漏尿:术后最常见的并发症,行输尿管裁剪的病例更易发生漏尿。大多数只要保持双 J 管及导尿管引流通畅,可自行好转。少数患儿漏尿经久不愈,可形成尿性囊肿。因此,术中应注意保护输尿管血供,双 J 管管径合适,切忌过粗而压迫输尿管壁影响血液循环。

(4)术后感染:为避免逆行感染造成肾盂肾炎,手术前后给予抗生素预防感染,保持引流通畅,避免泌尿系统感染的发生。

(5)术后若仍存在持续膀胱输尿管反流,多为术中操作不当引起,例如,膀胱黏膜下隧道长度过短,不能起到抗反流作用。

八、技术现状及展望

机器人手术系统是腹腔镜技术的一场革新,为复杂性泌尿系统重建手术提供了崭新的机遇。该系统配置 3D 内镜镜头,可放大 10~15 倍,其 3D 视野清晰明亮,使术者几乎没有视觉死角,可显露开放手术也难以看清的视野;3D 显像更能辨认解剖结构的层次和毗邻关系,提升了手术精确度,促进了手眼协调配合,大大提升了术者的操控力;多关节的仿真机械臂 360°操作更适合泌尿系统重建手术;系统提供的软件可以过滤术者在静止时手部的震颤,使器官、血管的分离更加精细;先进的仿真软件可以缩短学习曲线,尤其适用于习惯行开放手术的外科医生。机器人手术系统给小儿泌尿外科腹腔镜手术带来了无限前景,但是其昂贵的成本限制了其广泛应用。

RALUR 目前仍处于起步阶段。该手术过程技术要求高,即使是对于有经验的腹腔镜手术和机器人手术外科医生,仍存在技术上的挑战。在迄今公布的初步研究中,该手术在小儿中的应用已被认为是可行的和成功的。RALUR 的主要并发症是尿潴留和输尿管损伤(输尿管梗阻或漏尿),前者是最常见的术后并发症。一些学者认为盆腔周围神经损伤可能是引起术后尿潴留的原因。Casale 等报道了 41 例双侧机器人膀胱外再植术,在机器人增强可视化下保留输尿管裂孔侧面的神经血管束,成功率高达 97.6%,无尿潴留或其他并发症发生。Kurtz 等回顾性分析了 1494 例开放性输尿管再植术(open ureteral reimplantation,OUR)和 108 例 RALUR,RALUR 组术后并发症发生率(13.0%)明显高于 OUR 组(4.5%)。有学者推测产生这种差异的原因可能与病例选择以及术者的学习曲线有关。尽管对于机器人手术是否能降低输尿管膀胱再植术相关并发症发生率尚不清楚,但已有证据表明 RALUR 可以缩短住院时间、降低患者对麻醉性镇痛药物的需求。未来需要进一步开展多中心和大样本研究,以评估 RALUR 对哪些特定的患者群体能够带来最大的手术益处。

参 考 文 献

[1] ELDER J S. Guidelines for consideration for surgical repair of vesicoureteral reflux [J]. Curr Opin Urol,2000,10(6):579-585.

[2] JANETSCHEK G,RADMAYR C,BARTSCH G. Laparoscopic ureteral anti-reflux plasty reimplantation. First clinical experience[J]. Ann Urol(Paris),1995,29(2):101-105.

[3] EHRLICH R M,GERSHMAN A,FUCHS G. Laparoscopic vesicoureteroplasty in children:initial case reports[J]. Urology,1994,43(2):255-261.

[4] OLSEN L H,DEDING D,YEUNG C K,et al. Computer assisted laparoscopic pneumovesical ureter reimplantation a. m. Cohen:initial experience in a pig model[J]. APMIS Suppl,2003(109):23-25.

[5] PETERS C A. Robotic assisted surgery in pediatric urology[J]. Pediatr Endosurg Innov Tech,2003,7(4):403-413.

[6] CASALE P,PATEL R P,KOLON T F. Nerve sparing robotic extravesical ureteral reimplantation[J]. J Urol,2008,179(5):1987-1989.

[7] KURTZ M P,LEOW J J,VARDA B K,et al. Robotic versus open pediatric ureteral reimplantation:costs and complications from anationwide sample[J]. J Pediatr Urol,2016,12(6):408. e1-408. e6.

[8] GRIMSBY G M,DWYER M E,JACOBS M A,et al. Multi-institutional review of outcomes of robot-assisted laparoscopic extravesical ureteral reimplantation[J]. J Urol,2015,193(5 Suppl):1791-1795.

[9] BOYSEN W R,AKHAVAN A,KO J,et al. Prospective multicenter study on robot-assisted laparoscopic extravesical ureteral reimplantation (RALUR-EV):outcomes and complications[J]. J Pediatr Urol,2018,14(3):262. e1-262. e6.

[10] GODBOLE P P. 小儿泌尿外科腔镜手术学[M]. 童强松,汤绍涛,译. 武汉:华中科技大学出版社,2013.

[11] GUNDETI M S. 小儿机器人及重建泌尿外科学(综合指南)[M]. 童强松,梅红,译. 武汉:华中科技大学出版社,2018.

（童强松）

第六节　腔静脉后输尿管手术

扫码看视频

一、概述

腔静脉后输尿管是一种罕见的泌尿系统畸形,1893 年有研究首次报道了由腔静脉后输尿管引起的输尿管梗阻。腔静脉后输尿管发病率为 1/(1000～1500),其中男性是女性的3～4 倍。其病因主要是胚胎时期下腔静脉发育异常导致输尿管走行和位置改变,也称为输尿管前腔静脉。在胚胎时期,后主静脉、上主静脉及下主静脉构成静脉环,肾在上升过程中经过此静脉环,其中后主静脉及上主静脉位于背侧、下主静脉位于腹侧。正常情况下,上主静脉发育为下腔静脉,下主静脉演变为生殖血管,后主静脉逐渐退化,当后主静脉腰椎段没有退化且演变为下腔静脉时,可引起输尿管走行异常。有两种类型的腔静脉后输尿管,Ⅰ型也称"低襻型",扩张的近端输尿管下降走行到第 3、第 4 腰椎水平,迂回似倒"J"形走行于下腔静脉后方;该类型比较常见,常常引起中-重度肾积水。Ⅱ型罕见,通常不引起输尿管梗阻,肾盂和输尿管上段或者肾盂输尿管连接处上方近乎水平经过下腔静脉后方;由于下腔静脉位于右侧,所以一般引起右侧肾积水,内脏转位患者可发生于左侧。

患者通常在 30 岁或 40 岁出现症状,表现为腰痛、泌尿系统感染或者由腔静脉后输尿管轻度梗阻引起的继发性结石。少数患者可在儿童期出现相似的临床症状。对于有症状的患者,治疗方法是切除狭窄段后将输尿管移位到下腔静脉前方进行 Anderson-Hynes 离断式肾盂输尿管成形术,传统方法是采用经腹腔入路或者经腹膜后入路开放手术。随着微创外科的发展,1994 年首次报道了腹腔镜手术治疗腔静脉后输尿管,2006 年 Gundeti 等首次报道了采用机器人手术治疗儿童腔静脉后输尿管,之后陆续有相关文献报道。其入路有经腹腔入路和经腹膜后入路,由于前者可以提供更大的操作空间,更多学者倾向于前者。Escolino 等通过对比研究提出微创外科应作为治疗腔静脉后输尿管的首选方式,其中机器人手术比腹腔镜手术更有优势。机器人手术有效地弥补了腹腔镜手术的不足,包括提供高度放大 3D 图像、术者自行调节手术视野、高度灵活的内腕关节,加强了操作的灵巧性、精确性和左右手协调性,这些都使得对输尿管的游离、病变切除和吻合更加容易,是治疗腔静脉后输尿管的一种安全、有效的手段。

二、适应证和禁忌证

当患者由于输尿管梗阻出现症状,和(或)中-重度肾积水时,建议外科手术矫正,包括横断输尿管并将其重新移位于下腔静脉前方,术中根据狭窄段输尿管决定切除输尿管的长度。

有报道腔静脉后输尿管分离困难时,可在保证无张力吻合的前提下原位保留病变段输尿管,将近端及远端输尿管移位至下腔静脉前方进行吻合。

三、术前准备

(1)完善术前常规检查:血型、血常规、生化、肝肾功能、凝血功能、感染筛查、尿常规、胸部X线及心电图。

(2)影像学检查:当B超检查发现异常时,加做泌尿系统CT增强扫描或磁共振尿路成像,静脉尿路造影或逆行肾盂造影亦可明确诊断,必要时可加做核素肾图,进一步了解分肾功能及便于术后随访对比。

四、体位及套管定位

1. 体位　气管内插管全身麻醉后,留置导尿管并夹闭导尿管(术中双J管置入完成后再开放),患儿腰部垫高,左侧45°斜卧位。

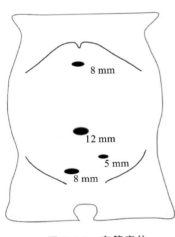

图 8-6-1　套管定位

2. 套管定位　以右侧腔静脉后输尿管手术为例,脐上置入12 mm套管作为镜头孔,在右上腹及右下腹距镜头孔5～8 cm处分别置入1个8 mm套管作为操作孔,左下腹置5 mm套管作为辅助孔(图8-6-1)。

五、手术步骤

(1)打开升结肠旁侧腹膜及右肾脂肪囊,显露右肾、右侧肾外肾盂,游离并显露右侧上段扩张的输尿管及下腔静脉(图8-6-2)。

(2)经腹壁缝线提吊扩张的输尿管(图8-6-3),游离部分下腔静脉。在下腔静脉右侧于上段输尿管扩张处斜向剪断上段输尿管(图8-6-4),将远端输尿管自下腔静脉后方上提至下腔静脉前方(图8-6-5),剪去狭窄段输尿管,纵向剪开远端输尿管外侧约1 cm以备吻合(图8-6-6)。

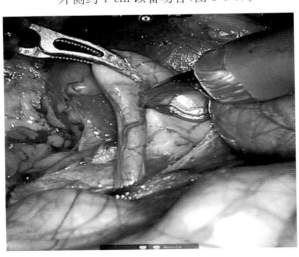

图 8-6-2　游离并显露扩张的输尿管及下腔静脉

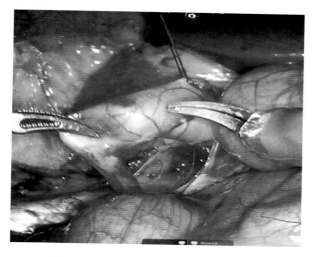

图 8-6-3　经腹壁缝线提吊扩张的输尿管

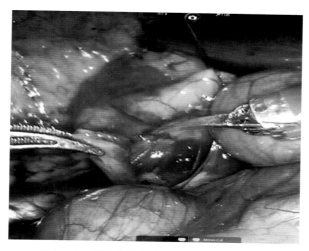

图 8-6-4　于狭窄段上方斜向剪断上段输尿管

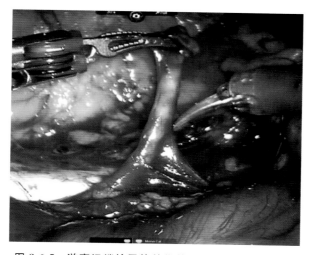

图 8-6-5　游离远端输尿管并将其上提至下腔静脉前方

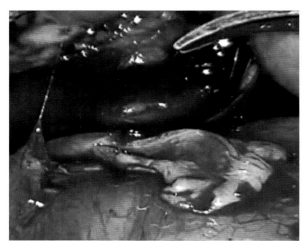

图 8-6-6　纵向剪开远端输尿管外侧约 1 cm 以备吻合

（3）用 5-0 或 6-0 单股薇乔线行近远端输尿管端端吻合，先缝合肾盂与输尿管后壁（图 8-6-7），经 F14 套管从腹壁置入双 J 管（图 8-6-8）（根据患儿年龄、身高选择不同型号）。双 J 管置入完成后开放导尿管，剪去狭窄段输尿管（图 8-6-9），修剪吻合口前壁后连续缝合吻合口前壁（图 8-6-10、图 8-6-11）。

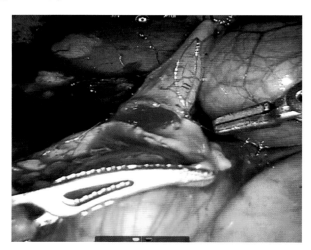

图 8-6-7　用单股薇乔线连续缝合肾盂与输尿管后壁

（4）检查手术视野无活动性出血后，经右下腹 8 mm 套管放置腹腔引流管。

六、术后处理

术后予二代头孢菌素类抗生素预防性抗感染 2～3 天。术后当天患儿清醒后可进流质饮食，第 2 天进半流质饮食。术后第 2 天确认腹腔引流量少后可拔除腹腔引流管，术后第 3 天拔除导尿管，术后第 4 天可出院。嘱患儿多饮水，出院后可口服低剂量二代头孢菌素类抗生素预防泌尿系统感染至双 J 管拔除。术后 4～6 周拔除双 J 管。双 J 管拔除后第 1、第 3、第 6 个月复查泌尿系统彩超。

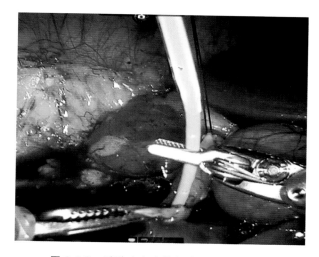

图 8-6-8　后壁吻合完毕经腹壁置入双 J 管

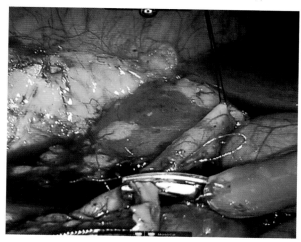

图 8-6-9　剪去狭窄段输尿管

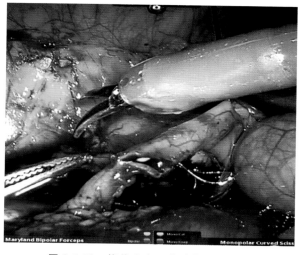

图 8-6-10　修剪吻合口前壁使对合整齐

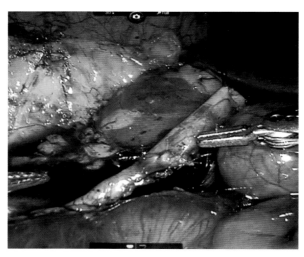

图 8-6-11　连续缝合吻合口前壁

七、并发症及其防治

1.尿外渗　多由吻合技术不熟练或术后双 J 管堵塞引起,可行超声引导下肾盂穿刺引流,引流通畅后吻合口多可自行愈合。

2.吻合口狭窄　随着吻合技术的进步及双 J 管的留置,吻合口狭窄的发生率逐渐降低。一旦出现术后吻合口狭窄,可考虑行机器人辅助再次离断式肾盂输尿管成形术。笔者所在医疗组已进行多例机器人手术治疗肾盂输尿管成形术后再狭窄患儿,效果良好。

3.腹腔出血　多由下腔静脉损伤出血所致,罕见,可发生致命性结果。一旦出现,需果断中转为开放手术。

八、技术现状及展望

机器人手术系统辅助治疗腔静脉后输尿管是一种安全、有效的手段,且可以减少患儿创伤,患儿术后住院时间短、外观满意。随着单孔机器人辅助系统的推广和术中导航技术的引进,其可做到更加微创和疗效进一步提高。

参 考 文 献

［1］　RATKAL J M,JADHAV R,NAIQUE DESSAI R R. Circumcaval ureter—the paradigm shift in diagnosis and management［J］. Indian J Surg,2016,78(1):37-40.

［2］　PERIMENIS P,GYFTOPOULOS K,ATHANASOPOULOS A,et al. Retrocaval ureter and associated abnormalities［J］. Int Urol Nephrol,2002,33(1):19-22.

［3］　BATESON E M,ATKINSON D. Circumcaval ureter:a new classification［J］. Clin Radiol,1969,20(2):173-177.

［4］　SIMFOROOSH N,NOURI-MAHDAVI K,TABIBI A. Laparoscopic pyelopyelostomy for retrocaval ureter without excision of the retrocaval segment:first report of 6 cases ［J］. J Urol,2006,175(6):2166-2169.

［5］ LEROY T J,THIEL D D,IGEL T C. Robot-assisted laparoscopic reconstruction of retrocaval ureter:description and video of technique［J］. J Laparoendosc Adv Surg Tech A,2011,21(4):349-351.

［6］ GUNDETI M S,DUFFY P G,MUSHTAQ I. Robotic-assisted laparoscopic correction of pediatric retrocaval ureter［J］. J Laparoendosc Adv Surg Tech A,2006,16(4):422-424.

［7］ AHMED M,ALHASSAN A,SADIQ M A,et al. Variable presentation of retrocaval ureter:report of four cases and review of literature［J］. Niger Postgrad Med J,2017, 24(2):126-129.

［8］ 谢钧韬,高文宗,李作青,等.达芬奇机器人辅助手术治疗肾盂输尿管整形术后再狭窄［J］.中华小儿外科杂志,2019,40(9):821-825.

［9］ 徐哲,谢钧韬,高文宗,等.达芬奇机器人手术治疗小儿肾积水的初步经验［J］.中华腔镜泌尿外科杂志(电子版),2017,11(3):9-12.

［10］ 谢钧韬,高文宗,李作青,等.达芬奇机器人辅助手术治疗儿童双侧肾盂输尿管连接部狭窄［J］.临床小儿外科杂志,2021,20(3):257-262.

［11］ 谢钧韬,高文宗,李作青,等.达芬奇机器人辅助手术治疗儿童输尿管上段纤维上皮息肉［J］.中华小儿外科杂志,2020,41(6):531-535.

［12］ DRAIN A,JUN M S,ZHAO L C. Robotic ureteral reconstruction［J］. Urol Clin North Am,2021,48(1):91-101.

（徐 哲）

第七节 膀胱后中线囊肿切除术

扫码看视频

一、概述

膀胱后中线囊肿是一个描述性概念,并不是一种疾病。其主要包含前列腺小囊囊肿(prostatic utricle cyst)及米勒管囊肿(Müllerian duct cyst)。此外,男性膀胱后中线囊肿还包含精囊囊肿、前列腺稽留囊肿、射精管囊肿、输精管囊肿、尿道球腺囊肿等多种囊肿。本节讨论的膀胱后中线囊肿主要是指在小儿中更多见的前列腺小囊囊肿及米勒管囊肿。前列腺小囊囊肿是由胎儿发育过程中睾酮作用不足导致的尿生殖窦退化不全;而米勒管囊肿则是由抗米勒管激素分泌不足或受体不敏感导致的胚胎米勒管退化不全。这两类囊肿常常与尿道下裂和性发育异常相关,多数患儿合并外生殖器发育异常。当然,也有部分患儿患有米勒管永存综合征,而外生殖器外观正常。由于部分膀胱后中线囊肿短期内可能不会导致明确危及健康的情况,且处理这类囊肿可能会损害精道通畅性,因此,对于前列腺小囊囊肿及米勒管囊肿的处理存在一定争议。目前多数学者同意对有症状的膀胱后中线囊肿可以进行手术治疗。1958 年 Spence 等报道了开放性前列腺小囊囊肿或米勒管囊肿切除术,21 世纪逐渐有学者报道经腹腔的腹腔镜手术以及机器人手术治疗膀胱后中线囊肿。

二、适应证和禁忌证

1.适应证

（1）存在反复的泌尿系统感染或附睾炎，保守治疗效果不佳（如存在尿道梗阻应首先解除梗阻）。

（2）合并假性尿失禁，影响生活质量。

（3）合并囊肿内结石。

（4）明确的囊肿导致的反复血尿，影响生活质量。

（5）巨大囊肿，引起排尿或排便梗阻症状。

（6）囊肿恶变。

（7）经多学科会诊确认按男性抚养，家长充分知情后要求切除米勒管残件与囊肿。

2.禁忌证

（1）尚未控制的泌尿系统或腹腔感染。

（2）腹腔广泛粘连。

三、术前准备

膀胱后中线囊肿患儿中有相当一部分合并内分泌功能异常，该手术常常涉及精道，可能需要进行精道重建或者术后会出现精道通畅性的丧失。因此，手术前需要对患儿进行准确的遗传内分泌评估，评价患儿成年后的生育潜能并与患儿或其监护人进行充分沟通。存在性发育异常需要考虑性别选择者需经多学科会诊评估后再进一步治疗。

排尿期膀胱尿道造影或逆行膀胱尿道造影、盆腔超声、下腹部 CT 或 MRI 等都有助于了解膀胱后中线囊肿的情况。其中盆腔超声可以作为有复杂尿道下裂、反复附睾炎等可疑病史患儿的一般筛查工具。排尿期膀胱尿道造影可以较好地显示囊肿的位置、大小及与膀胱、后尿道的关系，对确诊和手术计划的制订有帮助。但应注意，有部分患儿囊肿与后尿道可能以细小通道交通，排尿期膀胱尿道造影不一定能显示囊肿的存在，同时行逆行膀胱尿道造影可以提高检出率。下腹部 CT 或 MRI 可以很好地显示囊肿的位置、大小及与周围器官的毗邻关系，但应注意当囊肿巨大时在 CT 或 MRI 上易与其他盆腔肿物相混淆。笔者曾处理过因囊肿巨大在其他医院以肿瘤进行手术，开腹后发现与术前评估相差甚远而关腹后再次来我院手术治疗的患儿。所以，需要强调下尿路造影检查与 CT 或 MRI 等检查的组合使用，以实现术前准确评估。

如果存在泌尿系统或腹腔感染，需要进行积极对症抗感染治疗，待感染完全控制后方可手术。术前可遵循加速术后康复（enhanced recovery after surgery，ERAS）理念进行必要准备，不需要常规留置胃管，对无便秘等症状的患儿也不需要进行灌肠处理，仅术前排尽大便即可。对有便秘症状者则应进行灌肠等必要的肠道准备。

四、体位及套管定位

患儿取截石位，视情况可以调节头低脚高角度。本手术常规可以两机械臂完成，依据术者习惯可以选择安排或不安排辅助孔。镜头孔套管多置于脐部（环脐弧形切口或劈脐切口），1、2 号机械臂操作孔可呈扇形分布于双侧腹直肌外缘（图 8-7-1）。为保障各机械臂之间最小距离,可以根据患儿体型及年龄略微调整套管位置。

五、手术步骤

1. 预备操作　术前膀胱尿道镜检查不是必需操作,但推荐术前进行该项检查(图 8-7-2、图 8-7-3)。一方面,可以进一步了解有无子宫颈结构,以明确诊断,区分前列腺小囊囊肿与米勒管囊肿。另一方面,对于容积不大的囊肿,可以镜下留置硬质导管以指引并发现囊肿。手术开始前应常规留置导尿管。

2. 囊肿显露　机器人手术系统对接完毕,通过导尿管排空膀胱。将膀胱悬吊于前腹壁以充分显露病变部位。打开膀胱后方正中盆底腹膜,显露囊肿(图 8-7-4)。对于体积较小的囊肿,沿着输精管或输卵管向远侧分离,辅以术前留置硬质导管的指引,多可发现囊肿。

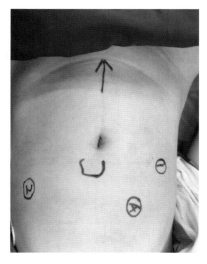

图 8-7-1　套管定位

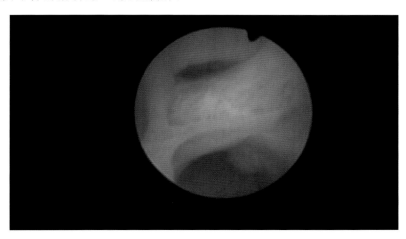

图 8-7-2　膀胱尿道镜检查结果(一)

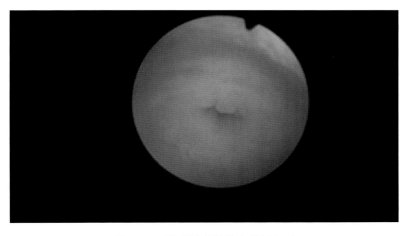

图 8-7-3　膀胱尿道镜检查结果(二)

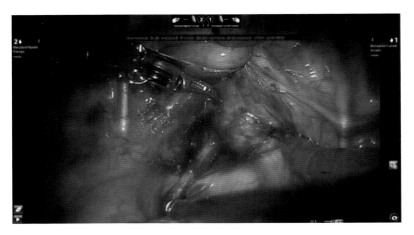

图 8-7-4　显露囊肿

3. 囊肿切除　显露囊肿顶部后以适当张力牵拉囊肿下沿表面向盆底深部逐步分离囊肿
（图 8-7-5）。膀胱后中线囊肿血管分布与女性子宫血管分布类似，呈网状分布于左右两侧。
发生过感染的囊肿，与周围组织多粘连紧密、血供丰富，操作过程中应避免损伤膀胱颈及直
肠等毗邻组织并做好止血操作。接近尿道时，分离应冷热结合、钝锐结合，避免对尿道造成
显著的热损伤。囊肿分离至接近尿道处可以离断囊肿。为准确判断囊肿离断位置，建议术
中剪开囊肿前壁，以术前留置的导尿管为标志，判断囊肿离断位置到后尿道的距离。对于有
精道重建需求的患儿，将精道断端吻合在囊肿后尿道侧切缘处；对于无精道重建需求的患
儿，缝合囊肿远端切缘，让后尿道成形即可。取出标本，留置盆腔引流管后完成手术。

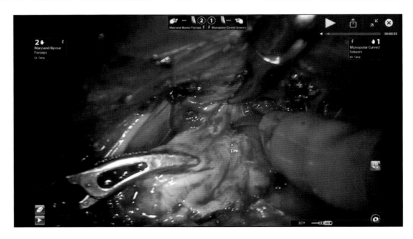

图 8-7-5　分离囊肿

4. 输精管的处理　无论是米勒管囊肿还是前列腺小囊囊肿，都可能与双侧输精管关系
紧密。手术过程中要保持输精管的通畅很困难，有时甚至是不可能的。术前应与患儿或其
监护人进行充分沟通。对于米勒管囊肿患儿，经遗传内分泌评估预期生育潜能差，如果术中
见输精管与囊肿关系紧密，予以切断后不必再行吻合或精道重建；对于有生育潜能的前列腺
小囊囊肿患儿，有维持精道通畅需求时可以术中进行精道重建操作。精道重建有两种方式，
一种方式是在双侧输精管汇入囊肿处予以离断，松解外围，囊肿切除时在汇入尿道处保留短
段后壁，将双侧输精管以 7-0 可吸收线缝合固定于囊肿残端内壁，再将囊肿残端后壁上翻与

尿道缺损缝合,完成吻合。另一种方式是笔者目前应用较多的方法,前列腺小囊囊肿存在时,双侧输精管往往汇入囊肿的顶端,切除囊肿时,连同双侧输精管切断囊肿顶壁,继而向远侧尿道方向分离并紧贴尿道后壁切除囊肿,双侧输精管外围松解后,连同囊肿顶壁向下以加盖方式与尿道后壁的缺损吻合,完成接近解剖式重建(图 8-7-6)。

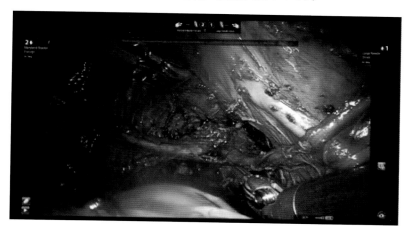

图 8-7-6 尿道后壁重建

六、术后处理

术后保持导尿管及盆腔引流管通畅,给予常规对症支持治疗。引流管无明确引流液后可拔除。导尿管留置 7～10 天后可视情况拔除,如术中可疑后尿道有较明显的热损伤,导尿管可保留 2～3 周后拔除。

七、并发症及其防治

1. 吻合口瘘 该手术最常见的术后近期并发症是吻合口瘘。其主要表现为盆腔引流管持续尿液引出。如引流不通畅或者未留置盆腔引流管则表现为腹胀、腹痛。部分患儿可能会因尿腹而出现发热、呕吐等症状。吻合口瘘出现的主要原因是吻合技术问题,也有引流不通畅、未留置导尿管或过早拔除导尿管等原因。除了强调术中有效严密缝合外,术前留置导尿管、术后保持导尿管及盆腔引流管引流通畅能够有效预防吻合口瘘的发生。在存在有效膀胱及腹腔引流的前提下如果出现吻合口瘘,给予必要的对症支持治疗多数预后良好。

2. 出血及感染 术后出血的防治最主要的是术中做好止血工作。保持导尿管及盆腔引流管引流通畅可以有效防止术后感染及吻合口瘘的发生。术后如出现手术相关部位感染,除保持引流通畅外应给予敏感抗生素抗感染治疗,并保证足够营养等一般支持治疗。

3. 毗邻组织器官损伤及功能障碍 膀胱后中线囊肿毗邻膀胱及直肠,这两个器官也是较常见的损伤部位。充分有效的手术视野暴露和轻柔的操作可以有效避免手术操作中的直接损伤。除此之外,还应该注意频繁使用电剪等能量止血器械带来的盆腔神经损伤,进而可能带来的膀胱或直肠功能障碍。

4. 其他 远期并发症可能有后尿道狭窄、反复发作的残余囊肿感染或者泌尿系统感染、附睾炎、睾丸炎。这些并发症多数可能与囊肿离断位置不合适有关。机器人辅助腹腔镜膀胱后中线囊肿切除术中应保证后尿道光滑平整、管径规整,避免大囊肿变小囊肿或者切除过多导致后尿道狭窄。

八、技术现状及展望

男性患儿膀胱后中线囊肿的外科处理以前报道较多的是开放手术或者腹腔镜下的囊肿切除术。开放手术的困难在于无论采用经腹腔途径还是采用经会阴途径切除囊肿,囊肿都显露困难,腹腔镜手术相较开放手术囊肿显露更充分,囊肿切除效果更好。但没有学者讨论囊肿切除术中的精道重建问题。虽然有部分学者声称可以在手术过程中保护输精管不被离断,但这种情况基本只见于部分米勒管囊肿切除术。2020 年,毛宇等首次报道了机器人辅助腹腔镜下切除前列腺小囊囊肿并同期行双侧精道重建,在远期生育潜能的保护方面做了有益尝试。但该手术重建的精道能否长期维持通畅还需要长期随访,精道重建后的反流性附睾炎问题也应严密观察。

参 考 文 献

[1] SPENCE H M，CHENOWETH V C. Cysts of prostatic utricle（Müllerian duct cysts）：report of two cases in children，each containing calculi，cured by retropubic operation[J]. J Urol,1958,79(2):308-314.

[2] RITCHEY M L，BENSON R C，KRAMER S A，et al. Management of Müllerian duct remnants in the male patient[J]. J Urol,1988,140(4):795-799.

[3] KATO H，KOMIYAMA I，MAEJIMA T，et al. Histopathological study of the Müllerian duct remnant：clarification of disease categories and terminology[J]. J Urol,2002,167(1):133-136.

[4] JUÁREZ SOTO A，RIBÈ SUBIRÀ N，MANASIA P，et al. Classification of cystic structures located at the midline of the prostate：our experience[J]. Arch Ital Urol Androl,2004,76(2):75-79.

[5] PUPPO V，PUPPO G. Male vagina is a more accurate term than prostatic utricle [J]. Int J Urol,2016,23(1):108.

[6] LOTTI F，CORONA G，COCCI A，et al. The prevalence of midline prostatic cysts and the relationship between cyst size and semen parameters among infertile and fertile men[J]. Hum Reprod,2018,33(11):2023-2034.

[7] COPPENS L，BONNET P，ANDRIANNE R，et al. Adult Müllerian duct or utricle cyst：clinical significance and therapeutic management of 65 cases[J]. J Urol,2002, 167(4):1740-1744.

[8] AMINSHARIFI A，AFSAR F，PAKBAZ S. Laparoscopic management of Müllerian duct cysts in infants[J]. J Pediatr Surg,2011,46(9):1859-1864.

[9] JIA W，LIU G C，ZHANG L Y，et al. Comparison of laparoscopic excision versus open transvesical excision for symptomatic prostatic utricle in children[J]. J Pediatr Surg,2016,51(10):1597-1601.

[10] POISE S，EDELBROCK H. Prostatic utricular enlargement as a cause of vesical outlet obstruction in children[J]. J Urol,1968,100(3):329-332.

[11] LIU B，HE D W，ZHANG D Y，et al. Prostatic utricles without external genital

anomalies in children：our experience，literature review，and pooling analysis[J]. BMC Urol,2019,19(1):21.

[12] LIMA M，MAFFI M，DI SALVO N，et al. Robotic removal of Müllerian duct remnants in pediatric patients：our experience and a review of the literature[J]. Pediatr Med Chir,2018,40(1):27-30.

[13] 毛宇,覃道锐,夏梦,等.机器人辅助腹腔镜下切除前列腺小囊并同期行精道重建的初步探讨[J].中华小儿外科杂志,2020,41(3):197-200.

（唐耘熳　覃道锐）

第八节　膀胱憩室手术

扫码看视频

一、概述

膀胱憩室（bladder diverticula，BD）大多为先天性的。由于膀胱肌层存在局限性的薄弱或裂隙,膀胱黏膜和部分肌纤维在膀胱的压力下向外突而形成膀胱憩室。有报道因泌尿系统症状行影像学检查的患儿中约 1.7% 存在膀胱憩室。胎儿在子宫内及出生后高排尿压力是膀胱憩室发生的潜在因素,男性患儿居多。膀胱肌层缺陷的位置和范围决定了憩室所在的位置和开口的大小。膀胱憩室多数发生在膀胱三角区边缘,呈圆形或卵圆形。小儿膀胱憩室也可继发于膀胱出口阻塞引起的膀胱内高压,常见病因有后尿道瓣膜、尿道狭窄以及逼尿肌-括约肌协同失调等。极少数膀胱憩室由医源性损伤引起,如抗反流术导致局部膀胱肌层薄弱或缺损。膀胱憩室常影响输尿管开口部和壁间段的功能而导致不同程度的膀胱输尿管反流（vesicoureteral reflux，VUR）。膀胱憩室最常见的临床症状是泌尿系统感染,此外,充盈的憩室可能压迫输尿管及膀胱颈而造成梗阻症状,继发憩室周围纤维化、感染、结石、遗尿等。尽管膀胱憩室可以通过超声、CT 和静脉尿路造影发现,但排尿期膀胱尿道造影是诊断膀胱憩室的金标准,同时其还可以证实有无上、下尿路梗阻和膀胱输尿管反流的存在。

对于小儿膀胱憩室的手术干预仍存有争议,有学者主张早期进行手术,也有学者认为应在出现典型及复杂的临床表现后再行手术。憩室直径大于 3 cm 是大多数学者公认的手术指征。手术旨在切除膀胱憩室,同时解除尿路梗阻,以及对膀胱输尿管反流的患儿行抗反流输尿管膀胱再植术。膀胱憩室的手术治疗最早由 Young 于 1906 年实施,随着腹腔镜的出现,腹腔镜膀胱憩室切除术在成人和儿童中广泛开展,主要方式有经腹腔入路及经腹膜外入路。腹腔镜手术以其安全、创伤小的特点成为目前主要的手术方式。2009 年,Joshua 等报道了第一例行机器人辅助腹腔镜膀胱憩室切除术的患儿,之后,机器人辅助腹腔镜手术在小儿膀胱憩室中成功应用的报道越来越多。相较于腹腔镜,机械臂在空间狭小的盆腔操作更为有利,同时机械臂操作的灵活性也使得缝合更加容易,再加上 3D 及高倍视野,大大降低了手术难度,使患儿创伤降至最低,更有利于患儿的恢复。

二、适应证和禁忌证

1.适应证　直径大于 3 cm 的膀胱憩室或合并反复泌尿系统感染、结石、排尿障碍、恶变、重度膀胱输尿管反流等症状的膀胱憩室。

2.禁忌证　神经源性膀胱和后尿道瓣膜所致的多个膀胱憩室;无法耐受手术。

三、术前准备

(1)术前检查包括血常规、尿常规、大便常规,肝肾功能、电解质、凝血功能、心电图、胸部X线、心脏B超、泌尿系统B超、排尿期膀胱尿道造影等。

(2)术前若有泌尿系统感染,行尿培养后根据药敏试验结果行抗感染治疗,控制感染后再行手术治疗。

(3)术前常规6 h禁食、4 h禁饮,术前当晚行普通灌肠1次,术前留置导尿管。

四、体位及套管定位

1.麻醉　气管内插管全身麻醉。

2.体位　仰卧位,患儿臀部可垫高。术中调整体位,头低脚高且与水平面成30°角。

3.套管定位　脐上缘、脐下两横指与两侧锁骨中线交点稍靠外各放置1个套管,辅助孔设置于镜头孔与一侧操作孔之间(图8-8-1)。

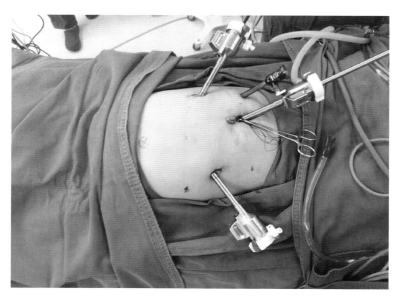

图8-8-1　套管定位

五、手术步骤

(1)探查盆腔,找到膀胱憩室(图8-8-2),显露膀胱憩室,从膀胱憩室颈部切开(图8-8-3),观察膀胱内分界(图8-8-4),紧贴膀胱内分界游离膀胱憩室。

(2)打开膀胱憩室后,明确膀胱憩室与输尿管开口处的位置关系,必要时可于手术前放置输尿管导管,仔细沿膀胱憩室颈部完整切除膀胱憩室(图8-8-5)。

(3)再次检查输尿管开口位置,避免缝合损伤输尿管,用3-0可吸收线连续全层缝合膀胱(图8-8-6)。

(4)仔细检查膀胱周围组织及血管有无损伤,观察有无出血,冲洗创面后,放置盆腔引流管(图8-8-7)。

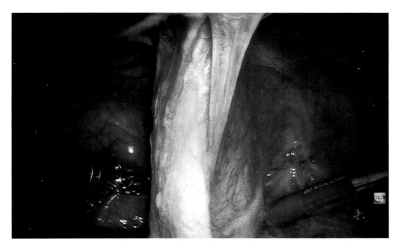

图 8-8-2 膀胱憩室

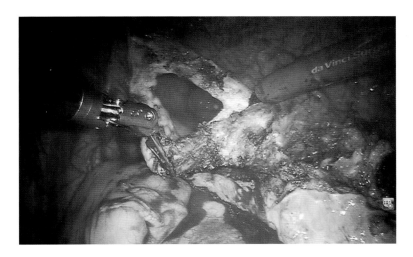

图 8-8-3 切开膀胱憩室颈部

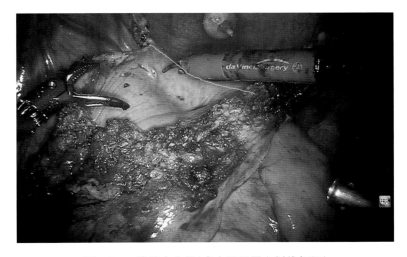

图 8-8-4 膀胱内分界(术中显示屏上划线标记)

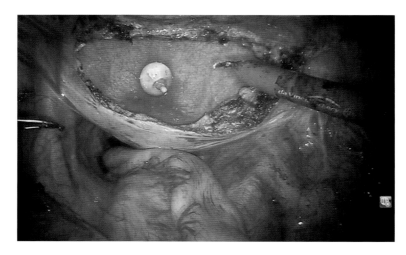

图 8-8-5　完整切除膀胱憩室

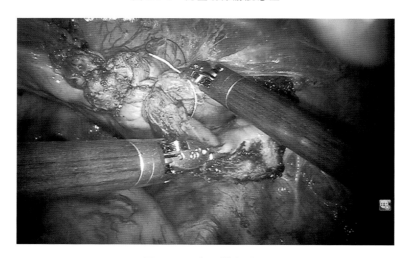

图 8-8-6　全层缝合膀胱

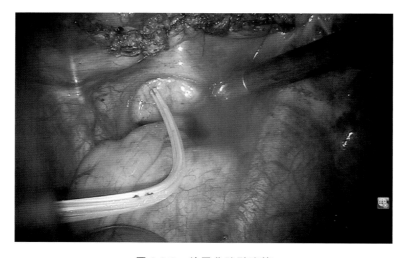

图 8-8-7　放置盆腔引流管

（5）解除气腹，移除机械臂，拔出套管，缝合切口。

六、术后处理

（1）盆腔引流管如无明显引流液，可于 24 h 后拔除。

（2）术后抗感染治疗 48 h。

七、并发症及其防治

1. 出血 术中仔细操作，严密止血，注意保护重要血管，缝合时注意无张力缝合。

2. 感染 常见感染包括泌尿系统感染、切口感染，术后常规应用抗生素治疗，切口及时更换敷料。

3. 漏尿 术后留置导尿管 1 周，必要时拔除导尿管前行 B 超或膀胱造影检查评估有无漏尿，无漏尿可拔除导尿管。

4. 输尿管、肠道损伤 此并发症极少发生；机器人手术系统的 3D 视野、10～15 倍的放大倍数有助于清晰辨别直肠周围筋膜、重要血管、神经及输尿管，使相应的损伤发生率降低。

八、技术现状及展望

单纯膀胱憩室行机器人辅助切除术相较于普通腹腔镜手术无明显优势，但若同时处理膀胱输尿管反流、严重粘连，借助机器人高清高倍 3D 视野可更安全便捷地操作，便于更多医生掌握该技术。

参 考 文 献

［1］ PSUTKA S P，CENDRON M. Bladder diverticula in children［J］. J Pediatr Urol，2013，9（2）：129-138.

［2］ SILAY M S，KOH C J. Management of the bladder and calyceal diverticulum：options in the age of minimally invasive surgery［J］. Urol Clin North Am，2015，42（1）：77-87.

［3］ EYRAUD R，LAYDNER H，AUTORINO R，et al. Robot-assisted laparoscopic bladder diverticulectomy［J］. Curr Urol Rep，2013，14（1）：46-51.

［4］ SINHA A，PATHAK M，VIG A，et al. Robotic surgery in paediatric patients：our initial experience and roadmap for successful implementation of robotic surgery programme［J］. J Minim Access Surg，2021，17（1）：32-36.

［5］ KOEHNE E，DESAI S，LINDGREN B. Robot-assisted laparoscopic diverticulectomy with ureteral reimplantation［J］. J Pediatr Urol，2020，16（4）：508-509.

［6］ CHRISTMAN M S，CASALE P. Robot-assisted bladder diverticulectomy in the pediatric population［J］. J Endourol，2012，26（10）：1296-1300.

［7］ THÜROFF J W，ROOS F C，THOMAS C，et al. Robot-assisted laparoscopic bladder diverticulectomy ［J］. BJU Int，2012，110（11）：1820-1836.

（张 文 李 庚）

第九节　膀胱尿道成形术

扫码看视频

一、概述

膀胱尿道成形术是先天性输尿管膀胱连接部异常的手术治疗手段。原发性膀胱输尿管反流和先天性梗阻性巨输尿管症是较为常见的先天性输尿管膀胱连接部异常。原发性膀胱输尿管反流是儿童常见的先天性泌尿系统畸形，发病率为 0.4%～1.8%。一般情况下，因为大多数膀胱输尿管反流患儿的症状会逐渐自发消退，所以对低级别(I～Ⅲ级)的膀胱输尿管反流主张行保守治疗。临床上有部分高级别膀胱输尿管反流患儿因逐渐加重的肾盂输尿管积水和反复的泌尿系统感染，肾功能逐渐恶化，这种情况下，外科手术干预成了最根本的手段。

先天性梗阻性巨输尿管症多见于儿童，当儿童的输尿管直径大于 7 mm 时，即可诊断为巨输尿管症。巨输尿管症可分为反流性、梗阻性、非梗阻非反流性及梗阻反流性，其中反流性及非梗阻非反流性巨输尿管症的治疗主张手术治疗，而是否对梗阻性巨输尿管症患儿进行手术治疗尚存一定的争议，但膀胱尿道成形术仍是挽救患儿肾功能的一种有效治疗手段。

目前，机器人手术在儿童人群中主要应用于针对上尿路的肾盂成形术，而儿童下尿路的机器人手术，因受儿童腹腔空间狭小和下尿路器官难以显露的限制，目前尚未大规模开展。对于传统开放手术、腹腔镜手术和机器人手术的选择问题，主要取决于患儿基本情况和医疗中心的设施配备，更重要的因素是术者的经验。近年来，小儿泌尿外科医生开发了多种微创膀胱尿道成形术术式，常见的有膀胱内途径的 Cohen 术式、Glenn-Anderson 术式、Politano-Leadbetter 术式等与膀胱外途径的 Lich-Gregoir 术式等。由于对腹腔镜和机器人小儿膀胱尿道成形术的研究文献较少，目前还无法确定哪种术式预后更好或并发症更少。机器人手术在提供视野深度和利于缝合方面更有优势：研究显示在外科手术过程中，机器人手术系统的 3D 视野有助于缩短手术时间和降低出错率；采用机器人手术系统的腹腔镜下打结和缝合的学习曲线更短；技能训练方面的研究显示改善非惯用手的操作可能使得双手同利。2003年 Yohannes 等报道了第一例人体的机器人辅助腹腔镜膀胱尿道成形术。Hemal 等在 2009年报道了机器人膀胱尿道成形术治疗巨输尿管症。目前，机器人辅助腹腔镜膀胱尿道成形术多采用膀胱外途径的 Lich-Gregoir 术式，该术式的主要优势是不需要打开膀胱，不改变输尿管正常的解剖走行，并能达到良好的抗反流效果。现将该术式介绍如下。

二、适应证和禁忌证

1. 适应证

(1)各种原因导致的盆腔以下输尿管狭窄或闭锁性梗阻(病变段不长于 3 cm)：先天性输尿管狭窄、医源性创伤性狭窄、炎性或结核性狭窄。

(2)输尿管异位开口、输尿管囊肿、部分梗阻性巨输尿管症。

(3)保守治疗或内镜治疗失败后输尿管狭窄并结石。

(4)Ⅳ～Ⅴ级膀胱输尿管反流。

2. 禁忌证

(1)输尿管下端肿瘤或膀胱肿瘤引起的输尿管膀胱连接部梗阻。

(2)神经源性膀胱功能障碍和泌尿系统感染，术前必须给予相应治疗。

（3）膀胱容量过小为相对禁忌证。

三、术前准备

（1）实验室检查包括血常规、尿常规、肝肾功能、电解质、凝血功能等，术前尿常规显示感染者需行尿培养以及药敏试验，并使用敏感抗生素治疗。

（2）行常规影像学检查包括泌尿系统 B 超和磁共振尿路成像（MRU）了解肾积水程度、明确梗阻部位，利尿性肾动态显像评估双肾分肾功能，排尿期膀胱尿道造影了解膀胱输尿管反流情况。

（3）对膀胱输尿管反流患儿，术前还需要行尿流动力学检查，同时需要排除继发性膀胱输尿管反流。

（4）术前当晚及手术当天回流灌肠。术前留置胃肠减压管、导尿管、肛管等可不纳入常规术前准备范畴，主要依据术者习惯而定。

（5）术前半小时预防性应用抗生素。

四、手术步骤

（一）麻醉和体位

患儿取截石位（图 8-9-1），下垫保温毯，下肢受力部位用海绵垫衬垫；双侧上肢取自然下垂位（手掌朝上，避免尺神经损伤与麻痹），用肩带固定于手术床（避免头低位时患儿移动）；头下垫软敷料贴，用小三脚架保护头面部（避免术中机械臂碰撞头部）。

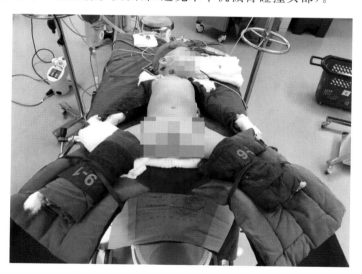

图 8-9-1　手术体位

（二）套管定位

术前留置胃管与导尿管，经脐（或脐上）置入 8.5 mm 套管（大于 10 岁或体型较大者可采用 12 mm 套管）作为镜头孔，镜头孔与耻骨联合的距离大于 6 cm。建立气腹，维持气腹压力为 8～10 mmHg。直视下于镜头孔左、右侧约 6 cm 处各置入 1 个 5 mm 套管作为操作孔，于右侧锁骨中线与 1 号机械臂操作孔垂直距离约 3 cm 处置入 1 个 5 mm 套管作为辅助孔，术中根据具体情况及助手医生与主刀医生操作习惯选择适当增加辅助孔，用丝线将各孔套管固定(图 8-9-2)。文献报道要求各操作孔间距大于 8 cm,镜头孔距离耻骨联合需大于 10 cm,笔者的经验表明镜头孔距离耻骨联合大于 6 cm 即可满足术中较好手术视野要求。如患儿年龄较小(脐至耻骨联合的距离不足 6 cm),可将镜头孔沿正中线向头侧移动,两操作孔采用 5 mm 器械,操作孔与镜头孔间距离大于 6 cm,即可避免机械臂间碰撞,辅助孔置于右侧锁骨中线与 1 号机械臂操作孔垂直距离约 3 cm 处。该操作孔设计几乎可以满足各个年龄段儿童手术要求,对于双侧手术同期进行者,无需重新建立操作孔,只需于原辅助孔位置对称处设置另一辅助孔即可完成手术。如术中切除标本过大,可从经脐镜头孔或者切开延长经腹横纹操作孔取出,术后瘢痕均掩盖于天然皱褶处。如术中需中转为开放手术,该体位亦很方便,可直接中转,无需变换体位。将各套管与机械臂对接,由气腹管进气更换至辅助孔进气,腹腔镜镜头 30°朝下。机器人辅助腹腔镜手术术中经常会碰到镜头起雾模糊视野而干扰手术进程的情况,特别是在处理术中并发症时如视野不清晰可能会导致不良结果。根据笔者的临床经验,可将气腹管与辅助孔连接(补气流速设置为最高),同时将镜头孔机械臂的进气孔打开以形成一个微小的气流循环,体内因电凝、电切过程产生的烟雾可从镜头孔排出(如烟雾过大亦可在侧孔处对接一个吸引器用于吸气),这样既可以保持良好的视野,不需要额外孔道用于术中吸烟雾(少一个辅助孔),助手医生也可以很好地发挥其优势。

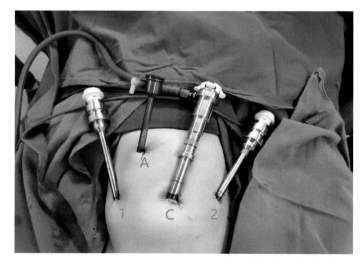

1—1 号机械臂操作孔;2—2 号机械臂操作孔;
C—镜头孔;A—辅助孔
图 8-9-2　套管定位

(三)手术过程

(1)游离输尿管(图 8-9-3):暴露两侧的海氏三角,于髂外动脉搏动处打开侧腹膜,找到跨过髂外动脉的输尿管,沿输尿管尽可能向下游离至输尿管膀胱连接部,充分显露输尿管狭窄段。

(2)切开膀胱壁、建立膀胱黏膜下隧道:膀胱内注入 60～120 mL 生理盐水使膀胱保持轻度充盈状态。于膀胱侧后壁做合适长度的切口,切开膀胱后壁的浆肌层至膀胱黏膜下层,向两侧潜行分离显露膀胱黏膜,直至输尿管膀胱连接部(图 8-9-4)。

(3)膀胱尿道成形:于输尿管膀胱连接部离断输尿管(图 8-9-5),修剪输尿管远端至正常大小,适当扩大该连接部膀胱黏膜裂口,用 6-0 可吸收线将修剪后的输尿管与膀胱黏膜裂口缝合固定(图 8-9-6),完成后壁吻合后留置双 J 管(图 8-9-7),继续完成前壁吻合(图 8-9-8)。

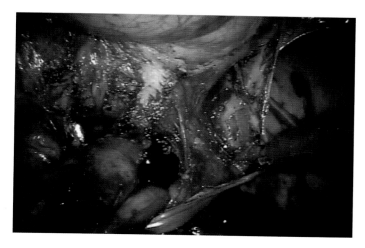

图 8-9-3　游离输尿管

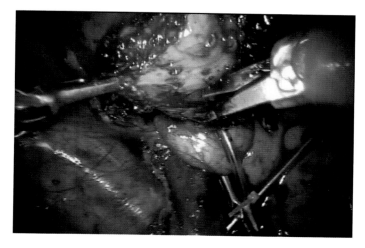

图 8-9-4　切开膀胱后壁的浆肌层

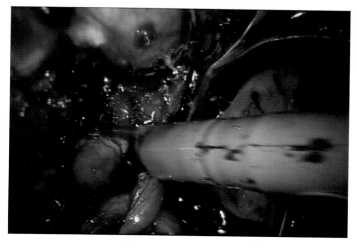

图 8-9-5　离断输尿管

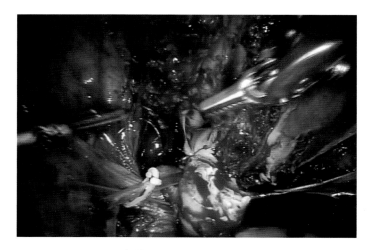

图 8-9-6   6 点钟方向输尿管与膀胱黏膜裂口缝合

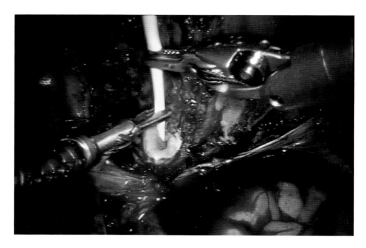

图 8-9-7   留置双 J 管

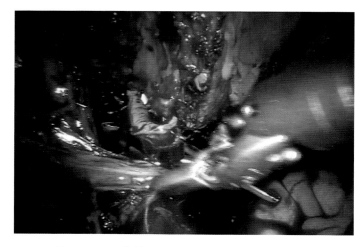

图 8-9-8   12 点钟方向输尿管与膀胱黏膜裂口缝合

（4）包埋隧道：间断缝合切开的膀胱浆肌层，包埋输尿管于膀胱肌层下，形成膀胱黏膜下隧道（图 8-9-9）。

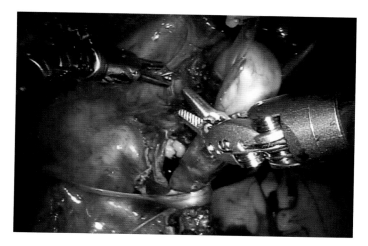

图 8-9-9　缝合切开的膀胱浆肌层，形成膀胱黏膜下隧道

（5）吻合完毕行膀胱注水试验，检查有无渗漏；用可吸收线连续缝合关闭膀胱侧壁处的腹膜和盆腔段输尿管周围的腹膜。移除机械臂，放置引流管，缝合皮肤切口。

五、手术技巧

（1）游离足够长度的输尿管，充分去除输尿管病变，尽可能保证无张力吻合。

（2）由于机器人手术缺乏触觉反馈，应避免过多钳夹输尿管组织，尽可能保留输尿管周围的组织和血供。行输尿管膀胱成形术时注意保持对称缝合，防止输尿管扭转或成角。

（3）输尿管在排空状态下直径若超过 1.5 cm，应予以裁剪，否则很难建立抗反流结构。

（4）膀胱黏膜下隧道长度应为输尿管直径的 5 倍左右，以保持相对固定的逼尿肌作为支撑，才能获得满意的抗反流效果。

六、术后处理

（1）术毕待患儿麻醉清醒后回病房监护，密切观察生命体征、尿量及腹腔引流情况，确保导尿管及腹腔引流管引流通畅，根据腹腔引流量及超声复查情况适时拔除腹腔引流管，术后 1 周拔除导尿管。

（2）术后 4～6 周膀胱镜下取出双 J 管。

（3）术后长期随访，术后 3～6 个月复查 B 超、肾图、排尿期膀胱尿道造影。

七、并发症及其防治

1. 出血　虽然术中大出血是输尿管手术中较少见的并发症，但是输尿管与髂血管关系密切，术中要特别注意保护，通常不需要将血管鞘打开。术中出血通常能够及时发现和处理，必要时可增加气腹压力，及时中转为手辅助腹腔镜手术或开放手术。

2. 尿外渗或漏尿　如术中吻合距离较长，术后短期内出现少量尿外渗较为常见，应保持导尿管以及腹腔引流管引流通畅，加强抗感染，延迟拔管时间。术后怀疑出现漏尿时，应首先确定导尿管、腹腔引流管及双 J 管的位置及通畅情况。如已形成尿性囊肿，则需要重新放置腹腔引流管,保持导尿管通畅,使膀胱处于低压状态。拔除导尿管的时间应晚于拔除腹腔引流管的时间。尿外渗或漏尿通常与吻合口张力大有关,所以术中尽可能做到无张力吻合。但是机器人手术缺乏触觉反馈,吻合口的张力大小大部分是通过视觉来判断的。强行吻合容易引起术后继发梗阻、漏尿,导致再次手术率增高。

3. 腰痛和尿路刺激征　一般考虑为体内双J管刺激或引流不畅所致,及时行B超、腹部平片检查了解有无双J管堵塞或移位情况。予以充足补液量保证尿量及减少活动可缓解上述症状,必要时可应用抗胆碱能药物或更换体内双J管,术后4~6周拔除双J管后可自行缓解。预防措施:术中根据患儿身高选择合适型号及长短的双J管,保持引流通畅。

4. 吻合口狭窄　通常与吻合口水肿、坏死或输尿管扭转、成角有关。因此术中无张力吻合至关重要,并且要尽可能保护好输尿管的血运。处理此类并发症时应根据具体情况选择腔内扩张或内切开,必要时再次行尿道重建术。

5. 反流　膀胱黏膜下隧道长度应为输尿管直径的5倍左右,这样才能获得满意的抗反流效果。应根据反流级别做相应处理,必要时通过手术再次延长隧道长度。

八、技术现状及展望

自第一例机器人辅助腹腔镜膀胱尿道成形术成功实施后,越来越多的学者开始了机器人手术的尝试,更多的技术改良细节也相继被报道,比如Gundeti等提出的LUAA技术,Silay等提出的"自上而下"、无需抬高输尿管和放置双J管的改良缝合技术,进一步提高了机器人手术抗反流的效果。

虽然机器人手术在减少患儿术后住院天数、减轻患儿术后疼痛等方面具有优势,但机器人辅助腹腔镜膀胱尿道成形术的手术成功率是否能达到与标准的开放性膀胱尿道成形术一致仍有争议,且目前高昂的手术费用限制了机器人手术系统的大规模运用。相较传统的开放手术和腹腔镜手术,机器人手术是有优势的,但仍需要进一步的研究报道来论证机器人辅助腹腔镜膀胱尿道成形术对患儿的益处。

参 考 文 献

[1] SMITH K M, SHRIVASTAVA D, RAVISH I R, et al. Robot-assisted laparoscopic ureteroureterostomy for proximal ureteral obstructions in children[J]. J Pediatr Urol,2009,5(6):475-479.

[2] CASALE P, PATEL R P, KOLON T F. Nerve sparing robotic extravesical ureteral reimplantation[J].J Urol,2008,179(5):1987-1989.

[3] SORENSEN M D, DELOSTRINOS C, JOHNSON M H, et al. Comparison of the learning curve and outcomes of robotic assisted pediatric pyeloplasty[J]. J Urol,2011,185(6 Suppl):2517-2522.

[4] CHALMERS D, HERBST K, KIM C. Robotic-assisted laparoscopic extravesical ureteral reimplantation: an initial experience[J].J Pediatr Urol,2012,8(3):268-271.

[5] JEONG W, RHA K H, KIM H H, et al. Comparison of laparoscopic radical nephrectomy and open radical nephrectomy for pathologic stage T1 and T2 renal cell carcinoma with clear cell histologic features: a multi-institutionalstudy[J]. Urology,2011,77(4):819-824.

[6] AKHAVAN A，AVERY D，LENDVAY T S. Robot-assisted extravesical ureteral reimplantation：outcomes and conclusions from 78 ureters[J]. J Pediatr Urol，2014，10(5)：864-868.

[7] BRAGA L H，PACE K，DEMARIA J，et al. Systematic review and meta-analysis of robotic-assisted versus conventional laparoscopic pyeloplasty for patients with ureteropelvic junction obstruction：effect on operative time，length of hospital stay，postoperative complications，and success rate[J]. Eur Urol，2009，56(5)：848-857.

[8] MARCHINI G S，HONG Y K，MINNILLO B J，et al. Robotic assisted laparoscopic ureteral reimplantation in children：case matched comparative study with open surgical approach[J]. J Urol，2011，185(5)：1870-1875.

[9] GRIMSBY G M，DWYER M E，JACOBS M A，et al. Multi-institutional review of outcomes of robot-assisted laparoscopic extravesical ureteral reimplantation[J]. J Urol，2015，193(5 Suppl)：1791-1795.

[10] DANGLE P P，SHAH A，GUNDETI M S. Robot-assisted laparoscopic ureteric reimplantation：extravesical technique[J]. BJU Int，2014，114(4)：630-632.

（周辉霞　吕雪雪　朱炜炜）

第十节　膀胱/前列腺横纹肌肉瘤切除术

一、概述

横纹肌肉瘤(rhabdomyosarcoma，RMS)来自能分化为横纹肌的原始间叶细胞，是儿童常见的软组织肿瘤之一，占儿童全部肿瘤的 3.5%～6.5%。其中 15%～20%发生于泌尿生殖系统。随着肿瘤综合治疗理念的不断深入，横纹肌肉瘤总体的 5 年生存率从 20 世纪 70 年代的 25%提高到了近年来的 70%。自 2008 年 Anderberg 等报道了国际首例机器人辅助腹腔镜膀胱前列腺切除术的病例后，机器人辅助腹腔镜泌尿系统横纹肌肉瘤切除术在一些较大的医学中心得到了初步应用。笔者自 2017 年以来已完成机器人辅助腹腔镜膀胱横纹肌肉瘤切除术 8 例，其中膀胱全切除加乙状结肠原位新膀胱及双侧输尿管 Politano-Leadbetter 再植术 1 例、膀胱部分切除伴或不伴输尿管再植术 7 例，现将手术经验介绍如下。

二、适应证和禁忌证

1. 适应证

(1)预计可完整切除的膀胱/前列腺横纹肌肉瘤。

(2)经新辅助化疗或放疗后预计可完整切除的膀胱/前列腺横纹肌肉瘤。

2. 禁忌证

(1)肿瘤较大或广泛转移无法手术。

(2)伴有多脏器衰竭等其他手术禁忌。

三、术前准备

（1）实验室检查包括血常规、尿常规、肝肾功能、电解质、凝血功能等，术前尿常规感染者需行尿培养以及药敏试验，并使用敏感抗生素。

（2）行常规影像学检查包括泌尿系统 B 超和 MRI 检查明确肿瘤位置，膀胱镜检查明确肿瘤范围及病理，PET-CT 检查明确有无转移灶。

（3）术前当晚及手术当天回流灌肠。术前留置胃肠减压管、导尿管、肛管等可不纳入常规术前准备范畴，主要依据术者习惯而定。

（4）术前半小时预防性应用抗生素。

四、体位及套管定位

患儿全身麻醉，取截石位。于脐缘上置入 1 个 8.5 mm 套管作为镜头孔，连接气腹管，输入 CO_2，维持气腹压力为 10 mmHg。直视下分别于左、右侧平脐水平，腹直肌外侧缘置入 1 个 8 mm 套管作为操作孔，并于两侧操作孔上方各置入 1 个 5 mm 套管作为辅助孔（图 8-10-1）。

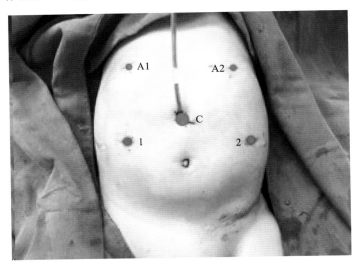

C—镜头孔；1、2—操作孔；A1、A2—辅助孔

图 8-10-1　套管定位

五、手术步骤

1. 膀胱部分切除术　分离双侧髂血管，探查髂血管周围，两侧均未见明显肿大淋巴结。用单极电剪于髂动脉分叉处切开后腹膜，找到双侧输尿管并游离至膀胱壁处，用分离钳将膀胱向前方抬起，显露膀胱直肠陷凹，切开反折处腹膜，充分显露膀胱轮廓，将膀胱前壁纵向劈开。沿肿物上缘切开并离断膀胱壁，用剪刀在距离肿物 1 cm 处剪开受累部位，将膀胱肿物完整切除后置入取物袋内。将切缘组织送冰冻活检。确定切缘阴性后缝合膀胱吻合口前壁。检查无吻合口瘘。彻底止血后，用可吸收线缝合腹膜裂口，并留置腹腔引流管于陶氏腔，在体表固定。

2. Politano-Leadbetter 输尿管再植术　完整切除肿物后，在膀胱两侧黏膜建立长约 5 cm 的膀胱黏膜下隧道，将两侧输尿管经黏膜下隧道包埋，使用 5-0 可吸收线间断缝合输尿管口并于黏膜下留置 F4.7 双 J 管（图 8-10-2）。

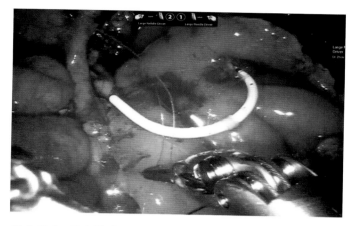

图 8-10-2　建立黏膜下隧道行 Politano-Leadbetter 输尿管再植术

3. 根治性膀胱切除术＋乙状结肠原位新膀胱术　切除膀胱及离断两侧输尿管末端后，截取一段长约 20 cm 的乙状结肠，保留血供，然后端端吻合恢复肠道连续性。用庆大霉素溶液反复冲洗并消毒肠段后，纵向劈开肠管，"W"形缝合成新膀胱（图 8-10-3）后，将新膀胱与保留的膜部尿道进行吻合以重建后尿道（图 8-10-4），留置导尿管。将两侧输尿管末端分别于新膀胱行隧道下再植术，并在两侧输尿管内各留置 1 根 F4.7 双 J 管。

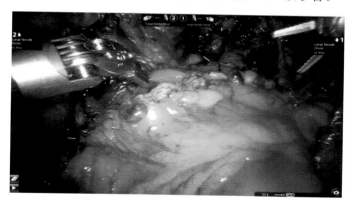

图 8-10-3　构建后的乙状结肠原位新膀胱

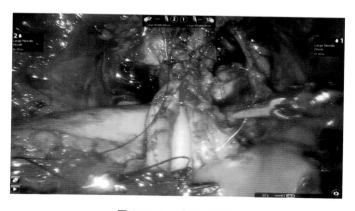

图 8-10-4　后尿道重建

六、术后处理

（1）术毕待患儿麻醉清醒后回病房监护，密切观察生命体征、尿量及腹腔引流情况，确保导尿管及腹腔引流管引流通畅，根据腹腔引流量及超声复查情况适时拔除腹腔引流管，术后1周拔除导尿管。原位新膀胱患儿可适当延长导尿管拔除时间。

（2）术后4～6周膀胱镜下取出双J管。

（3）术后长期随访，术后3～6个月复查B超、MRI、尿动力，原位新膀胱患儿复查排尿期膀胱尿道造影评估膀胱形态。

七、注意事项

（1）膀胱内液体在切开膀胱前应充分吸出，以免发生种植转移。

（2）应注意保护膀胱神经丛，以免发生术后尿潴留。

（3）对肿瘤累及尿道膜部者可行术前新辅助化疗或放疗，尽量保留患儿的功能尿道。

（4）膀胱后壁肿瘤切除后可利用膀胱两侧组织翻瓣进行尿道重建。

八、技术现状及展望

目前，开放手术仍是治疗膀胱/前列腺横纹肌肉瘤的"金标准"术式，根据肿瘤侵袭范围选择膀胱部分切除术或根治性膀胱切除术。术后普遍采用回肠膀胱术加腹壁造瘘，患儿术后生活质量较低。2006年，Rigamonti等第一次报道了4例患儿行开放性根治性膀胱切除术后原位回肠新膀胱术的经验；2009年，刘春晓等报道了1例腹腔镜下根治性膀胱切除全去带乙状结肠原位新膀胱术的经验及疗效，自此，对于肿瘤进展有限的患儿，原位新膀胱术成为兼顾肿瘤控制与生活质量的尿流改道新选择。目前，膀胱/前列腺横纹肌肉瘤患儿的5年生存率超过70%，70%以上的患儿经综合治疗可保留膀胱。随着腹腔镜与机器人辅助腹腔镜技术的推广与成熟，微创技术治疗儿童膀胱/前列腺横纹肌肉瘤有望成为更多医学中心的选择。

参 考 文 献

［1］　SKAPEK S X，FERRARI A，GUPTA A A，et al. Rhabdomyosarcoma［J］. Nat Rev Dis Primers，2019，5（1）：1.

［2］　中国抗癌协会小儿肿瘤专业委员会，中华医学会儿科学分会血液学组，中华医学会小儿外科学分会肿瘤组. 中国儿童及青少年横纹肌肉瘤诊疗建议（CCCG-RMS-2016）［J］. 中华儿科杂志，2017，55（10）：724-728.

［3］　RANEY R B，WALTERHOUSE D O，MEZA J L，et al. Results of the Intergroup Rhabdomyosarcoma Study Group D9602 Protocol，using vincristine and dactinomycin with or without cyclophosphamide and radiation therapy，for newly diagnosed patients with low-risk embryonal rhabdomyosarcoma：a report from the Soft Tissue Sarcoma Committee of the Children's Oncology Group［J］. J Clin Oncol，2011，29（10）：1312-1318.

［4］　MALEMPATI S，HAWKINS D S. Rhabdomyosarcoma：review of the Children's Oncology Group（COG）Soft-Tissue Sarcoma Committee experience and rationale for current COG studies[J]. Pediatr Blood Cancer,2012,59(1):5-10.

[5] LI P,ZHOU H X,CAO H L,et al. Robot-assisted laparoscopic radical cystectomy and sigmoid orthotopic neobladder reconstruction for a bladder rhabdomyosarcoma child:case report and literature review[J]. Urology,2020,138:144-147.

[6] ANDERBERG M,BACKMAN T,ANNERSTEDT M. Robot-assisted radical cystoprostatectomy in a small child with rhabdomyosarcoma:a case report[J]. J Robot Surg,2008,2(2):101-103.

[7] 刘春晓,郑少波,许凯,等. 世界首例小儿腹腔镜下根治性膀胱切除全去带乙状结肠原位新膀胱术[J]. 南方医科大学学报,2009,29(1):105-108.

（周辉霞 李 品 赵 扬）